解離の舞台

症状構造と治療

The Theater of Dissociation

Masatoshi Shibayama

柴山雅俊

金剛出版

まえがき

最近、解離性障害は減りはじめていると言われることがある。たしかにメディアなどによる一時的な解離ブームは去ったかもしれない。しかし、さまざまな領域で自明性の喪失や社会規範の多様化、共同体の衰退、脱中心化、自己の多元化などが進行している現状を考えると、解離が本当に減少しつつあるようには思えない。

一時は三万人を越えていた自殺者数がこのところようやく減少しはじめた。しかし、自殺者数が少なくなったのは、それまで自殺者数の多くを占めていた中高年の自殺が減少したことによるところが大きい。その一方で、青少年とりわけ女子の自殺率は一九九〇年以降増加していると言われる。一九九〇年代は解離性障害が増加しはじめた時期でもある。この頃から青少年女子の自殺率が増加してきたということはやはり気にかかる。また一九九〇年代末頃から、若年層とりわけ女性の貧困率の増加も話題となっている。

女性の貧困の裏には子どもの貧困があり、それもまた看過できない時代の流れである。児童虐待相談件数も一九九〇年以降年々増加しており、それも一向に減少する気配がない。子どものいじめ件数も毎年過去最多を更新したというニュースも流れている。児童の暴力行為も近年増加傾向にあると言われる。家庭や学校など子どもが育つ場が、ある種の緊張を孕む方向へと変容しつつあるのかもしれない。こうした子どもや青年を取り巻く状況の変容が解離性障害の発症と直結しているわけではないが、今後解離性障害が減少していくようには思えない。

カナダやトルコでは一般人口における解離性障害の有病率は一一－一八％であり、また精神科入院および外来患者のうち解離性障害は一〇－二〇％と報告されている。ヨーロッパではこれらより若干少なく、入院患者の四一八％と報告されている。日本では解離性障害と診断することに抵抗を感じる精神科医はいまだ多く、彼らにとってこうした数値は高いように感じられるかもしれない。かつてヒステリーという診断名は比較的広く用いられていたように思われるが、近年では、解離性障害は扱いにくい特殊な病態としてイメージされやすいからであろうか、解離性障害を狭く取る傾向が一部で見られるように思われる。しかし解離性障害は解離性健忘や解離性同一性障害といった古典的な典型例ばかりではない。問題は特定不能型とされてきた解離性障害である。それらを適切に診断するためには、詳細で適切な症候学と鑑別診断が必要であろう。

ただし解離性障害の表現形は変化していくかもしれない。時代の流れを考慮すると、周囲の注意を引きつける派手な興奮や昏迷、身体症状などは目立たなくなるであろう。従来解離の典型的症状とされてきた健忘、遁走、人格交代などは背景化し、離人、過敏、幻覚など非定型の病像が増加するかもしれない。交代人格の同一性も明瞭さを欠くようになるかもしれない。そういった意味で非定型、特定不能型の割合が増加し、その結果、さまざまな病態との境界線が不明瞭になることが予想される。自閉症スペクトラム障害、摂食障害、物質乱用との併存症例が増加するであろうし、また統合失調症との鑑別が困難な症例も今後はさらに増加するかもしれない。そのうち強迫や自閉などのように、解離性スペクトラム障害などという概念が表舞台に現われてもおかしくないであろう。

長年精神科医をやっていれば、それまでの定型のように思われた病像が時代の流れとともに非定型に移行するように感じられることは多い。ヒステリーや解離の病像、定義、要因なども時代とともに変化していくであろう。精神病理学はこうした現象に目を向けてきた。

本書は時代の推移や解離の症候論、夢、交代人格の系譜、さらには治療論などを中心に、いずれも私が臨床実践のなかではっとさせられたこと、考えさせられたこと、腑に落ちたこと、重要だと感じたことなどを中心に書き綴ったものである。解離についての一般的な解説書ではない。解離の患者と私との関係のなかから生まれたものである。その点で本書には偏りがあることは否定できない。幸い解離性障害については、近年、諸外国で出版された著作の翻訳や、岡野憲一郎氏や野間俊一氏らによる優れた著作がいくつか出版されているので、そちらも参考にしていただきたい。

本書では、これまで十分に展開できなかった私なりの交代人格の発生論および治療論について、より詳細に論じることができた。

解離の患者にとってまず必要なことは、自分の体験を誰かに聴いてもらうことである。彼らは幼少時から特異な体験をしている。それが誰にでもある普通のことだと思っていたにもかかわらず、親にも友人にもなかなか理解してもらえない。具合が悪くなってからも、生きる苦悩について周囲になかなか理解されないでいる。行動や感情についてはある程度理解されることがあっても、**解離の主観的体験は、患者からも治療者からも切り離され、受け止められて理解されることなく漂っている。**そのため治療者はまず、患者の主観的体験を受け容れること、そういう体験に理解を示すことが必要である。患者は治療者とのこうした関係を通して、自らをつなげ、心の内と外に自らの場所を見出していくだろう。本書を手に取ることで解離に悩む患者の心が軽くなることがあれば、それは私にとって望外の幸せである。

本書、とりわけ症候論や治療論をお読みになる際に注意していただきたいことがある。本書で扱う解離性障害は主に、幼少時の虐待や外傷のため養育環境が劣悪で、思春期以降、度重なる自殺企図や自傷行為が見られ、人格交代や健忘、離人、幻覚、情動不安定などを呈する**慢性病態**である。対象は主に女性である。こうした中核的なケースでは解離についてそれ相応の病態理解が要請され、通常の支持的精神療法では対処が難しく、それなりの治療が必要になる。

虐待や外傷がそれほど目立たない症例では、たとえ精神病様症状を呈していたり交代人格が現われたりしてもそれらの出現は一過性であることが多い。また治療においても、ここでいう中核的ケースとは若干異なり、解離症状に注目したり交代人格と話をしたりすることなく安定化することも多いだろう。

従来、ヒステリーや解離として括られてきた病態は広い範囲にわたっており、詐病や空想虚言、拘禁反応、一過性の解離反応、転換性障害などを含んでいた。さらにパーソナリティ障害、摂食障害、気分障害、統合失調症、てんかん、物質乱用などでも解離症状は見られうる。本書ではこうした広範囲の解離病態を論じているわけではない。こうした病態は基本的にパーソナリティ、反応的要素、背景にある疾患などを中心に考えるべきであり、本書で扱う中核的な解離性障害とは一応区別しておく必要がある。さもないと病態理解や治療についての議論が噛み合わなくなってしまう。

巻末に「解離の主観的体験チェックリスト」を付録として載せた。解離の体験尺度についてはすでに解離体験尺度（ＤＥＳ）があるが、「解離の主観的体験チェックリスト」では私が重視する解離の主観的体験を取り上げている。もちろんこれによって解離性障害を診断することはできないが、解離の主観的体験の概略を知ることはできる。参考にしていただきたい。

本書に登場する症例記述はすべて実際の臨床経験にもとづいているが、プライバシーに配慮し、記述は適宜改変した。

解離の舞台
症状構造と治療

目次

II——解離の症候と構造

解離の舞台

症状構造と治療

序章 ヒステリーから解離へ

二〇世紀末にヒステリーという言葉は、神経症とともに精神医学の表舞台から姿を消した。ヒステリーの語源であるギリシャ語の〝hystera〟という言葉は子宮を意味しており、ヒステリーという言葉がある種の女性蔑視のニュアンスを含んでいたことは有名である。そのほかにもヒステリーが消えた理由はいくつか挙げられよう。ヒステリーは単に倫理的問題のみによって消滅したのではない。ヒステリーは近年の操作的診断基準によって心的外傷後ストレス障害、急性ストレス障害、解離性障害、身体化障害、転換性障害、演技性パーソナリティ障害などに枝分かれした。ヒステリーはあまりに多くの病態を抱え込んでいたのである。ヒステリーの表象はそれを暴力的に一色に染め上げようとした。しかし、結局ヒステリーの全体像を束ねる概念は見出されず、肥大化したヒステリーという疾患単位は破綻するに至った。

このようにヒステリーという言葉は精神医学の表舞台から姿を消したとしても、実際には現代でも、かつて見られた巨大なヒステリーの幻影は消えてはいない。例を挙げよう。ヒステリー患者の訴えには演技的で詐病的要素が混入しており、そこには「わざとらしさ」が拭えない。彼らは「愛してほしい」「かまってほしい」ために偽の症状を作り上げるのであり、治療者が症状について詳しく話を聞いたりすると、状態が悪化するだけである。交代人格の訴えは一切聴く必要がないし、むしろ聴くべきではない。解離などは無視するにかぎる、等々である。ヒステリーを特徴づけてきたこうした表象はいまだ根強く残っている。ヒステリーのモラル的陰性面まではほんの少しの距離である。

かつてヒステリーは身体症状を呈するものが主であった。激しいけいれん発作、運動麻痺、感覚異常、意識消失など多彩な身体症状を呈するヒステリーには、いくら探っても器質的病変が見出せなかった。また身体症状を呈したり精神症状を呈したりするなど、症状があちこちへと移動する。要するにヒステリーでは真なるものがつかめないのである。真なるものがないにもかかわらず、それがあたかも存在するかのように見せかける病として、ヒステリーは表象された。こうしたヒステリーの見せかけの症状の背後には、周囲の他者に「愛されたい」「世話されたい」「注目されたい」という欲望ないしは甘えがあり、それこそが「真なるもの」であると言わんばかりである。

　ところでオイゲン・ブロイラーは循環気質者に見られるところの、周囲の環境、他者たちとできる限り直接的に同調し、それとともに自分自身とも同調しようとする対人関係の特徴を同調性（Syntonie）と名づけた。[1] クラウス（1983）は、こうした躁うつ病者に見られる行動、感情、役割への過剰な同調性を〝Echtheit〟（真正さ）と表現した。同調者はつねに統一的な人格として反応するとされる。

　それに対してクラウスは、ヒステリーの特徴を〝Unechtheit〟という概念で捉えた。〝unecht〟は、本物ではない、偽の、模造の、うわべだけの、見せかけの、という意味をもつ。ヒステリー者には他者を欺く隠蔽や演技など他者を欺く「偽物性」が見られ、「結局のところヒステリー者は仮象《シャイネン》を存在《ザイン》に対して、それゆえ生成《ヴェルデン》に対しても、ずっと優先させてきた」と述べている。

　ここにおいて〝Unechtheit〟は、道徳的な価値判断を含んだ「偽物性」という意味を獲得してしまった。「偽物性」のイメージは外部から観察する側が作り出した表象であり、その時代の他者、社会の目に映った素朴なヒステリーの一表象であるにすぎない。しかし、こうしたヒステリーの幻影が現代の日本でもいまだ尾を曳いているのは間違いない。たとえば、ヒステリーを疾病利得や満ち足りた無関心というイメージでのみ捉えようとするあの眼差しである。

従来、ヒステリーのパーソナリティ障害は二つの類型に分けられてきた。一つは「病的なヒステリー」と呼ばれてきたもので、「演技性（histrionic）パーソナリティ障害」「口愛的ヒステリー」「ヒステロイド」などである。華やかで、衝動性、誘惑的態度、要求がましさ、露出性が目立ち、一見境界性パーソナリティ障害に似ている。「偽物性」が見られるパーソナリティである。もう一つは、「健康なヒステリー」「ヒステリー性（hysterical）パーソナリティ障害」と言われてきた一群である。性愛性の表現はより内気で大人しく、露出性は少なく控えめである。

時代とともに、ヒステリーのパーソナリティも前者から後者へと関心が向けられるようになった。今日では解離性障害に見られるパーソナリティとして「演技性パーソナリティ障害」を思い浮かべる臨床家は少ないであろう。もちろんこうしたケースがいなくなったわけではない。解離性障害の患者の多くは、演技的でも、露出症的でも、虚言的でもない。内気で人にうまく合わせ、控え目で、どこか怯えを抱えている。単に「健康」とは言えず、「一見健康に見える」と言うのがふさわしい。シゾイド（schizoid）を感じさせる患者もいる。ちなみにフェアベーン（1992）はヒステリーや解離の症状の根本に、シゾイド、分裂的態勢（schizoid position）、自我分裂を見ている。こうした二つのパーソナリティは、時代と他者の眼差しによって姿を変える「ヒステリー／解離」の二つの顔である。

かつてのヒステリーは「偽物性」という特徴がその全体を覆っていた。外部の観察者の眼差しに映し出されていたのは、虚像とその向こう側にある実像であった。目の前の現象の背後には隠された真の意図や物語があるというわけである。本物と偽物を篩い分けようとする外部の観察者の眼差しは、ともすると我こそが真であると思い込み、偽物のヴェールをはぎ取ろうとする暴力となりかねない。

現代では人が依拠する倫理、規範、価値観などが自明ではなくなっている。また自己も状況や他者に合わせて形作られ、一貫した同一性を持たない寄せ集めの断片的自己が特徴とされるようになった。こうした時代の変化を背景として「本物」と「偽物」を見分けようとする眼差しはかつてより背景化し、病像もまた「偽物性」が目立たなくなった。

解離という病態に対して、われわれはかつてのヒステリー（病的ヒステリー）へと向けられていた眼差しから離れて、偏りのない「全体的な眼差し」を回復する必要があるだろう。「本物−偽物」というかつて見られたヒステリーへの眼差しは転換されなくてはならない。外部の観察者によって封印されたヒステリー者の心は掬い上げられ、主体性を自らに取り戻し、内部の主観的体験について語り出さなくてはならない。

もちろん現代の解離性障害の患者にも「偽物性」が見られないわけではない。しかし問題はこうした部分的特徴が前景にせり出し、それが解離性障害全体を覆ってしまうことにある。こうした一部の特徴のみによって覆われると、全体像がかき消されてしまう。治療において必要とされるのは、部分に見られる反倫理性を追及することではなく、切り離された諸部分を結びつけ、その全体性を回復することである。

〝Echtheit〟をブロイラーのいう同調性に重ねて解釈し、〝Unechtheit〟を〝Echtheit〟の対極として捉えるならば、〝Unechtheit〟は周囲環境との間や自分自身のなかに見られる同調性ないしは共鳴性の破綻、つまり離人症状や健忘、交代人格などに通じる特徴である。これは「私」のなかに亀裂が入ること、つまり切り離しに由来している。患者は周囲のにかろうじて同調しながら、しだいに「私」のなかにいくつかの亀裂が現われることになる。したがって、回復過程で要請されるのは、断片化した「私」を繋げつつ、全体の同調性を高め、周囲へと自己表現へと向かうことである。

津田は、同調性（Syntonie）においては人間全体の中に「ひねり」が入っていないが、神経症圏の抑うつの人では必ずこの「ひねり」が容易にほどけない結び目のように現れ、それが彼らの人生の展開をある地点で停滞させていると指摘している。私もまたかつて気分障害を合体型と分離型に類型化したことがある。合体型気分障害は「同調性」の特徴をもっており、出社拒否などの分離型気分障害は自分自身、心と身体、自己と他者、私的な内部と公的な外部に「分離」が見られることを論じた（柴山 2006b）。ここでいう「分離」は津田のいう「ひねり」

に近い。〝Unechtheit〟は本来「ひねり」や「分離」のように、道徳的判断とは無縁の概念としてまずは把握すべきであろう。

一九九〇年頃までの日本におけるヒステリーや解離の症候学はきわめて大雑把なものであった。解離はすでにわかりきった病態であり、統合失調症や境界性パーソナリティ障害の狭間で宙に浮いたような存在であり、精神科医の関心を引くことはあまりなかった。その頃から私は、解離の症候の背後にある患者の主観的体験をそのまま掬い上げようと努めてきた。

精神症状は一般に患者の主観的判断と診察者の客観的判断によって構成される。幻覚や妄想などはその代表であり、行動や表出などはより客観的判断の要素が強い所見である。ここで私がいう主観的体験とは、病理性をもつと診察者によって判断される以前の広範囲な体験を含む。たとえば頭のなかにあるイメージをあたかも映像のようにはっきりと感じるとか、背後にありありと人がいる気配や人込みに対する怯えなどである。こうした主観的体験に注目したのは、解離の多彩な症候と苦悩の全体を見逃さないためでもあった。健忘や人格交代といった典型的な解離症状に注目するだけでは、多くの主観的体験が見逃され、患者の苦悩を知ることはできないと思われたからである。

今日の症候学はかつての厳密性が失われたと指摘されることが多いが、かつて厳密に定義された症候が必ずしも「真」であるとは限らず、理念形であるにすぎないことも多い。はじめに定義ありきではなく、現代の症例に沿った形で無理のない症候学的整理と分類が必要である。

主観的体験について詳細に聴くことは、根ほり葉ほり一方的に症状を聴き出すことと同じではない。患者は自分の身に起こっている体験について周囲の理解を得られず、困惑と孤独のなかにいることが多い。多くの医療関係者はヒステリーや解離から距離を置こうとしてきたこともあり、解離の症候学は不十分であり、患者は医療のなかで居場所なくさまよっているように思われる。「偽物性」への眼差しがそうした状況の背後にあったと思う。

身体疾患でも丁寧な診察と検査が患者に信頼感と安心をもたらすように、患者の主観的体験こそ聴き取られ、受容されなくてはならない。治療者が患者の体験を詳細に聴き取り、患者の体験に身を置き、その全体像を整理していくなかで、患者は回復への一歩を踏み出せるようになる。ここでは診察の過程自体がすでに治療過程であると言ってもよいだろう。

もちろん本書で述べるような症候や主観的体験が見られるからといって、そのすべてのケースを解離性障害と診断していいわけではない。それでは解離性障害の診断が容易に拡大してしまうのは目に見えている。解離性障害の診断のためには、症候や体験のみならず、それらの構造的特徴、患者の表情や行動などの表出の全体像、治療者など周囲の人々との対人関係といった全体像に目を向けなくてはならない。こうした病態の質的特徴に注目しないと、過剰に統合失調症と診断してしまったり、逆に過剰に解離性障害と診断してしまったりすることになりかねない。

ここで取り上げる症候は解離で多く見られる体験であるが、もちろん他の病態で見られないというわけではない。それゆえ鑑別診断や併存診断は重要である。精神疾患の診断は、症例が示す体験の全体像、構造、経過からなされねばならない。本書では、境界例、統合失調症、自閉症スペクトラム障害を周辺病態として取り上げたが、その他にも鑑別や併存が問題となるのは、気分障害、てんかん、物質乱用、摂食障害、性別違和など広範囲にわたる。これらの病態と解離との関連は時に複雑であるが、それについては他日を期したい。

私が解離の診断において最も重視しているのは解離特有の意識変容である。諸症状の背後にこうした意識変容を想定できないならば、解離性障害と診断することには慎重であるべきである。解離性障害では、解離性の意識変容（空間的変容）が基盤にあって、そこからさまざまな解離症状が発展していく。誤解を恐れずに表現すれば、解離とは現実と夢（空想）の接近の諸相である。解離性健忘では、現実の「いま・ここ」に覚醒するなかで過去の体験が夢のように忘却される。解離性離人症では、「いま・ここ」の現実が夢へと引き寄せられている。解離性同一性障害では、「いま・ここ」が夢のなかへと引き込まれ、そのなかで覚醒する入れ子状態が見られる。特定不能型では、これらの体験が複合的に見られ、「いま・ここ」は現実と夢のあいだをさまよっている。

こうした夢と現実が織りなす意識変容の夢幻空間が「解離の舞台」である。それは解離の病理であるとともに、解離から回復するための重要な契機となるように思われる。

▼註

1――ブロイラーの同調性については、津田（2014）も言及している。津田は内因性の気分変動を生じている人の「同調性」について、他者と共鳴・調和する性質をもつとともに、その個人のなかの緊張が一様（齟齬・矛盾がない）と表現している。

I
解離と時代

I 解離と色

1 現代を映し出す色

二〇歳前後の若い女性たちに「今の時代を何色に感じるか」と聞いてみると、半数を越える女性がグレーと答える。グレーは鉛色、ねずみ色などと表現されるように、晴れない、冴えない、地味な色である。たしかに近年、政治は迷走し、経済も好転せず、自殺者の数も高値にあることに追い打ちをかけるように東日本大震災が日本を襲った。(1) このような時代にあっては若い女性たちであっても、陰鬱、不幸をほのめかすグレーを連想しても仕方がないであろう。

一九六三年に行われた全国的な社会心理調査について見田(1995, 2004)が報告しているところによると、戦争中は黒、敗戦直後はグレーがふさわしい色と感じる人が多かった。二つの時代ともに、黒とグレーが八〇%近くを占めており注目される。有彩色では赤ないしは茶色が多かったという。

私の調査でもグレーの次に多かったのは赤であった。今の時代はどこか敗戦直後の時代に似ているのであろうか。もちろん時代はまったく異なっている。似ているところもあれば違うところもある。敗戦直後の赤は労働運動や戦火の記憶と結びついていただろうし、現代では赤は危険信号のイメージだと答えるものが多い。グレーについても同じように、敗戦直後のグレーとは意味合いが異なっていて当然であろう。今の時代の若い女性たちがグレーを選んだ理由には、陰鬱や不幸といったことだけではない、時代が醸し出す微妙な色合いを窺うことができる。

まず言えることは、環境破壊、災害、政治・経済の低迷という暗い時代にあっても、希望は失われていないことである。彼女たちは決して絶望しておらず、人の心の暖かさや優しさなど、微かな光を感じているのも事実である。つまりグレーは絶望と希望のあいだに位置している。白のなかに黒を読み取っていることもあれば、黒のなかに白を感じ取っていることもあろう。

その一方でグレーは「白黒はっきりしない」という曖昧なイメージにもなる。現代はさまざまな領域で物事が複雑になり、全体を見通すことが困難になっている。そのため先を読むことができなくなり、将来はぼんやりと不明瞭な像しか結ばない。見通しのよさ、透明性が減弱し、漠然とした半透明性、不透明性が前景に出る。さまざまな領域で透明性が求められるこの時代にあって、それを阻むものは不透明性や曖昧さとしてイメージされる。「くすんだ」「淀んだ」色である曖昧なグレーは、ぼんやりと見通せないことを示し、そこに薄い膜、ヴェールが蔽い被さり、不確かさ、晴れなさ、間接性、遠さを引き寄せている。グレーには向こう側をつかみたくてもつかめない、直接的に触れることを許さないヴェールが重なっている。

こういったグレーにまつわるイメージは、決してグレーという色のみに限定されているわけではない。先の若い女性たちは、紫、青、オレンジ、茶など他の有彩色を挙げるときであっても、「混沌」「くすんでいる」「先が見えない」「不明瞭」「統一性がない」などの理由を挙げている。時代はさまざまな色によってイメージされるにしても、それらは微妙にグレーが特徴的に有する属性を反映している。

グレーは単に白と黒の中間に位置する、くすんだイメージをもつだけではない。さまざまな色を混ぜると濁ったようなグレーになることはよく知られている。ワシリー・カンディンスキー（一八六六－一九四四）やジル・

ドゥルーズ（一九二五―一九九五）も、白と黒を混ぜたグレーと、補色関係にある色を混ぜたグレーとを分けて論じている（岡田 2010）。現代の若い女性たちがグレーに見ているのは白と黒の中間状態だけではない。さまざまな色が混じって混在している状態をグレーに見ているのである。それまで自然に区別がついていたものの境界がはっきりしなくなり、さまざまな要素が混ざり合って、何が真実で何が虚偽かも判然としない、そのような渾然とした色としてグレーを感じている。

若い女性たちはグレーについて次のように言う。「すべての色を混ぜたゴミに青空を混ぜた色。色の境目がわからず、視界もぼやけている」「いろいろなものが混ざり合って、淀んでいる。混沌としている」「個性や特性を重視するあまり、互いのカラーが混ざり合う」「ぼんやりとして一体感がない。皆がバラバラな方向を見ている」「さまざまな色が混ざったマーブル模様」などである。グレーには、それぞれの色の独自性が保たれて整然と区別されていた状態が、有彩色が混ざり合うことで崩れてしまう混沌のイメージがある。

しかし、グレーにはそれと同時にまったく逆の性質がある。さまざまな有彩色に発展する可能性である。若い彼女たちのなかには少数派であるが、グレーについて、「これから先、何色にでも変化する可能性がある」「これから白や黒になれる」などのイメージを浮かべている人もいる。グレーはすべての色の中心に位置して、すべての色になりうる可能性を孕んでいると言ってもよいであろう。

アンリ・カルティエ＝ブレッソン（一九〇八―二〇〇四）、ケルテース・アンドル（一八九四―一九九五）、ジャック＝アンリ・ラルティーグ（一八九四―一九八六）などの偉大な写真家たちは白黒写真のみを手がけている。われわれは固定された色彩をもつカラー写真よりも、このようなグレーに濃淡をつけた白黒写真にこそ、ありありとした感情、欲情、雰囲気、そして現実を感じやすいのかもしれない。

スイス生まれの画家パウル・クレー（一八七九―一九四〇）は次のように述べている（クレー 1973）。

永遠に測定され得ぬものであるカオスは、無と名付けることもできれば、なにかまどろんでいる存在とも名づけられる。それは死、あるいは生誕とも呼ぶことができる。この真のカオスを表わす造形的象徴は数学的な点であるが、感覚で捉えうるようにしてみれば、思い浮かぶのはグレーである。グレーは生成と死滅にとっての運命的な点である。この点には、宇宙発生の契機が含まれており、この点から秩序が目覚め、あらゆる次元へと放射する。

このように、グレーは単に白と黒の中間に位置づけられるのではなく、単一性を主張するさまざまな色彩の秩序、差異、境界が崩壊へと向かっていく混沌であるとともに、さまざまな色彩へと発展する可能性を孕んだ色でもある。一般の若い女性のひとりはグレーについて、「周囲の変化で変わる色。反応して変化する色。不安定な色」と述べた。ルートヴィッヒ・ウィトゲンシュタイン（一八八九－一九五一）もまた、「グレーは（白と黒という）二つの極のあいだにあり、他のどんな色合いも受け入れることができる」と語っている（ウィトゲンシュタイン 1997）。このようにグレーは「他の色合い」を受け入れ、それを映し出す、より柔軟な潜勢力をもったヴェールのような機能を果たす可能性を含んでいる。

2 三つの時代

安永（1980）は文明の推移を巨視的に三段階に分けている。すなわちａ型文明の「生存競争が第一義的である段階」、ここでは「集団の論理」に従うことが重要な規範であった。ｂ型文明の「経済ないし所有の闘争の段階」、ここでは自由、平等、責任を伴う「個人の絶対価値」が重視された。そしてｃ型文明の「快感ないし心理的満足を求めての闘争の段階」、ここでは本能的、実感的満足が優先的要求として追及される。この三段階モデルは多少修正して適用すれば、より小規模な時間的スケールにおいても継起、錯綜、共存するのを観察しうるという。詳しくは原著にあたっていただきたい。

一方、見田（1995）は戦後から一九九〇年までの日本を三つの時代に区分している。彼は、一九四五年の敗戦と戦後改革から一九六〇年に至るプレ高度成長期を、人々が理想に生きようとしたとして「理想」の時代と呼んだ。次の一九六〇年代から一九七〇年代前半までの高度成長期を、人々が夢に生きようとした「夢」の時代と呼んだ。この時期はホワイトカラー層の増大と核家族化が特徴的であり、とりあえず自由と愛を味覚する時代であった。そして一九七〇年代後半からバブルが崩壊する一九九〇年までのポスト高度成長期を、人々が虚構のなかに生きようとした「虚構」の時代と呼んでいる。ここでの「理想」「夢」「虚構」はすべて「現実」の反対語として位置づけられている。

ごく大雑把に言えば、安永の a 型文明は「理想の時代」、b 型文明は「夢の時代」、そして c 型文明は「虚構の時代」とみなしてよいだろう。バブル崩壊後の日本の現代は c 型文明や「虚構の時代」の延長として捉えることができる。

安永（1980）は現代にも通じる c 型文明の特性について次のように述べている。この段階では社会現象全体にわたって「黒白のあいまい化、強弱のアクセントの減弱」が見られる。人権思想は行きわたり、階級の上下は急速に消失に向かう。生活スタイルの全体がほぼ平等な一線に並ぶ。過度に難解、複雑であったものが、なだれを打って大衆化、平易化に向かう。「父性の喪失」が叫ばれ、男女の意識も接近し、幼稚化する。公私のけじめ、善悪のけじめは減弱し、少年犯罪の軽症化と日常化、犯罪対象の不特定化が見られる。そして、「現代の、心理空間としての性格をあらためていえば、光と闇が共にその強さを失い、一様な白さ～灰色になった世界とも表現できる」と安永は言う。

さらに「世界との素朴な肉的接触の機会はむしろ失われ、文明という広大でしかも遍在的な保護膜に包まれた、希薄な代理空気を呼吸させせられている」「技術の発達自体すら、人間の固有な肉体的精神的可能性のスケールをはるかに超えすぎて、恐怖と離人感、ロボット様感覚をかきたてる域に達している」とも指摘している。

このように、安永もまた現代のグレー化を指摘している。それまで自明のように受け取られていたけじめや区別や規範が判然とせず、世界は白っぽいグレーに覆われている。肉的接触、現実の手触り、直接性のほとばしりのようなものから隔てられ、ヴェールによって覆われた「疎隔感」が偏在している。

このようなc型文明の時代の特徴は、今日の解離性障害の増加とどこかで通じているように思われる。「黒白のあいまい化、強弱のアクセントの減弱」や「一様な白さ〜灰色になった世界」といった表現は解離における「知覚－表象や現実－夢の並列化」（柴山 2006b）を連想させるし、「現実が夢のような」世界の平面化、半透明なヴェールを通して世界を視る離人感覚に通じるものがある。

もちろんこの時代のみが解離やヒステリーの病理を際立たせているわけではない。いつの時代でもヒステリーや解離はあった。古代エジプトの時代からヒステリーを思わせる病像は記載されており、ヒステリーは時代とともにその姿形を変化させてきた。ここでは安永の三段階モデルを戦後から現代に至る時代に適用して、ヒステリーの病像の変化を見てみよう。

a型文明の「生存競争が第一義的である段階」は、集団の倫理を規範とする、カリスマ的支配者と被呪縛者の時代である。この時代のヒステリーは憑依や転換症状が見られやすいであろう。こういった現象の背景には共同体の呪縛や超自我の圧力との葛藤、抑圧を窺うことができる。

b型文明の「経済ないし所有の闘争の段階」は、自我が自由や夢を追いかける時代であった。この時代には自らの出自、来歴、そして住んでいる場所を切り離そうとする解離性健忘（全生活史健忘）や解離性遁走が現われやすい。一九六〇年代後半から一九七〇年代前半にかけては、突然行方をくらましてしまう「蒸発」が話題になった。ちなみに映画「人間蒸発」（今村昌平＝監督）は一九六七年の作品である。

c型文明の「快感ないし心理的満足を求めての闘争の段階」は、本能的、実感的満足が優先的要求として追求される時代である。一九七〇年代後半頃からであろうか、虐待や自傷行為、衝動性を特徴とする境界例が臨床でも注目されるようになった。その境界例も一九九〇年代には衝動性、操作性が背景化し、次第に解離へと移行したかのようである。安永によれば、骨の髄からc世代の子は、適応してしまえば「プロテウス」型人間となるが、この状況に耐えがたい素因があるとすれば「中心気質」である。中心気質は明暗、強弱のはっきりした体験形式を取るタイプであり、現代文明は中心気質において最も直接的な圧迫を負荷し、彼らは破綻に追い込まれ、「発作的爆発」もしくは「意識そのものの消し去り」を呈するに至る。これらの破綻形式は、解離性障害の意識変容や人格交代、失神発作などとの近縁性を思わせる。(2)

3 解離と色

次に解離と色について考えてみたい。解離性障害の患者が現代の世界に対して抱く色もやはりグレーが多い。その割合も、冒頭に紹介した一般の若い女性とそれほど差はない。注目すべきは「自分を色にたとえると、どんな色だと思うか」という質問に対する答えである。

自分の色について、解離性障害の患者五七名のうち四一名(七二％)が、自分の色について「ない」「透明」「白」「グレー」「黒」と答えている（二〇一二年二月調査）。とりわけ注目されるのは、色が「ない」と「透明」が合わせて一三名（二三％）に見られたことである。二〇一五年一月に一般女子大学生一五四名に調査をしたところ、「ない」「透明」「白」「グレー」「黒」は合わせて四〇名（二六％）いたが、自分の色が「ない」ないしは「透明」と答えた学生はいなかった。つまり世界の色については、解離性障害の患者、一般女子大学生ともにグレーが半数強と多いが、自分の色については、一般女子大学生に比較すると、解離性障害の患者では、圧倒的に「ない」「透明」「グレー」「黒」が多いことになる。解離におけるこのような自分の有彩色のなさを、どのように考えたらいいのであろうか。

解離性健忘の五〇代の男性は、「先が見えない。希望がない。漠然とした不安がある。記憶もよくならない。不連続な感じがする。自分が何をしていたのかわからない。存在していることがよくわからない。自分には色がない」と言う。解離性遁走の四〇代男性は、「自分が生きているのか死んでいるのか、よくわからない。周りはよくわからないけど、自分は染まっていない。色がついているようには思えない」と述べる。彼らの「よくわからない」「色がない」という言葉には、かつてあった色を「失ってしまった」という喪失のニュアンスが含まれている。

解離性離人症の患者には、解離性健忘と同様に、有彩色を「失ってしまった」という喪失のニュアンスがある。七名中六名が世界はグレーだという。これは解離性障害のなかでも最も多い。自分の色について黒と答えたのは七名中三名であったが、詳細に聞くと七名中六名が白とグレーと黒のあいだでさまよっているという印象があった。自分の色が「透明」ないしは「色がない」とした者はいなかった。

ところで、自閉症スペクトラム障害（Autism Spectrum Disorder : ASD）の人が解離症状を呈することは、臨床では少なくない。解離症状を呈するＡＳＤ（解離型ＡＳＤ／本書第13章参照）の患者八名のうち全員が、自分の色について「色がない」「透明」だと報告している。白や黒、グレーなどの回答をした者はいなかった。解離性離人症とＡＳＤの体験は離隔（柴山 2010b）という点で類似しているところが多いが、このように自らの色についてはは大きな違いが見られた。

つまり解離性離人症とＡＳＤではともに自分の色が有彩色とする者はほとんどおらず、解離性離人症ではそのほとんどがグレー、白、黒であり、ＡＳＤでは「色がない」ないしは「透明」であった。

ＡＳＤの患者が言う色のなさや透明という言葉には、解離性健忘や解離性離人症で見られるような喪失のニュアンスはない。そもそも彼らには自分の色、自己意識というものが成立しがたい。それまで発達の過程で世界に色を感じることはあっても、自分に色があるという実感がもてないでいる。白や黒、グレーには「喪失した私」というニュアンスがあるが、ＡＳＤではそうした「喪失した私」はなく、そもそも自己の同一性が構造的に成立しがたいという事情がある。黒は喪失の象徴にもなりうるが、喪失に抵抗しようとする自我の強さを思わせる色である。解離性離人症では七名中三名に見られた黒がＡＳＤでは自分が一人も見られなかった。解離性離人症では自己の同一性が構造的に成立していたと言えよう。

しかし、ＡＳＤの人であっても、置かれた状況によって色をもつこともある。特定の色ではないが、光によってさまざまな色に変わる「玉虫色」をもつという。あるＡＳＤの患者は次のように述べている。

●症例Ａ［女性・三〇代前半・解離型ＡＳＤ・特定不能の解離性障害］

自分はカメレオンのように周りの色に合わせる。自分には色がない。自分のなかには全部の色がある。虫色になっている。つねにいろんな要素があって、状況によって特定の色が出てくる。自分の引き出しから出てくる。

ＡＳＤの患者は、基本的に色がなくても、周囲の状況によって自己の色が引き出され、さまざまに変化することがある。こうしたことは適応能力が一定程度以上あるＡＳＤにおいて見られることが多い。彼らは他者の表情を読み取ることが困難なため、状況に合わせてマニュアル的に自分を変化させることができるのである。

もちろん、このような変化自在な色を挙げるのは、解離型ＡＳＤに限らない。相手から嫌われたり周囲の空気を壊したりするのが怖いため、幼少時から目の前の他者に対して過剰に合わせようとする傾向を「過剰同調性」

（柴山 2010a）と呼ぶ。こうした人間関係は現代の若者の多くに見られる特徴であるが、解離ではそれがよりいっそう顕著な形で表われている。次の症例は過剰同調性を色でたくみに表現している。

●症例Ｂ［女性・三〇代半ば・特定不能の解離性障害］

世界は何色にも変わる無色です。光の加減でペンとかでも虹色になる。そのときそのときで、黒いイメージであったり、虹色、紫であったりする。自分は色をもっていない。そのときの環境で自分の色は変わる。相手の求めるものに合わせすぎる。そこまで気をつかわないでいいよと人に言われる。子どもの頃からそれは変わらない。

ちなみに過剰同調性についてはＡＳＤと解離性障害では差異がある。解離性障害では虐待やいじめなどが関係しているのに対し、ＡＳＤではそこに発達の病理が絡んでいる。解離性障害では他者の意図をすみやかに汲むことによって先回りして他者に合わせようとするが、ＡＳＤではそもそも相手の意図がわからず、それを汲み取ることが苦手である。そのため、せめて表面的にでも他者に合わせようとする。ともに生き延びるために安心できる居場所を確保しようとするなかで過剰同調性が現われると考えられる。

4 解離性同一性障害と色

解離性同一性障害の患者の色には特徴的な傾向があるのだろうか。二〇代の女性は次のように述べている。「自分はずっと自分を影的なものに感じてきた。ちゃんとそこにいるという感じがしない。ふわふわしていて暗くて、影っぽい感じ。グレーよりも黒かな。いつも自分のなかにもう一人の自分がダブって、付きまとっている」。別の二〇代の女性の交代人格は自らをピンクだと言うが、元の人格に戻ると、「自分はモノトーンでグレー。なんかはっきりしない。どこにも所属できない。白にも黒にも入れない仲間外れ」と言う。四〇代の女性は「私自身は黒かグレーかな。影が自分について回るので黒。つねに後ろから私のことを見ているのが黒い存在だから。ときにそれが私に襲いかかる。色は私の思考を邪魔している。もう何か余計なものを背負いたくない」と言う。

このような言葉からは一定の傾向のようなものが読み取れる。他者の眼差しは、目の前の他者からも、背後の他者からもやってくる。過剰同調性における他者の眼差しは目の前の他者の眼差しであり、ここでいう背後からの他者の眼差しは交代人格の眼差しである。

交代人格たちはたいていの場合、自分たち特有の色をもっている。それに対して本来の人格は、自身が色をもつことにどこか抵抗があるようにも見える。また他者の色に対して怯えているようにも見える。彼／彼女らは、目の前の他者に加え、背後につきまとう自身のなかの交代人格に怯え、安心できる居場所がどこにもないと感じている。次の症例は、本来の人格と交代人格について対比的に説明しており、参考になる。

●症例C［女性・三〇代後半・解離性同一性障害］（α、β、γは交代人格の名前）

この世界の色はグレーです。自分の色は無色。色が思い浮かばない。透明のような色。私に色はないけど、αは派手なパープル、βは青、γは白です。自分はいつもすぐに消えちゃいそうだから、自分には色がない。私はこの世の中に居場所がない。αやγには自分の世界があって、これをしたいとか役割がある感じがするけど、私にはこうした世界がない。居場所ができたとしても、居心地が悪くなりそこに定住することがなかった。イジメなどもあり、コミュニケーションが取れなかった。家庭内の居心地が良くなくて、帰るところがなくて夜遊びや援助交際をするようになった頃にαが出てきた。βは皆の話を伝達する役割。γは私を助けてくれる。

私が言えないことを言ってくれたりする。γは小学校からいて、相手に仕返しをしてくれたり、殴ったりする。そうしたとき私は部屋のなかで安心して寝ている。

このように交代人格はそれぞれの色、存在価値、役割、場所をもっている。それに対して「私」[3]は、グレー、黒、半透明、透明であり、有彩色ではない。解離の病態において問題となることはこの世界で「色がない」ということである。つまり「私」は、この世界に存在価値も、役割も、安心できる居場所もないと感じ、そう思い込んでいるのである。しかし、いずれはそこから抜け出さなくてはならない。次に掲げるのは回復途上にある患者の言葉である。

●症例D［女性・三〇代前半・解離性同一性障害］

私自身は半透明。ちゃんと自分の輪郭があって自分の色が欲しいと思う。私が半透明なのは、透明のように何もなくなることの延長ではない。相手に合わせて色が変わる。私が半透明で、それを通して色が見える。自分の色が欲しいけど、一つになると、いろんな色になれたのにそれができなくなる。それも能力のうちだと思っているところもある。自分は存在感がなくて、何にでも溶け込んでしまう。何にでもなるし、何でもない。

●症例E［女性・二〇代前半・特定不能の解離性障害］

自分は暗めの色の絵の具がこぼれて、汚く混じり合った感じ。基本的に自分を単色で感じることができないですね。私にいろんな色がある。赤、白、ダークグリーン、エンジ色、ひまわりの色、オレンジ。曖昧な表現を駆使して相手に自分の感情を伝えたい切なさがある。素の自分がわからない。いつも何かしらを演じている。ひとりでいることに耐えられない。素の状態でも自分の足で立っているわけではない。いつも皮や仮面を被っていないと立っていられない。芯がない。仮面というか役柄、この相手にはこの仮面がベストという役割を私は演じている。

彼女たちは自分の色をもつことができないでいる。多彩な色を身にまとうことはできる。そのなかに溶け込み、演じ、かぶることはできる。しかし、自分の色を「もつ」ことができないでいる。多彩な色は自分がもつ色ではなく、他者がもつ色でしかない。

しかし、彼女たちにはどこか状況に合わせて多彩な色を引き出す力、受動を能動に変えていく潜勢力がある。彼女たちの何人かは回復過程のなかで絵やイラストを描いたり、作曲をしたりして創造的活動へと向かう。そうした症例は概して経過が良好である。こうした表現活動は回復へのひとつの道であろう。色に対して怯えている解離性障害の治療において大事なことのひとつは、封印された感情・記憶に表現を与えることである。患者にはどこか言葉にすることや自己を表現することを禁じられてきた、あるいは自ら禁じてきた過去がある。言葉の封印や表現の禁止は存在の消去として切り離され、症状化されている。治療においては、切り離された過去を心のヴェールに映し出して語らせること、それによって失われた自己を表現することが重要となる。不安をかきたてる影や色を映し出すヴェールに取り込まれるのではなく、さまざまな色の自己を包み込み、それらを映し出す「私」の創造的ヴェールを機能させることが必要であろう。

▼註

1———この調査は二〇一一年一〇月に一般女子大学生八七名を対象として行われた。東日本大震災から約半年後である。今の時代の色をグレーと答えたのは四八名（五五％）であった。二〇一五年一月の再調査では一五四名中八三名（五四％）がグレーと答えており、特に大きな変化はなかった。

2――安永は一九八〇年の論文で、境界例について、自閉、逃避的傾向、消極性が目立つが、その底にある一種の暗い爆発性、奇妙な部分的成熟、具体的嗜好などのニュアンスがある症例が増えているようだと指摘している。また c 型文明で破綻しやすい平均的子どもの天真爛漫を中心とした中心気質は、その周辺に類てんかん気質、感情易変的ヒステリータイプ、嗜癖に陥りやすいタイプを突角として含んでいる。このように見ると現代社会が、解離とともに発達障害を破綻のひとつのタイプとして引き寄せているようにも思える。発達障害と「てんかん的なもの」との関係については老松（2014）も言及している。ちなみに正常知能の自閉症スペクトラム障害の約五％にてんかん発作が見られ、しばしば青年期に始まると言われる。

3――本書での「私」という表現はすべて、患者ないしは主人格が自らの体験を意識している自己を指している。

2 仮面からヴェールへ

1 社会環境と個人の病理

社会環境は個人が生誕したときから、あるいはそれ以前から個人に影響を与えている。研修医時代、先輩から、患者を理解するためには、彼らの生育歴のみならず、母親や父親の生育歴、家族の歴史まできちんと把握すべきだと教えられた。患者を理解するためには、誕生以前からの時の流れを把握する必要がある。もちろん患者を取り巻く環境は家族に限らない。家族の外の学校、地域社会、さらにはそれらを越えた時代の社会のありかたも、環境要因としては重要な意味をもっている。患者を取り巻く背景について知ることは、患者の全体像を把握するのに不可欠なのである。

環境とは一見関係がないように見える気質や体質などの素因も環境の影響を大きく受けている。食生活や環境ホルモンなどはすぐに挙げることができるだろう。環境と素因は複雑に絡み合っている。

時代とともに社会、家族、個人は変容し、そして精神疾患の病像も変容していく。日本の現代社会では統合失調症が軽症化するとともに、緊張型が見られにくくなったことは精神科医ならば誰でも認めるであろう。気分障害は明らかに拡大化したが、従来の執着気質やメランコリー親和型は減少し、自己愛的な逃避型抑うつ、さらには双極II型へと関心が向けられるようになった。摂食障害については、時代とともに拒食から過食へと明らかにシフトした。境界性パーソナリティ障害の治療構造破壊性は背景化し、近年は解離傾向を強めているようにも見える。典型的な対人恐怖の症例は確実に減少し、その対人的怯えは解離性障害の対人過敏症につながっているように見える。

こうした時代の流れの背景には、「こうあらねばならない」という共同体や世間の規範に裏打ちされた倫理ないしは理想追求の衰弱とその反動があるように思える。本稿は解離という病態を現代社会の推移との関連で考えることを目的としている。(1)

2 仮面の時代

かつて世界は、人にとって比較的明瞭に意識化ないしは対象化できるものであった。共同体の支配と服従、同化と排除はわかりやすい図式によって構成され、世界はその黒と白、前景と背景、主と従、内部と外部などのコントラストがはっきりとしていた。規範・基準のわかりやすさは他者の心の把握しやすさにも通じていたであろう。人々は共同体の物語や規範を受け入れやすく、そしてまた自らの同一性も実感しやすかったものと思われる。共同体や組織はそれなりの求心力をもっていた。経済的には決して裕福ではなかったが、共同体における人々のつながりやまとまりは、はっきりと意識されていた。このような求心力の一方で、共同体からの排除の力や遠心的な出立があったこともたしかである。共同体は人々の存在を保証し支えてくれる基盤であるとともに、そこにそぐわないものを排除する機能をもっている。そこでの境界は比較的認識しやすいものであった。

いずれにせよ共同体は目に見える形で個人を抱えていた。共同体は個人にとって見えやすい「顔」をもっていた。人は現実に足を降ろし、そのうえで夢や空想を想い描くことができていた。そこでは「夢」は「理想」という言葉と意味的に重なっていた（見田 2006）。人は「いま・ここ」という現実に足をしっかりと下ろし、時間や空間の彼方に「夢」や「理想」を思い描いてきた。夢は現実の「いま・ここ」の延長上の向こう側にあるものとして捉えられていた。一九六〇年代から七〇年代にかけてはこのような夢を見る時代であった（見田 2006）。

実際に六〇年代から七〇年代にかけては、「建前と本音」「表と裏」「仮面と素顔」といった主題が盛んに論じられた。オモテに着けられる仮面は日常生活からの要請であり、共同体や世間の規範の象徴であった。それは日常生活において他者との関係を円滑にするための手段、役割であり、それによって個人は自らの存在の保証を得ることができていた。社会のなかでどう振る舞えばいいのか、何を言ってはいけないのかなどについて把握することが比較的容易であった。

仮面（＝オモテ）は多様な動きをしてまとまらない本能や欲望、本心などウラを統制し、覆い隠す機能をもっていた（大橋 1988）。オモテは倫理、規範、制度、理性、意識、日常性などと同一化した「私」であり、ウラは情動、身体、欲望、恐怖、無意識、非日常性としての「私」であった。

仮面にはさまざまな意味、役割が含まれるが、その代表はこのような共同体向けの仮面である。動きのない固い仮面は目の前の共同体に一貫して合わせ、ウラの「私」を隠し、抑圧する機能をもっていた。共同体で生活する人にとって仮面は必需品であり、人々は個としての自分を隠蔽し、それによって大衆は均質化されていた。このような仮面を「日常的仮面」と呼んでおこう。人は「日常的仮面」を装着することによって、自己の全体を統制することができた。「日常的仮面」さえ押さえておけば全体の統制が取れていたのである。共同体の後ろ盾をもったオモテがウラを覆い隠し、統制する機能として「抑圧」が働いていたとも言えよう。

ところで、仮面にはこれとは異なったもうひとつの意味がある。仮面にはどこか空想的で超越的な存在とのつながりを感じさせるところがある。古代の祭りに見られるように、人は仮面を着けることにより、日常性から分離し、超自然的で非日常的な力と共鳴し、超越的存在を引き寄せることができる。このように仮面は日常性から分離し、非日常性と共鳴し、さらに超越的存在へと越え出ようとする可能性を秘めている。このような仮面を「超越的仮面」と呼んでおこう。「超越的仮面」に見られる非日常性とは、共同体の外部へと向かい、日常的同一性を解体する幻想である。それに対して「日常的仮面」は、日常性の外部を拒否し、日常的同一性にしがみつこうとする幻想である。「日常的仮面」は、個の欲動を抑圧し、共同体の要請に従う手段である。それに対して「超越的仮面」はそのような共同体の抑圧を解除し、個の欲動を開放しようとするための手段である。

仮面には日常性と超越性といった両義性が含まれていた。日常性の裏には、それに膚接するかのように超越性が見られ、日常性と超越性は互いに他を成立させる関係にあった。仮面は現実の共同体に合わせるための手段であるとともに、非日常的、非現実的な超越的世界を招き寄せる力を秘めていた。

近代的な共同体や自我の成立とともに「日常的仮面」はその力を増大させていったが、時代の流れとともにそれは衰弱していくことになった。

3 ヴェールの時代

時代は流れた。共同体の規範・権力・価値基準は多様化し、より複雑なものになった。世界は全体的に把握しづらくなった。情報化の波のなかで世界は白と黒、善と悪といった形式では簡単に判断できず、規範、倫理、価値基準、支配・服従の図式などは曖昧になり、共同体や自我はその中心を失い、人はその「顔」を失っていくことになる。

家族も中心を失い、子をしっかりと支えることができず、親子の境界も揺らぎはじめた。かつては親の支配力が明確であったが、現代では子どもが親を支配しているかのように見えることもある。支配的な権威をもった父親や教師は影を潜め、教師が生徒の表情を窺う時代である。権力が働く図式がはっきりと像を結ばず、目に見えにくくなった。他者もまた固定された「顔」を失い、人は関係性へと絡め取られていく。そのため攻撃性がいつ何時、どのような形で自分に向けられるのかがわからなくなった。また他者に不快感を与えないように、攻撃性が噴出しないように、その場その場の空気を読んで行動することが要請されるようになった。さもないと形の定まらない攻撃性に晒されることになる。

科学技術の発展は遠くのものを近くへと引き寄せ、過去を現在へと引き寄せた。空間的にも時間的にも遠くのものを、映像＝スクリーンは反復して現在に映し出してくれる。現実感をもたらす映像の精度は現代においてもっとも際立っているが、その一方でスクリーン＝ヴェールに映し出されるものは、平面的で同じ水準で並べられ、奥行きを欠いている。

また虚構があたかも現実であるかのように体験され、虚構と現実のあいだに引かれていた境界線が失われたかのようである。虚構と現実、さらには想像と知覚に見られていた質的コントラストは弱まり、世界は虚構と現実が並列的にスクリーンにありありと映し出される。「夢」という言葉はかつてのような現実の延長上にある「理想」ではなく、現実に対する「虚構」の意味へと向かった（見田 2006）。

「いま・ここ」に身体をもつ固有の「私」もまた希薄化し、大気のように拡散する。世界や「私」は奥行・実感を欠いた、希薄で儚いものとなった。かつて踏みしめていた揺るぎない大地の安定性は失われ、現実はその根拠を奪われ、われわれの主体は浮遊することを余儀なくされたかのようである。世界の基盤としての大地は狭まり、それとの距離感をつかめないでいる。そのためわれわれは宙吊りになったかのように、自らの固有の身体、生命＝血から離れている。「血／地」[2]とのつながりの喪失である。

かつて自明であった生《なま》の実感の喪失である。実感にヴェールが掛けられている。多彩な自己を束ねる自我は明確なイメージを結ばなくなった。共同体に裏打ちされた仮面を身につけてオモテにウラを統制させる時代から、全身をヴェールで被ってその場その場の状況や他者に敏感に自分を合わせていく変化自在な自己の時代へと流れて行く。自己は同一性を欠いて、互いに映し映されたりする関係性へと絡め取られていく。

4 ヴェールの時代と解離

これまでの議論をまとめてみよう。家族を含む共同体の規範、倫理、価値基準などがわかりやすい仮面の時代にあっては、世界における自分の位置が比較的明瞭であった。私はどこにいて、何を考え、何を行動すべきかについての基準が多くの人々によって共有されていた。人格の語源である〝persona〟とは劇の登場人物が着ける仮面である。劇があっての仮面であり、仮面は劇の筋書きや役割、社会や共同体の物語を前提としていた。時代は流れ、規範、倫理、価値基準は多様化し、それらは曖昧なもの、把握しづらいものとなり、自明性は衰退した。人は自分の位置がわからず、何をすべきなのかも、次に何が起きるのかも予想しづらくなった。顔という特権的な場所に位置づけられ、固く明瞭だった仮面は、柔らかく全身を包むヴェールへと移行した。

自己と社会の枠組が緩み曖昧化することで、仮面はヴェールへと移行したのである。かつて顔面だけを覆っていた一貫した仮面は、いまや状況に応じて全身を覆うヴェールになった。それによって仮面の裏の素顔は、ヴェールの向こう側へと切り離されることになった。

精神医学の領域において、このような時代の流れは一九七〇年頃から始まったのであろうか。いつのまにか離人症は解離性障害がその典型とされるまでになった。個人は現実に取り囲まれていると実感することが困難になり、大地、身体など私の動かぬ基盤が狭まり、私から遠ざかっているように体験される。自分と世界のあいだにヴェールを感じ、世界は奥行きを欠いたその平面に映し出され、「私」は皮膜に包まれるようにヴェールをまとっている。DSM－5（American Psychiatric Association 2013）は離人感・現実感消失障害について次のように記載している。「自らの考え、感情、感覚、身体、または行為について、非現実、離脱、または外部の傍観者であると感じる体験（例＝知覚の変化、時間感覚のゆがみ、非現実的なまたは存在しない自分、情動的および／または身体的な麻痺）」「周囲に対して、非現実または離脱の体験（例＝人または物が非現実的で、夢のような、霧がかった、生命をもたない、または視覚的にゆがんでいる、と体験される）」。これは一種の意識変容を指している。

こうした離人症は本書でいう空間的変容に含まれる離隔に相当する。離隔とは、この世に住む「存在者としての私」が世界のなかにいて行動しているその姿を、「眼差しとしての私」がヴェールの向こう側に見ている体験である。空間的変容には離隔のほかに過敏症状がある。これは「存在者としての私」の体験であるが、その症状のひとつに気配過敏症状がある（柴山 2007）。自分の背後や部屋の隅に他者の存在を感じたり、カーテンの後ろや扉の向こう、窓のあたりや玄関に誰かがいるとありありと感じたり、またその他者の眼差しを感じたりする。この体験もまたヴェールと関連している。背後空間や部屋の隅、カーテン、扉なども、内と外、光と闇を区切る境界＝ヴェールである。解離性障害に見られる幻視には、圧倒的に人影や影に関するものが多いが、これらは現実の向こう側に存在するものの気配がヴェールに映し出され、形象化したものとみなすこともできる。

つまり解離には二つのヴェールがある。ひとつは「眼差しとしての私」が、現実世界あるいは「存在者としての私」とのあいだに感じるヴェールであり、ここには遠ざかる夢のような幻影が映し出される。もうひとつは「存在者としての私」が背後に感じるヴェールであり、そこに「眼差しとしての私」の気配が映し出される。構造的にみれば、この二つは一枚のヴェールの表裏である。解離の症候は、こうしたヴェールに包まれ切り離されるなかで、空間的変容から時間的変容へと向かう。

▼註

1――精神疾患と社会の流れを扱った研究は数多く見られるが、なかでも安永浩による境界例に関する論文（1980）は秀逸である。私はこの論文から多くの刺激を受けた。本稿においてはそのつど引用文献としては示さないが、随所で安永の論文を参考にさせていただいたことをお断りしておく。

2――『岩波古語辞典』によれば、「ち」には祖先・男親、血、乳、風、霊、知、血、道などの意味がある。また大地を意味する「ぢ」にも通じている。このように「ち」は、生命や魂の成長と連鎖、そしてそれを育てる環境・器を意味する。前者の代表が「血」であり、後者の代表が「地」である。「血」と「地」は単純に区別できるものではなく、その関係は複合的である。たとえば「血」は生命の象徴であるとともに、生命を維持するための基盤（地）でもある。「ち」については北山（1996）の論考も参照すること。

3 解離の舞台

1 ヒステリーへの眼差し

ヒステリーは、古代ギリシャのピュティアーの神懸りからジャネの夢中遊行型、ヒステリーてんかん、失神発作、昏睡、身体症状、カタレプシー、多重人格など、時代の流れとともにさまざまな表現形を取ってきた。英国の内科医シデナム（一六二四－一六八九）は、ヒステリーについて「カメレオンのように色をつぎつぎに変えて現れる、正真正銘のプロテウス」と語った。プロテウスとはギリシャ神話に出てくる海の神であり、水のように何にでも変身できる同一性を欠いた神である。どこにでも現われ、どんな形にもなり、真の姿を把握することが難しい存在とされる。ヒステリーはプロテウスのように時代と文化によってさまざまなヴェールを纏い、形を変えて生き延びてきたとも言えよう。

このようにヒステリーが時代とともにその姿を変えてきたのは他者の眼差しの影響によるところが大きい。他者の眼差しとはその時代の眼差しであり、周囲の状況の眼差しであり、身近な他者の眼差しでもある。このような自分に向かってくる外部他者の眼差しのなかで、まるで自分に仮面ないしはヴェールを被せるように自らの姿を変える点が、従来のヒステリー者の特徴として重視されてきた。まさに生き延びるために患者は自ら「ふり」

をするというのである。そこにはヒステリー者の意図、目的、疾病利得が絡んでいると考えられてきた。たとえば、ボンフェッファーの「疾病への意志（Wille zur Krankheit）」やフロイトの「疾病への逃避（Flucht in die Krankheit）」（西山 2012）などである。これは詐病、虚偽性障害、空想虚言などに通じる性質である。

このようにヒステリーの表象は、謎めいた現象の背後に隠された真なるものがあると幻想し、現象という偽の覆いを取り去り、その向こう側をつかもうとする観察する他者の眼差しによって作り出されたものである。他者と自己のあいだに張られたヴェールには外部の他者が抱く欲望と恐怖の表象がさまざまに映し出され、患者はそれに没入していく。われわれはこうしたヒステリーの表象を転換しなくてはならない。他者の眼差しに映る幻影ではなく、あらためてヴェールの内側に映し出される、内部の他者が描き出す表象へと眼差しを転換する必要がある。こうした眼差しの転換によってヒステリーの全体像が浮かび上がり、治療への足がかりを得ることができる（本書序章参照）。

2 意識の舞台

「ふり」「ふるまい」「演技」から解離の主観的体験へと目を転じると、そこに浮かび上がるのが舞台である。フロイト（2008）の「ヒステリー研究」で有名な症例アンナ・O は、自らの系統立った白日夢のことを「私の劇場（Privattheater）」と表現した。解離の患者は、アンナ・O のように幼少時から空想の舞台をありありと思い描き、人と話しているときでも状況とはまったく関係ない夢想に耽っていることが多い。また実際に演劇を好み、舞台で活躍したことがある人も多い。

しかし、なによりも解離に特徴的なことは、白昼夢を越えて、現実の世界をあたかも舞台の上の出来事のように体験していることである。患者はふと気がつくと舞台の上に立っている。現実の世界が舞台化する。これは解離における空間的変容（柴山 2007, 2010b／本書第4章参照）に相当する。空間的変容は離人症を中心としているが、離人症患者が周囲を「舞台の書割のようだ」と表現することはよくある。

解離性の離人症にはある種の分離感覚が見られる。「まえがき」で述べたような観察者の眼差しに浮かび上がる偽物（虚構）と本物（現実）といったヒステリーの二重性は、患者の主観的体験における自己の特定の分離感覚として語りなおすことができる。解離の「舞台体験」にはこの分離感が含まれている。実際の症例が語るところを見てみよう。

●症例F［女性・三〇代前半・特定不能の解離性障害］

見慣れているはずの光景や家族が馴染めない感じがして、見知らぬ人と一緒にいるように思える。そのときもう一人の自分がいるように感じる。つねに最低二つの視点でものを見ている。自分を離れたところから見ている視点と自分の視点という二つの視点がある。自分以外の視点は時々一つ以上になる。自分は一人だけど、いろんな面から自分を見ることができる人がいる。自分という人間が舞台に立っていて客席にお客さんがいるけど、それぞれが自分だったりして、たくさん自分がいる。自分がばらばらになっている。舞台にいる自分はここに立っているという感じがしない。

現実の世界が馴染めないものになり、舞台のように変容する。自分は、舞台の上にいて周囲を見ている自分と、自分自身を離れたところから見ている自分に分かれている。さらに自分を見ている自分が複数化し、時にそれが舞台を見ている観客と重なる。舞台の上に立っている自分はここにいるという感覚が乏しい。「私」は分裂・拡散してどこにもいるようで、どこにもいないように感じる。

●症例G［女性・四〇代前半・解離性離人症］

この自分の体、器のなかに自分の眼があるのが不自然に感じる。空間の外、劇場の外、舞台の外に自分はいる。これが自分という意識があまりない。自分がどこにいるのかわからない。自分の後ろに自分がいるというのはある。自分はどこにでもいるが、自分はどこにもいない。視点が定まらない。自分自身が靄のなかにいるよう。一旦、後ろに行ってその視点を媒介として、舞台の真ん中に入り込む。後ろの視点が維持されないと、舞台のなかに入り込むことができない。

この症例Gも基本的には症例Fと同じである。自分の体を器にたとえ、そこから離れて自分自身の背後にいたり、靄のように舞台に拡散していたり、さらには舞台の外に存在したりする。自分が舞台のなかに入り込むには一旦背後の視点に入らなくてはならない。そうした背後の視点に同一化することを介して、ようやく舞台の内に居場所を見つけることができる。ここには肉体をもった「私」の視点、「私」の背後の視点、舞台の外の視点という三つの視点が語られている。観客の視点は最後の舞台の外の視点である。交代人格は一般にこの舞台の「外」の空間に存在することになるが、そこから舞台の上の「私」を見るとき、この観客の視点を取ることがある。

●症例H［女性・二〇代後半・解離型ASD・解離性離人症］

昔は人一倍フリフリのある洋服が好きだった。自分は母親を守り、父親から馬鹿にされないように、いずれ男の子になると思っていた。女は損だと思っていた。中学二年までは男言葉しか喋らず、スカートは一切履かなかった。男性に敵対心をもっていた。男の子になりきって、それを演じていた。世の中は全部演劇だった。世の中は舞台だと感じていた。生身の私は世の中に合わない。理解されることもない。男の子を媒介にして自分のポジションを得ていた。生きやすくするために男の子を演じていた。結局無理だと悟って女の子に戻ったけど、それも女装のようなものです。社会に合わせているだけです。ずっと居場所が欲しかった。自分は社会に居場所がないんです。自分はヒルコのようなもので形がない。体によってかろうじてこの社会につなぎ止められているだけです。普段から身体と心が分かれて、心は後ろに離れている。視野が狭くなって肩が凝る。方向感覚も皮膚感覚も狂う。周りをサランラップ越しに感じる。霧のなかに入っている。自分はラップに包まれている。

この症例は、世界が自分も含めて実感がないものという意識が幼少時からはっきりしていた。そもそも社会のなかに自分の居場所がない、社会としっくりくる「私」を感じることができなかったのである。解離型ＡＳＤは、外傷や虐待が見られる症例とは違った意味で、居場所のなさを幼少時から感じていることが多い。そういった居場所のなさは舞台からの疎外に通じ、それとともに身体と心、前と後ろ、女と男などといった「私」の分離が見られている。こうした分離はかろうじて世界につながろうとする試みのようにも思える。

あらためて解離の心的体験について舞台を用いて比喩的に表現してみよう。[1] 自分の人生、主観的体験世界があたかも舞台の上での出来事のように感じられることが、ここでいう「舞台体験」である。世界は狭まったものとして体験され、見通しが悪くなっている。世界はその地平から切り離されたものとして、浮き上がった舞台、劇場として体験される。広大な世界のなかの自分に「私」が同一化、一体化、没入できないでいる。患者は現実と空想の狭間に漂っている。

舞台の上のスポットライトは、舞台の上の自分自身への同一化を促す。そういった意味で、スポットライトは現実あるいは空想の世界へと導く通路である。そうした世界のなかの自分に同一化すれば、舞台という感覚は消失する。しかし、舞台体験とはあくまでそうした同一化ができない状態であり、そのとき「私」はスポットライトを浴びている「私」、そこから少し離れてその「私」を（背後から）見ている「私」、舞台の外から舞台の上の「私」

を見ている「私」に分離している。それぞれの「私」は視点の位置が異なっており、かつ視野が狭まっている。

ジャネ(1974)はヒステリーについての記述のなかで、「一瞬ごとに結び合わすことのできる単純な、あるいは比較的単純な現象の数多くのもの、つまり、われわれ自身の人格に一度の人格的認知によって結びつけられ得るようなもの」を意識野と呼び、「ひとつの人格的意識に同時に結びつけられ得る心的現象の数が減少することから成る衰弱」を意識野の狭窄とし、さまざまな観念や機能の結びつきが人格的意識を構成していると考えた。意識野の狭窄と人格的意識の解離は表裏の関係にあるという。ジャネのヒステリーについてのこうした記載は解離の体験にも当てはまる。つまり「ヒステリー=解離」の心的体験には意識の狭窄と分離がある。

解離の症状構造(柴山 2007, 2010b)から捉えると、解離の「私」は基本的に、舞台でふるまい演じている「存在者としての私」とそこから離れて浮遊する「眼差しとしての私」という二つの「私」に分離する。「存在者としての私」は舞台の上の人間関係から逃れることができない舞台の上の「私」としてある。もうひとつの「眼差しとしての私」は舞台の上の「私」から離れて、その「私」を離れた位置から見ている。「眼差しとしての私」は舞台の上の「存在者としての私」という器を離れて定点なく漂い、時に自分の背後を漂い、あるときは舞台の上の「私」に眼差しを向ける観客に重ね合わされる。このとき「存在者としての私」は舞台に偏在する「眼差しとしての私」の気配や眼差しに対して過敏になっている。

解離の患者は時に自分のことを、しばしば次のように表現する。「自分がいて、それを見ている自分がいる。そしてその全体を見ている自分がいる」。ここに見られるのは「存在者としての私」「眼差しとしての私」「全体を俯瞰する私」(「観客としての私」)という三つの「私」である。「眼差しとしての私」を夢のなかの自分とすれば、「全体を俯瞰する私」は夢のなかで夢を見ている自分にたとえることもできる。そういった意味で、「全体を俯瞰する私」は「眼差しとしての私」の延長上にあるとも言えよう。これらの「私」は通常統合されているが、解離においてはそれらが容易に分離して体験され、境界を失って拡散していくかのように感じられている。

覚醒した意識は、世界のなかで「ここ」と「そこ」を、自己と他者を、さらに知覚と表象をそれぞれ区別することができ、境界づけ、それらを自己の体験世界のなかに統合的に位置づけることができる。しかし解離ではこうした覚醒機能は減弱している。「ここ」は「そこ」となり、「そこ」は「ここ」となる。自己は他者になり、他者は自己になる。知覚は表象のようにぼんやりと把握しづらく、表象は知覚のように生々しく体験される。

3 目前心後

こうした解離における意識の舞台は、世阿弥の「離見の見」を連想させる。世阿弥（2001）は「花鏡」という篇のなかで、舞の心得である「目前心後」について次のように述べている。

また、舞に、目前心後といふ事あり。「目を前に見て、心を後ろに置け」となり。これは、以前申しつる舞智風体の用心なり。見所より見る所の風姿は、わが離見なり。しかれば、わが眼の見る所は我見なり。離見の見にはあらず。離見の見にて見る所は、すなはち見所同心の見なり。その時は、わが姿を見得するなり。わが姿を見得すれば、左右前後を見るなり。しかれども、目前左右までをば見れども、後姿をばいまだ知らぬか。後姿を覚えねば、姿の俗なる所をわきまへず。

「離見の見」とは、自分の眼で見ることではなく、「見所同心の見」である。つまり観客の眼差しを自分のものとして自分の姿を見ることである。そのとき舞の演者は左右前後を見届けることができる。しかし、それでは不十分であると世阿弥は言う。自分の後姿まで見極めてはいないからである。「目前心後」とは心眼を背後に置いて自分自身に眼差しを向けていることである。

こうした「離見の見」は一見解離の意識変容のように思われるかもしれない。たしかに自分から離れたところ、とりわけ背後から自分の姿が見えるとなれば、それは「眼差しとしての私」であり、体外離脱体験や夢中自己像視（柴山 2007）などの体験に似ている。また漠然と他者の眼差しを感じることは解離の対人過敏や気配過敏を思わせる。「見所同心の見」つまり（症例Ｆが語っているように）観客の目と重なって、そこから自分を見ているような体験[2]も解離では時に見られる。このように「離見の見」や「目前心後」は解離の意識変容と似ているように思われる。

しかし、実質的にはそれとは異なっている。世阿弥は続けて次のように述べている。

> さるほどに、離見の見にて、見所同見となりて、不及目の身所まで見智して、五体相応の幽姿をなすべし。これすなはち、「心を後に置く」にてあらずや。かへすがへす、離見の見をよくよく見得して、眼、まなこを見ぬ所を覚えて、左右前後を分明に安見せよ。定めて花姿玉得の幽舞に至らん事、目前の証見なるべし。

「目前心後」とは、観客の眼で自分の姿を見、さらに心眼によって肉眼で見ることができない後姿まで全体的に広く自覚し、自分の体の細部まで注意が行き届くことである。そうすることで五体のすべてが調和して優美な舞姿を保つことができるという。また世阿弥は舞における基本的表現（五智）を説くなかで、融合や調和などを強調している。「目前心後」とは、細部に注意が行き届いて覚醒度が高く、さまざまな「私」の局面を大きく全体的に結びつけるなかで獲得される心の境地であり、至高の舞姿という表現を生み出すための心構えである。またさらに続けて、すべての能《わざ》を一心につなぐこと、つまり一切の演技を心の糸、心の張りでつなぐことでその人の能に命が宿るという。

こうした心の境地がすでに解離の意識変容ではないことは明白であろう。解離性の意識変容では、断片化した自己は互いに結ばれておらず、意識は弛緩し、その範囲は狭まり注意力が減退し、意識野が狭まっている。そのため状況の全体を細かく把握したり、自己を表現したりすることにも制止がかかっている。それに対して「目前心後」では、覚醒した意識は全体へと広がり、注意を見えないところまで広げている。全体、融合、緊張、覚醒を保つことが強調されている点で、部分、分離、弛緩、夢を特徴とする解離性の意識変容とは一線を画していると言わねばならない。このように解離は意識の舞台における変容であるが、その構造は世阿弥の言葉と対比することで、より鮮明に浮かび上がる。一見解離性の意識変容のように見える「目前心後」は、実際には解離からの回復への道を指し示しているように思われる（本書第18章参照）。

4 眼差しとヴェール

先述したように、解離性の意識変容では自己は視野・意識が狭窄するとともに、いくつかの自己に分離している。そこにヴェールがかけられる。それが厚い壁のようなものであれば向こう側とこちら側は関係がなくなってしまう。しかし、解離の症状はこの二つの世界がヴェールによって切り離されていながらも、何らかの影響を及ぼし合っているときに生じる。

解離の主観的体験において、ヴェールは自らを覆い隠すものではなく、自己を包むものとしてある。「私」はヴェールに包まれることでその同一性を得ることができるが、それは「私」の一部を背後へと切り離すことで成立する。(3) ヴェールの背後へと切り出されたこの空間にはさまざまな人格や表象が保持され、被包化（encapsulation）されている。このようにヴェールは、眼前の他者と「私」とのあいだに位置する前方にのみ張られるだけではなく、背後の世界と「私」とのあいだ、つまり後方にも張られる。こうした背後のヴェールがかつてのヒステリーの描写に現われてくることは、ほとんどなかったと言ってよいだろう。

「私」の世界はヴェールによって包まれ、狭窄し、他者によって囲い込まれている。こうした構造的布置を背景として、解離の患者は人込みのなかやカーテンや扉の隙間、背後の空間からの他者の眼差しや気配、影、そして声に怯えている。これらは視覚や聴覚、体感を通して「私」に迫ってくる。

ところで眼差しとは単に視線のことを意味しているわけではない。一般に眼差しは眼の表情と言われるが、そこには視線とそれを取り巻く表情が含まれている。心を隠すとともに映し出す表情というヴェールとそこに開いた裂け目から発する視線が、眼差しを全体として構成している。見えない世界と見える世界、闇と光のあいだに表情というヴェールは張られており、その裂け目に暗い闇の空間から明るい光の世界へと向かう視線が見られる。逆に言えば、世界がヴェールによって光と闇に遮断されているとき、見えない世界から見える世界へと視線が現れる可能性がある。したがって解離によって日常世界が舞台化するとき、世界は光の世界と闇の世界に分かれ、眼差しは闇の空間から照明を当てられた「私」へと向かう。

自分が見ることのできない闇の空間は他者の背後にもあり自己の背後にもある。その背後空間がまったく分断されていれば、健忘以外の解離の症状が起こることはない。しかしヴェールによってある程度の明暗が区切られている程度であれば、眼差しを中心とした多彩な解離症状が現われる。つまり切り離されて他者化した「私」は、他者の背後や自己の背後に、他者の眼差し、影、そして声として現われる。

解離におけるヴェールは闇と光を区切るガラスに喩えられる。たとえば「私」が路上にいて、街中のショーウィンドウを覗き込むときのことを考えてみよう。ガラスの向こう側が明るければ、まるでガラスが存在しないかのように「私」は内部の商品を見ることができる。しかし、ガラスの向こう側が暗くなれば、「私」はその商品を見ることはできなくなる。その代わりにガラスは鏡のように「私」自身の姿を映し出す。さらにガラスの向こうの闇の空間から他者の眼差しを感じる。

解離ではヴェールがこのガラスのような働きをしている。透明なガラスは空間を光と闇に分離するヴェールである。他者の背後は暗い空間となり、そこから「私」に眼差しが向けられる。そしてガラスは「私」の姿を映し出す。このような体験は人込みのなかで眼前の他者の眼差しに怯える対人過敏症状に相当する。ショーウィンドウのガラスの向こうの闇の空間から他者は、「みっともない」「場にそぐわない」自己像を照らし返すのである。

もうひとつ、窓ガラスを例に挙げよう。この場合、「私」は外の広がりのある空間から、部屋のなかの限られた空間に身を移している。このことは意識の狭窄に喩えられる。外が明るい昼にはわれわれは窓ガラスを通して外の景色を見ることができる。部屋の内が暗ければよりはっきりと外の様子が見える。しかし夜の帳が下りると外は闇に包まれ、景色を見ることは困難になる。ここにおいて「私」は眼差しを向ける存在ではなく、眼差しを向けられる存在と化す。暗い闇の外空間から「私」に眼差しを向ける他者の視線は、先ほどのショーウィンドウの場合よりもはっきりと感じられる。このように解離の気配過敏症状では、窓やカーテンの隙間に他者の視線や気配が感じられ、窓ガラスに黒い人影が映る。

向こう側が完全に闇に包まれればガラスは鏡になる。解離の患者が鏡に怯えることは多いが、そこでは鏡に映った鏡像がまるで他者のように自分を見ている。あるいは自分の背後に位置する他者の像が鏡のなかに浮かび上がる。窓ガラスも夜になれば鏡になる。「私」が見ることのできない他者は、窓ガラスの向こう側、あるいは「私」の背後に顕現し、気配、影、声として「私」に向けられる。

このような体験は統合失調症に見られる幻聴や幻視、関係妄想、被注察感などとは異なり、パターン逆転や他者の先行性などの構造は見られず、超越的他者とは無縁の体験である。健常者の不安や怯えに連続的につながる体験であり、統合失調症の体験とは質的に異なっていると言わねばならない。

▼註

1――岡野（2007）もまた解離性障害における舞台とスポットライトについて述べている。

2――これは離隔の一種である融合に相当する。融合とは「いま・ここ」から離れた「眼差しとしての私」が、目の前の他者／対象と自分が重なったり、共鳴したりして、自己と他者／対象との区別がつきにくくなることである（柴山 2013c）。そこから「存在者としての私」に眼差しを向けることがある。第13章を参照されたい。

3――厳密に言えば、「私」の一部は背後つまり外部にのみ切り離されるわけではない。時に自分の内部、その多くは身体内部の閉空間（下方隠蔽空間）へと切り離されることもある。そういった意味で、切り離された空間は身体の外部とともに内部にも位置づけられうる。このことは体外型離隔や体内型離隔（柴山 2010b）にも関係している。交代人格が身体の半分やあらゆる部位を占拠しているなどといった体験はこうした構造と関連している。ここでは煩雑さを避けるため背後の外部空間のみを取り上げるが、詳細は本書第5章「隠蔽空間」を参照されたい。

II
解離の症候と構造

4 怯えと過敏

I 空間的変容

ここで解離の症候学を簡単に振り返っておこう。英国のホームズほか（2005）は、解離に見られる症候を離隔（detachment）と区画化（compartmentalization）に分類した。離隔とは「自分の精神過程、身体、行動が自分から離れている」といった分離感覚を主とする意識変容であり、それには感情（情動麻痺）、自己感（離人感）、身体（体外離脱体験）、周囲世界（非現実感）などが含まれ、現実検討は保たれている。区画化とは、自身の精神過程や行動を意識的に制御できないことをいう。この区画化には解離性健忘、遁走、人格交代、転換症状などの症状が含まれる。

区画化はこれまで解離に見られる中心的症状として重視されてきたのに対し、離隔は解離の症状としてはあまり注目を浴びてこなかった。近年、離隔が解離に組み込まれることで、従来の離人症と解離性離人症（離隔）の境がはっきりしなくなるという事態が起こった。私は解離性離人症を離隔と過敏を含む空間的変容と捉え、それを解離の症候学の基盤とみなした（柴山 2007, 2010b）。

空間的変容は「存在者としての私」と「眼差しとしての私」の分離である（柴山 2010b）。「存在者としての私」

とは、この世界のなかで、この世界のさまざまな関係に縛られ、そこから逃げ出せないでいる「私」の在り方である。そこでは世界のほうが私に眼差しを向け、自己は世界の刺激に過敏になっている。「眼差しとしての私」とは、そのような世界から離脱する「私」である。「眼差しとしての私」は「存在者としての私」に対して、他人事のように俯瞰する眼差しを向けている。このように「存在者としての私」は見られる「私」であり、「眼差しとしての私」は見る「私」である。眼差しは「眼差しとしての私」から「存在者としての私」へと向かう。この二つの「私」は交代しうるものとしてある。すなわち「存在者としての私」に片寄って「私」が体験される場合が過敏であり、「眼差しとしての私」に片寄って体験されると離隔となる。

「存在者としての私」と「眼差しとしての私」のどちらに片寄ることもなく「私」がそのあいだを揺らいでいる状態や二つの「私」を意識している状態を「私の二重化」と呼ぶ。これは離隔と過敏の二重意識であり、離隔や過敏へと発展する基盤となる体験である。「私の二重化」とは二つの「私」の並列化とも言える。概して、「眼差しとしての私」より「存在者としての私」のほうが覚醒度は高いが、基本的にはともに意識変容のなかにあり、覚醒度の差が目立たないこともある。

ちなみに時間的変容は人格や意識状態が時間的に大きく変化することであり、解離の代表的な症状である健忘や人格交代などに相当し、場合によっては時間的に変化する朦朧状態や夢幻様状態をそれに入れることもある。

2 同調と怯え

シデナム（一六二四―一六八九）は、ギリシャの海神プロテウスの姿やカメレオンの色さえもヒステリーほど変化に富んではいないと述べたが、このことはヒステリーがさまざまな症候を呈することのみを示しているのではない。解離＝ヒステリーの患者たちと面接をしていると、その多くが周囲の人々に合わせながら振る舞っていることがわかる。そのため、治療者を含む対面相手によって、あるいはその場の状況によって、患者たちが見せる自らの姿は大きく異なっているように見える。こうしたことには、単に芝居じみているとか八方美人などとして括ってしまうことが困難な要素がある。

われわれは先に目の前の他者に対する過剰同調性について言及したが（本書第3章参照）、こうした同調性はなにも解離に特有のものではない。とりわけ現代にあっては多くの若者に見られる一般的傾向であろう。過剰同調性は「いい子になろうとしていた」「お母さんに迷惑をかけたくなかった」など解離の発症以前の幼少期から見られることもあるが、発症後にはより他者に対する怯えの程度が強くなるように思われる。

西田（1968）は、「青年期神経症の時代的変遷」という論文において、対人恐怖がかつての羞恥型から、怯えを伴った対人恐怖へと移行したことを報告し、対人交渉の基本的な態度が「周囲に対する恥の意識」から「周囲に対するおびえの意識」へと変化したと推論している。西園（1970）もまた、自己自身の内部から起こってくる不安として認識される対人恐怖から、外界から脅かされていると認識されるタイプの対人恐怖の増加を論じている。

このように神経症圏の病態が、時代とともに、内なる恥や不安から周囲や外界に対する怯えへと変遷しているように見える。過剰同調性もまたこのような外への怯えという流れのなかに位置づけることができるであろう。

西洋においては、このような恥や怯えは日本ほど意識されることはあまりないかもしれない。土居（1971）が言うように欧米人の精神的伝統のなかには、集団を超えながら、しかも確実な所属感を個人に与えるものがあるのだろう。解離性障害における怯えの意識は過剰同調性や対人過敏症状に見ることができるが、それらが欧米の文献で指摘されることが少ない現状には、こういった事情が関連しているのかもしれない。

3 解離のはじまり

次に解離性障害の初発症状を取り上げ、解離症状がどのような領域からはじまり、そこにはどのような構造が見られるのかという点について考察したい。これらのことについて把握しておくことは、解離の病態理解とともに、診断、経過の予測の見通しをつけることを容易にするからである。ちなみに、解離性障害の患者は幼少時からさまざまな体験をしており、その多くはS・C・ウィルソンやT・X・バーバーらのいう空想傾向（fantasy-proneness）とほぼ重なっているが、それについてはここでは触れない。

解離性障害の患者は、友人関係がうまくいかなくなったり、恋愛関係が破綻したり、ストーカー被害、性的外傷体験などを契機に発症することが多い。つまり、自分の願望が挫折したり、人に裏切られたり、恐怖の体験をするなどといった状況で発症する。これらは人間関係における広い意味での挫折体験であり、気分障害や統合失調症の発症状況とは異なっている。

離人症や健忘、人格交代など解離性障害に典型的に見られる症状は、初発症状としてはそれほど多くない。最も多い訴えは身体症状である（表参照）。たとえば動悸、頭痛、動悸、過呼吸、吐き気、失声、めまい、頭痛、意識消失などといった多彩な身体症状である。身体症状には不安が伴っており、時に典型的な不安発作が現われる。そのため初診時には不安障害やパニック障害、社交不安障害などと診断されることが多い。またそこから派生する抑うつ感のために、うつ病と診断されていることも多い。

多彩な身体症状と不安の次に、初発時に多い症状は対人過敏症状である。患者は「電車に乗ることが怖い」「人が大勢いるところが怖い」「外出が怖い」「周りから変な人のように思われている」などさまざまに訴える。こうした対人過敏症状は従来あまり知られてこなかったが、実際には解離性障害の初発当時から身体症状や不安とと

表　解離性障害の初発症状

(1) 多彩な身体症状と不安
(2) 過敏症状（対人過敏・気配過敏）
(3) 健忘
(4) 離人症
(5) 過食・拒食
(6) 幻覚
(7) 抑うつ
(8) その他（人格交代・自傷など）

もに出現していることが多い。

対人過敏症状は広場恐怖と一見似ているが、実際にはそれと異なっているところもある。通常の広場恐怖のように、予期せぬ不安発作が起こるのが怖くて人が大勢いるところや閉じ込められた状況を避けるというのではなく、漠然と大勢の人がいるところや乗り物を避けるのである。対人過敏症状には、「自分がどうにかなってしまうのではないか」という内からの不安ではなく、基本的に外の刺激に圧倒されるのではないかという不安が見られ、時に「自分が人から傷つけられるのではないか」といった外への恐怖を伴うことがある。かつての対人恐怖の特徴である漏洩性や加害性が見られることはまずない。このような特徴は西田(1968)が指摘した「周囲に対するおびえの意識」と共通している。

離人症や健忘、人格交代、幻覚などといった典型的な解離症状が初発時に見られる場合は病像がすでに完成していることが多い。こういった典型的な解離症状は通常、発症後しばらく経過してから見られる。

以上のように、初発症状は、多彩な身体症状と不安、さらに対人過敏症状が主たる症状である。このことは発症時の状態が、緊張・過敏・過覚醒へと偏っていることを示している。離人症や健忘、失立失歩や運動麻痺などといった弛緩的な症状は、経過のなかで後に現われることになる。緊張と弛緩といった関係からすれば、初発症状は緊張方向へと偏っていると言えよう。

境界性パーソナリティ障害の患者が初診時から特有の対人関係の病理を示すことはしばしばであるが、解離性障害の患者が治療初期からこうした対人関係の病理を示すことは少ない。解離性障害と境界性パーソナリティ障害はしばしば重なってイメージされることもあり、操作的診断では併存診断されることが多い。しかし、両者は表面的には似ているように見えても、実際には解離性障害の患者がパーソナリティの病理をもっていることは一般に考えられているほどには多くはない（この点については本書第12章で詳細に論じる）。

一方、摂食障害患者が後に解離性障害へと発展するケースは多い。拒食が見られることもあるが、たいていは過食の病像を呈している。摂食障害を発症して数年経つと典型的な解離症状を呈してくる。摂食障害と解離性障害はともに「切り離し」の病理が中心となっている点でも密接な関係にある。

4 過敏症状

次に過敏症状について詳しく見てみよう。「電車に乗るのが怖い」「人込みが怖い」などといった対人過敏症状は、過剰同調性に見られる目の前の「人に対する怯えの意識」と同じ系列の症状であり、その発展形とみなすことができる。患者は「電車に乗ると人の目が怖い」「人が大勢いるだけで怖い」「横断歩道で人がこっちに向かって歩いてくるのが怖い」などと訴えるが、これらは怯えの対象が自分のほうへと迫ってくるという特徴がある。対象が背後から迫ってくることもある。たとえば「誰かに刃物で後ろから傷つけられそうで怖い」とか「誰かが後ろからつけてくる」と言う。またプラットホームで、線路から数メートル離れているにもかかわらず、背後から誰かに押されるのではないかといった怯えを感じていることもある。(1) 階段やエスカレーターでも、背後に同様の怯えを感じるため、降りるときが怖いと訴える。

対人過敏症状を訴える時期には、すでに家のなかでも同様の過敏症状が見られることが多い。たとえば「部屋のなかにいても、どこかから誰かに見られているようで怖い」「カーテンの隙間が怖いので、カーテンを隙間のないように閉めている」「窓ガラスに誰かの影が映っているのが見えた」「部屋の隅がなんとなく怖い」「ドアの隙間から誰かが覗いているような気がする」「背後に誰かがいる気配がする。私を見ているようで怖い」などと訴える。風呂（とりわけ洗髪時）やトイレに入っているときなど無防備な状態にこういったことを感じやすい。

対人過敏症状が家の外で見られる症状であるのに対して、家の内で見られるこのような過敏症状を気配過敏症状と呼ぶ。[2] 気配過敏症状は家のなかでの症状であるため日常生活に大きな支障を生じることは少なく、対人過敏症状に見られるような「外出恐怖」などの病理性は目立たない。しかし、昼間でも自室のカーテンを閉め切ったり、強い不安と恐怖が見られたりする場合には注意が必要である。これら対人過敏症状と気配過敏症状、視覚、聴覚、触覚などの知覚過敏を合わせて空間的変容における過敏とする。

気配過敏症状は、対人過敏症状のような現実の人に限定された過敏性ではなく、「漠然と人を超えた存在」に対して過敏になる要素を含んでいる。このような対象の曖昧さは日本語の気配という言葉によく表われている。『岩波古語辞典』（1993）によれば、気配の「配」は当て字であり、元来「はひ」は「延ひ」であり、あたり一面に広がることを意味していた。したがって「けはい」とは、漠然とあたりに感じられる空気、雰囲気、様子、感じを意味する。このことは、過敏が自分から漠然と離れて浮遊する離隔症状の裏面であるという構造からすると、理解しやすいように思われる。

過敏症状は対人過敏や気配過敏に限らない。それはモノとの関係を巻き込むことがある。次の症例はこうした過敏症状の特徴をよく表わしている。

●症例１［女性・二〇代後半・解離性同一性障害］

さっきまではモノが自分とつながって、意味で溢れていた。モノが心をもっていて、自分に対して要望や要求を突きつけてくる。自分はモノとの関係のなかにいる。あらゆる関係が自分に迫ってくるので、目を閉じてしまう。カードやティッシュからさえも情報が来る。ティッシュも自分に要求してくる。それがどこで作られているとか、物語が自分に伝わってくる。「大事に使ってね」などというメッセージが来る。絵を見ると、「それを描いているときに赤ちゃんが泣いていてね」とかメッセージがモノから来る。モノがただのモノだとありがたいですね。人だとすごいことになる。音や映像、ストーリーが入ってきてしまう。私は私、あなたはあなたという関係にならない。

周囲の刺激が自分のほうへと迫ってきたり、さまざまな情報が自分に迫ってきたりする。そのことと連動して、頭のなかが思考や表象、感覚でいっぱいになる。こうした思考や表象関係の過剰性（思考促迫）なども また過敏症状に伴うことが多い（柴山 2010a）。そこから回復すると霧が晴れたように、そうした状態から抜け出すことができる。症例 I も面接が終了したときには、こうした意識変容状態はまったくなくなっていた。

5 実体的意識性

ここで実体的意識性について若干言及しておきたい。ヤスパース（1913）の実体的意識性（leibhaftige Bewußtheit）とは、感覚や表象の要素なしに何かの存在を直接的に、ないしは実体的に感じることである。対象はまさに触れるがごとくありありと身に感じられるのであり、これこそ実体的という言葉の意味するところである。

実体的意識性は統合失調症に特異的ではなく、解離性障害、てんかん、物質乱用、統合失調症、器質性精神障害、ストレス状況、入眠時体験などに幅広く見られる症状である。ところがこの実体的意識性が時に統合失調症に原発的な症状とみなされることがある。しかし、私は実体的意識性に統合失調症的な要素が見られる場合にのみ、統合失調症の診断がなされるべきであると考える。ここでいう統合失調症的要素というのは、他者の存在を非直観的に感じることではない。そうではなく、他者の気配に対する奇妙な感知こそが統合失調症的要素であり、そこにはたいていの場合、妄想形成へと向かう思考障害がある。こうした点に注意しないと、実体的意識性を呈した症例が安易に統合失調症と診断されることになり、実体的意識性の生産的意義がかえって失われるように思われる。

解離性障害の気配過敏症状では、自分に眼差しを向けている誰かの存在を確信していたり、自明視していたりするわけではない。カーテンを開けたり、背後を振り向いたりして誰もいないとわかると、患者は納得して、それ以上そのことにこだわることはしない。しかし統合失調症の患者はそこに誰もいなかったからといって納得することはないであろう。本人にとっては存在するとしか感じられないのであって、それを強く主張するということが問題なのではない。

実体的意識性が統合失調症に特有であるといった誤解を招く可能性があることから、私は解離性障害に見られる実体的意識性を気配過敏症状と呼ぶようにしている。この気配過敏症状には「遠位気配過敏」と「近位気配過敏」の二種類がある。

遠位気配過敏とは、自分から数メートル離れたところに他者の気配・眼差しを感じることである。先ほど述べたように、カーテンの背後、隙間、窓ガラス、ドアの隙間、部屋の片隅、家具の陰などに他者の気配、眼差しを感じるのがこれである。もちろん、こういったところに他者の気配や眼差しを感じたことは誰でも一度はあるだろう。とりわけホラー映画を観たあとや怖い話を聴いたあとでは、なおさらそうであろう。しかし、気配過敏症状はその程度が強く、頻度も高い。

他者の気配が感じられるのは光と闇の境界領域であり、こちら側の世界と向こう側の世界の境界領域、あるいは幽明境を接する場所である。風呂、トイレ、時に台所など水回りの場所に漠然とした怯えを抱く人もいるが、これらもまた家の内部と外部がつながっている場所であり、基本的にあちらの世界とこちらの世界の境と考えることができる。

遠位気配過敏は前方の世界において現われる。ドアや窓ガラス、隙間など光が途切れるその向こう側から自分に向かう一方的な眼差しを感じる。ここには自分は一方的に他者の対象になるという受動的な状態がある。

それに対して、近位気配過敏とは自分のすぐ近くの空間、すなわち視野が途切れる端、斜め後方、背後の空間に、他者の気配、眼差しを感じることである。多くは自分の背後に男性の黒い姿と眼差しを感じるが、時に横の位置に誰かの気配や姿を感じることがある。近位気配過敏では、遠位のそれに比較して、他者の気配はより直接的・実体的に背後から迫ってくる。そのため、不安や恐怖を感じて、何度もうしろを振り返ったり、洗髪するのを中断せざるをえなかったりする。

6 気配過敏の諸要因

周囲の気配に過敏になることは、それが軽い程度ならば、われわれの誰でもが体験しうる体験である。古代からこのような体験をするメカニズムはすでにわれわれの身体に組み込まれており、生き延びるためには必要な警戒態勢であろう。しかし、解離性の気配過敏症状はこうした警戒態勢に見られる気配に対する過敏症状とは異なっているように思われる。

入（出）眠時の体験は、幻覚、体外離脱体験（Out-of-Body Experience：OBE）、「金縛り」など解離の症候学と類似している点がいくつかある。入（出）眠時体験は覚醒と夢のあいだにあると言え、それが夢に引き寄せられているのが体外離脱体験であり、覚醒に引き寄せられているのが「金縛り」であるとも考えることができる。「金縛り」（睡眠麻痺）の状態では、しばしば他者が接近する気配をありありと感じることがある。これは入（出）眠時の実体的意識性（西山 1968）と呼ばれ、健常人でもしばしば見られる体験である。睡眠麻痺においてこのような気配過敏に類似した体験が成立する要因についてはいくつか考えられる。

第一の要因は意識水準の低下である。周知のように睡眠麻痺それ自体が入眠期あるいは出眠期の現象である。そのため視野や意識が狭窄しており、現実世界を十分に把握できない状態にある。解離の状態でも同じように視野や意識が狭窄しており、現実世界の見通しが悪い状態である。この見通しの悪さを背景として他者が実体的に自分に迫ってくるように感じられる。夢の要素がそこに混入すると、実体的意識性は形象化を被り、人影が部屋に入ってくるのが見えたり、ささやき声が耳元で聴こえたりするようになる。したがって目覚めたり覚醒度が上がったりすれば、この状態から抜け出せる。

第二の要因は第一の要因とも関係するが、自己の分離、すなわち覚醒している精神と眠って弛緩している身体との分離である。身体は眠っているのに精神は覚醒している。身体は精神の思うようには動いてくれない。こうした身体と精神との関係は解離における「存在者としての私」と「眼差しとしての私」の分離に似ている。入（出）眠時の実体的意識性は、離隔によって精神が身体から離脱するというよりも、身体が精神の自由にならずにその場に縛りつけられる過敏の状態に似ている。縛りつけられ周囲を能動的に対象化することが困難な状況で、自由を失って一方的に他者の対象となる受動性が他者の気配に対する過敏性を引き寄せる。したがって一部でも体が動くなど能動性を発揮できれば、この状態から大きく抜け出せるようになる。

第三の要因は馴染みのない体験に対する不安や怯えである。睡眠麻痺のような状態は非日常的体験であり、慣れ親しんだ体験ではない。ある程度の意識の覚醒度がありながら体が動かないという異様な体験が不安や怯えを引き起こす。この不安と怯えがさらに他者の気配に注意を集中させ、それを増強させる。不安と怯えを鎮めればこの状態は軽減する傾向がある。

このように考えると、解離の病態の改善のためには、安心・安全の獲得、覚醒度の上昇、能動性の発揮、などが重要であることが示唆される。

▼註

1――線路に落ちてしまいそうで怖いという「線路恐怖」は、このような背後から押される恐怖のほかに、線路に吸い込まれてしまうという恐怖を伴っていることが多い。これは通常ある境界や歯止めの実感がなく、容易に「いま・ここ」から漂い離れ、境界を乗り越えてしまうという意識を含んでおり、過敏の裏には離隔が、離隔の裏には過敏があることを示している。

2――オラフ・ブランケは二〇〇四年に、体外離脱体験が見られる脳損傷患者は共通して側頭頭頂接合部（temporo-parietal junction : TPJ）近傍に損傷が見られると報告した。右側のＴＰＪを電気刺激すると体外離脱体験が生じるとされ、行為を自ら制御しているという感覚をもてない場合には、この脳部位の活動が増加することが知られている（Blanke et al. 2002）。つまり右側のＴＰＪの活動は自己主体感（sense of self-agency）の低下と関連している。また左側のＴＰＪの電気刺激によって誰かが自分の後ろにいるという「幻の影の人（illusory shadow person）」の感覚が生じるという報告もある（Arzy et al. 2006）。一般的に、右側のＴＰＪは他者視点でのイメージ生成に関わり、左側のＴＰＪは自己視点でのイメージ生成に関わるとされる。

5 隠蔽空間

1 気配の空間

解離の患者の多くは漠然とした他者の眼差しや気配に怯えを抱いている。もちろん一般的な不安状況においても、何かの気配がするという体験はしばしば見られるであろう。しかし、解離性障害で見られる他者の気配はこういった水準のことではない。解離の患者は背後空間、ドアやカーテンの隙間、窓、家の境界付近、階段、隣の部屋など、光と闇の境界に、他者の気配をありありと感じている。さらには体内や鏡などの空間に他者の気配を感じ、時にそれらが形を得て人影として視覚化されたり、声が聴こえたりする。

空間的変容が前景にあるときに感じられる他者の気配の多くは、「存在者としての私」がもうひとつの私である「眼差しとしての私」を感じ取ったものである（柴山 2010b）。しかし、解離の病態はこうした空間的変容に限定されているわけではなく、多くは何らかの時間的変容を含んでいる。そのとき他者の気配には、「眼差しとしての私」以上の要素が影響していると思われる。

ジャネの報告した多くの夢遊病状態（somnambulisme）の症例では、交代人格が解離を引き起こす要因となった世界とともに現在に舞い降りたかのような病像を呈する。夢遊病状態が終息すると、その人格は現在の状況からその世界とともに現実から消え去ってしまう。そして、あたかも現実とは別の限られた空間にこもっていたかのように、ふたたび現実に現われる。こうしたことは人格の交代劇でも同様である。

このように普段は意識されることがなく、交代人格や外傷的記憶がそのまま保存されている空間、ヴェールの向こう側に切り離された「私」の空間を、ここでは「隠蔽空間」と名づけておく。

クラフト（Kluft 1998）は、さまざまな交代人格が存在し、現実の他者との交流がなく、心的に閉じられている世界を「第三の現実（third reality）」と述べている。一見空想的に見えるが本人にとってきわめてリアルに体験される夢や催眠に似た内的世界である。それらの点で第三の現実は、ここで言う隠蔽空間に相当している。

2 隠蔽空間

隠蔽空間とは単なる想像空間ではない。現実の「いま・ここ」とは区別され、通常は交流が閉ざされている意識から遠い空間である。もちろん自己によって操作することもできない。「私」という主体がこの世に現われるとともに、通常の意識の領域から葬り去られた空間でもある。そこは外傷記憶や交代人格が存在する空間である。他者と交流する現実との接点がほとんどないため現《うつつ》の時間は流れず、外傷記憶や交代人格は幻想的に加工される可能性を含む。

図を参照していただきたい。現実世界が意識の前方、隠蔽空間が意識の背方に主として位置づけられる。空間的変容とは「存在者としての私」と「眼差しとしての私」に分かれる意識変容のことであるが、これらはともに現実世界と隠蔽空間の中間的場所に位置している。また「存在者としての私」は「眼差しとしての私」と現実世界の中間（すなわち「眼差しとしての私」の前方）に位置している。

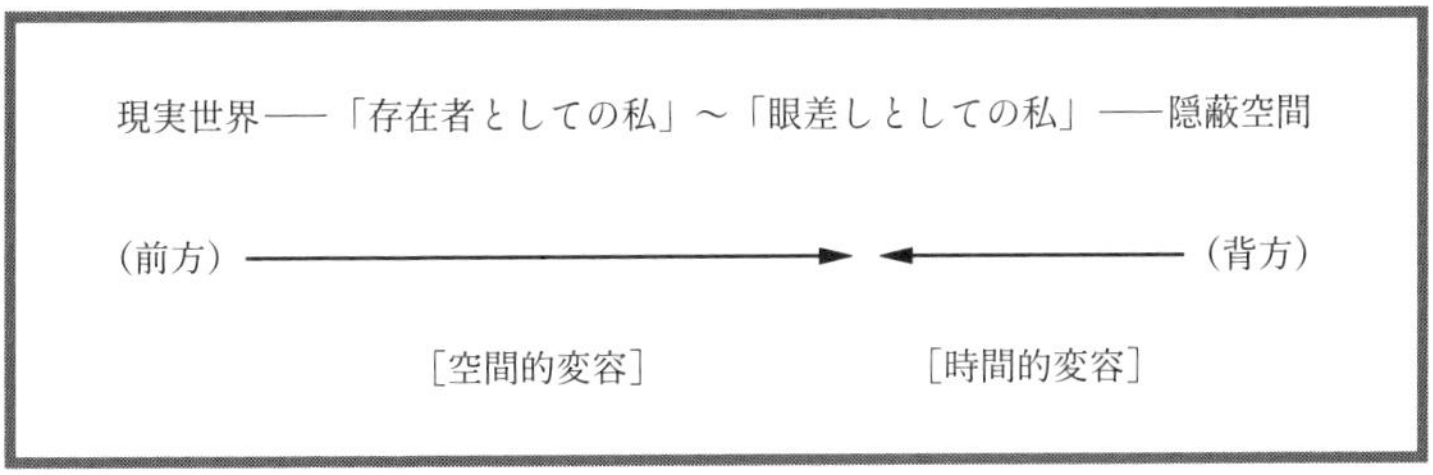

図　隠蔽空間

安永（2009）は記憶を、第1種の記憶と第2種の記憶に分けて論じている。第1種の記憶は、外界の出来事が順序正しく記憶の倉庫に送り込まれていき、エピソード的にまとめられ、ラベルを貼られ、想起しやすいように消化される。このような記憶は図式列として「一般背方」（安永2003）にしまい込まれており、この意味で背方化は健忘とは無縁である。それに対して第2種の記憶は次のように説明される。

> 心的外傷的に、或いは物の弾み的に侵入し、連続性なしに突然無意識へ送り込まれる記憶であり、普段ならあけようとしてもあかない無意識への弁が突然開いてしまい、その向こうに落ち込んでしまうような具合に見えることがある。しばしば出来事全体の（或いは不自然に範囲限局的な）健忘を伴う。[…] この閉じ込められた記憶は第1種記憶のようには消化されないように見え、いつまでたっても生々しく保たれ、無意識の中で何か暴れているような風にも見え、実際、想起も突然に起こってどこか盲管に迷入した生き物が嘔吐されたか、というような印象を与える。[…] 第1種の記憶とは入り口からして違うように思われてならない。強いて例えれば咽喉より前のどこかに入り口の弁があり、普段は開かないが意識の弛緩などがあるとそこから落ち込む。落ちる先は憩室のような盲管で、消化管にもつながりはあるかもしれないが、そこへの口はまた狭いのか？　といった印象である。

この第2種の記憶は「直背方」に迷入しているとされる（安永2009）。ここでわれわれが言う隠蔽空間は、安永の言う第2種の記憶が貯蔵されている「直背方」空間に相当する。隠蔽空間は、現実との交流が閉ざされた盲管のように「私」を庇護するためにあり、そこに何かを包むという機能をもっている。交代人格の多くがそれぞれの部屋や家を持っているように、外傷記憶もまた被包化されている。隠蔽空間は、外傷記憶や再外傷から主体を守るために、外部の現実から遮蔽されている。盲管の内部圧力が高まると、内部のものがそこから吐き出されるように現実世界へと放出される。

解離で問題となる幻覚は、表象空間、体内空間、体外空間などさまざまなヴェール＝スクリーンに隠蔽空間が映し出されたものである。隠蔽空間とはこのようなさまざまなヴェールに映し出される諸表象の基となる映写機＝フィルムのようなものとしてある。

3 背方隠蔽空間

隠蔽空間は基本的に過去の記憶が貯蔵されている場所である。過去の記憶とは出来事の記憶であるとともに、それを体験した自己の記憶でもある。これら二つの要素が記憶を構成していると言ってもよい。解離では、こうした要素は隠蔽空間という想像的な場所で分裂や融合を経て、まとまりをもった記憶や人格として貯えられている。前者の記憶は視覚や聴覚、触覚などのフラッシュバックや幻聴、幻視、体感などとして現実の空間に溢れ出てくる。後者は感情や衝動などのフラッシュバックや交代人格として現実に現われ出る。まず記憶における隠蔽空間について見てみよう。

●症例Ｊ［男性・四〇代前半・特定不能の解離性障害］

頭の周辺に嫌な記憶がいつもある。膜一枚でなんとか見ずに済んでいる。膜がふっと取れると、わーっと記憶が出てくる。それは出てくるか、引っ込んでいるかです。（出てくるときには）全体がそのまま一気に出てくる。あたかもその場に自分がいる感じがする。自分が想念のなかに埋没してしまう。想起される記憶の世界と一体化してしまう。再現は視覚中心で目の前に見える。急に前触れなく出てくる。会社での会議のときなども、急にそんな状態になる。強烈な出来事なので、会議での会話が壁の向こう側の出来事になってしまう。誰かに質問されると、ふっと我に返る。人身事故を目撃したときの記憶でも、線路に落ちているのは他人だったのに、自分がその他人の位置にいて、その場で電車に自分がまさに轢かれそうになるように感じて苦しい。そういった記憶は後ろにある。それがいつでも蓋が開いて出てくる。待機している。背中に何かがいる感じがする。人格ではなく、何かが存在している。

症例Ｊが語っているのは、安永の言う第2種の記憶である。膜を隔てて、頭部周辺の背後の空間（背方隠蔽空間）にその記憶がそのまま保存されているかのようである。膜が取れるとそれが一気に噴き出て、「私」がそれに取り込まれてしまう。

●症例Ｋ［女性・二〇代前半・特定不能の解離性障害］

辛い体験は、いつもは視界から見えないほど遠くに置いてある。過去を箱のなかに入れてある。箱は開けない。うしろを向いて、走ってそこまで行って、箱を開けるといっぱい出てくる。（おまえは）「何もできない」と言われた過去の記憶。背後に何かの気配を感じることもある。昔から自分はここにいるのではなく、人込みのどこかに浮いている感じで、もしかしたら自分はあの人かもしれないなどと夢想する。

症例Kでも、過去の辛い体験の記憶が背後の空間に置かれている。ふと想起すると、そこから記憶が限りなく出てきて、それに押し流されてしまう。ここで挙げた症例の診断はいずれも特定不能の解離性障害であるが、交代人格が出現する症例でも、このような背方隠蔽空間に記憶や交代人格の気配を感じていることが多い。

ここで指摘しておきたいことは、症例はともに「いま・ここ」(時に自らの身体)から離れてしまい、浮遊するかのような状態に陥っているという点である。これは離隔(体外型離隔)に相当する。そういった錨を失った状態を背景として、溢れ出た表象空間の対象(症例Jでは「想念」や人身事故の被害者の記憶表象として、症例Kでは「あの人」として語られている)に取り込まれたり、没入したりする。そこでは内と外、主体と客体、表象と知覚のあいだの通常見られる境界が混乱している。

隠蔽空間の多くは頭部から背後へ向かう空間としてイメージされる背方隠蔽空間である。交代人格は背後から現実に現われ、「私」は背後へと突然引っ張られる。もちろん背後空間は現実の空間と同じではなく、「第三の現実」空間と言ってもよいであろう。症例Cはうしろの隠蔽空間について、次のように語っている。

●症例C[女性・三〇代後半・解離性同一性障害]

Wちゃん(交代人格)は部屋がなくて階段にいたけど、そのほかの人は皆それぞれの部屋がある。Wちゃんは、今はもういない。家の外はまったくない空間。トイレも風呂もない。リビングのようなところがあって、その周りに部屋がそれぞれある。真っ黒い、体がでかいおじさんがいることもあった。最近はいない。それが私の体に乗ってきていろいろ悪口を言う。そのおじさんは背後にいることが多いが、人格として交代することはない。これはそういった人格じゃない。その人格は電車に自分が座っていると、電車の隅からずっと私を監視している。私を操って、私の体を持ち上げたり、扉に私の頭をぶつけたりもする。声が聴こえたりすることもある。私の意図に反したことをおじさんがする。小学校のときに教師から性的虐待を受けたことが原因かも。それがひどくなるとＲ（交代人格）がイライラして勝手に暴れる。

ここでは二つの点について指摘しておきたい。

ひとつは「部屋のない交代人格」についてである。交代人格のいる部屋は、そもそも隠蔽空間自体が「包む」機能をもっており、交代人格の不安を緩和し安定させる機能をもっている。その点で、「部屋のない交代人格」は虐待の記憶をそのまま自ら抱え、絶望、困惑、孤立していると言わねばならない。そういった人格が心的空間でいかに安心できる場所を獲得できるかということが治療の鍵になる。症例Ｃはそうした作業が終わっており、Ｗという人格がいなくなったと述べている。

もうひとつはここで言う「おじさん」という存在についてである。「おじさん」は幻聴や作為体験様症状を引き起こす主体とされているが、虐待者の姿や言葉などを中心とした「虐待者の人格表象」にほぼ相当する。こうした人格表象が隠蔽空間に見られることはしばしばある。たいてい、ブラックホールや黒い人影などとして表象される。しかし、こうした記憶表象が実際に交代人格として出現することは稀である。隠蔽空間には交代人格が見られることが多いが、このように曖昧な記憶表象にとどまり、交代することのない人格表象もまた存在し、幻聴や幻視などさまざまな症状を引き起こすことがある。その代表が虐待者を取り込んだ人格表象であるが、こうした存在は本来交代人格とは区別すべきである（本書第8章参照）。

交代人格のＲはひどく周囲に攻撃的であるが、それは「おじさん」に触発されて出現するところの、患者を守る人格である。Ｒは虐待の記憶はもっておらず、それはすでに患者自身がもつようになっている。

4 下方隠蔽空間

次の症例は頭部や背後の体験に加えて、腹部の感覚についても語っている。

●症例D［女性・三〇代前半・解離性同一性障害］

過去の嫌な経験は表現しにくいが、今はお腹の底にある。うつが激しかった頃は、それが意識のすぐ隣くらいにあった。そういうときは暴れたり、泣いたり、発散したり、布団をかぶったりしていた。布団をかぶると、それと向き合わなくてはならなくなる。布団のなかは人格たちがいる洞窟みたいなところになる。それでいろいろな人格と対話していた感じがする。頭のなかは対象と近い感じがして、操作するのが難しい。自分がどこの部分で対象を感じているのか、その位置がわからない。頭のなかをぐるぐると回るだけです。それに対してお腹のなかの自分は対象化できる。だから対処しやすい。それを消化できる可能性もある。

不安定な時期には、かつての嫌な出来事が頭の周辺に感じられていた。患者はあくまでそれに受動的に振り回されるだけであった。そういうときは、布団をかぶることによって過去の嫌な体験と向き合うことができるようになるという。カーテンや布団など、頭や体の周辺に何か包むものを持ってくることにより、安心して交代人格やもう一人の自分と対話できるようになる。こうした対処方法については、解離性障害の患者がしばしば報告するところである。

交代人格の多くはそれぞれの部屋や家を持っていることが多い。この意味はさまざまに解釈できようが、少なくとも言えることは、人格ないしは人の心はつねに何かそれを包むものを必要としているということである。包むことによって人格や心を捉えることができるようになる。包むことは認識に必要な安心感と距離感を生み出すのであろう。症例Ｄが語る腹部空間は、背方隠蔽空間よりも、こうした「包むもの」としての性格がより鮮明である。さらに腹部において過去の出来事や自己を消化できる可能性にまで言及している。

解離性障害の患者はこうした腹部空間に交代人格の存在を感じることがある。頭部から胸部を経て腹部にかけて感じられる隠蔽空間を下方隠蔽空間と呼んでおきたい。

●症例Ｌ［女性・二〇代半ば・解離性同一性障害］

最近は本当の自分が出てきている感じがする。お腹から息をしている感じ。お腹のなかの背中のほうに本当の自分が出てきている感じ。ものがはっきりと見えたり自分という感じがしたりするようになったので、そのように感じる。交代人格のなかでも自分を助ける強い人たちや人格を管理する人たちは頭のあたりにいて、普通の人たちは心（胸）、小さい子たちはお腹のなかにいる。お腹のなかにいる子たちは自分の存在に気づいてほしい、愛されたい、わかってほしいと思っている。これまで嫌なことがあると自分はお腹に閉じ込めてきた。お腹には今の自分についていけない自分がいっぱいいる。そこでは時間が止まっている。そういった自分は本音を言うことはあるけど、誰か別の人格がその子たちに成り代わって言うことが多い。

守護的性格や迫害的性格をもった一般的な交代人格は頭部周辺から背方空間に感じられることが多いのに対して、腹部には幼い人格、傷ついた過去の自分、本当の自分、引きこもった自分などを感じることが多い。背方隠蔽空間の人格は治療の比較的初期から中期にかけて見られ、下方隠蔽空間の人格は後半の治療が幾分進んだ時期になって現われることが多いように思われる。下方空間に人格を感じるケースのほうが生活も安定している傾向がある。それは現在の自分が交代人格を対象化し距離を保つことができるため、交代人格に影響されることが少ないからであろう。
次の症例を見てみよう。この症例は一見統合失調症の体感幻覚のように見えるが、実際には解離性障害である。現在は服薬せずに安定した状態にある。

●症例Ｍ［女性・四〇代半ば・解離性同一性障害］

お腹から声が聴こえる。最近はお腹に黒いタマがあって、それが動き回る。動くと痛い。お腹のなかで上がってくる。それが頭に入るといろんなことを言う。それに向かって「どうしたの？」と聞くと、すごく怒った人が出てきて、自分がしばらくその人になってしまう。自分が飲み込まれてしまうのかな。お腹から声が上がってきて、相手に攻撃的になって自制が効かない。お腹のなかに怒る人、寂しがりや、小さな自分がいる気配がわかる。人との対応について理路整然と教えてくれる男性の人格もいる。怒った人が出てくるとき、私はうしろに下がっている。それに同調して怒っていることもある。前はぶつぶつ言う自分に飲み込まれて同調していたが、最近は冷静にぶつぶつ言っている人を見ている。同調しないで聞いている。無視するとお腹が痛くなる。以前は私が抜け出しちゃって、お腹のなかのこの子たちが全部対応してずっと耐えていた。そのあいだの記憶はこの子たちがもっている。最近は人格交代がわかるようになった。どうして自分が怒っているのかわかるようになってきた。今までは交代していたことに気づかなかった。

症例Ｍが語る「黒いタマ」というのは一種の体感幻覚であるが、怒っている人格存在の体感でもある。これは古代エジプトや古代ギリシャの婦人病の原因とされた体内を動き回る子宮を思わせる。この症例は怒る人格が表に出ないように抑えてきたが、怒る人格は患者が切り離した怒りを抱え込むことによって患者を守ってきたことに気づき、次第に安定化していった。こうした経過は、腹部の人格を無理矢理抑え込むのではなく、それらを冷静に観て、包み、消化し、身につける過程でもある。

5 隠蔽空間の構造

現代人の多くは「自分の心をどこに感じるか」と訊かれると「頭」と答える。胸や腹のあたりと答える人は今日では圧倒的に少数派である。多くの感覚器官が集まった頭部は「私」の現実の場所なのである。解離性障害では、頭のなかや目の前に映像が鮮やかに浮かんだりする。目の前を影が過《よ》ぎったり、視野の端に黒い影を感じたりすることもある。解離性幻聴は「人の声が頭のなかで聴こえる」「頭のなかが騒がしい」と表現されることが多いが、耳元、頭の周囲や背方空間から聴こえてくることも多い。頭のなかで音楽が聞こえることもある（柴山 2010b）。

解離性障害の患者の多くは頭のやや後方あたりに辛い記憶があるという。辛い記憶は目の前ではなく、背方へと押しやられ「見ないようにしている」のである。この辛い記憶は通常は遠ざけられ意識されないが、状態が悪化すると繰り返し想起されるようになる。しばしば取り憑くように迫り、それと距離を取ることができず、フラッシュバックのように一気に流れ込んでくる。

以上のことから、頭部周辺は隠蔽空間の開口部として捉えることができよう。隠蔽空間にある外傷記憶や交代人格が頭部周辺へと噴出し、患者はそれに圧倒されるのである。頭部を開口部として、隠蔽空間は一方は背方へ、一方は下方へと延びている。

頭部周辺から背方に向かう隠蔽空間には、守護的ないしは攻撃的な交代人格が存在することが比較的多い。これらの人格が意識に近くなると、頭部から背後にかけての空間に気配として感じられる。この空間は空間的変容における「眼差しとしての私」が位置づけられる場所でもある。症例 J や症例 M は人格交代しているときに、自分は体から離れたりうしろへ下がったりして、背方空間にいると感じられる（体外型離隔——柴山 2010b）。これは「眼差しとしての私」の体験であり、人格交代においてもしばしば離隔が見られることを示している。これは空間的変容と時間的変容の中間症候であり、かつて「交代人格型離隔」（柴山 2010b）と呼んだことがある。

もうひとつの下方に向かう隠蔽空間は、主に咽頭部から胸部、腹部へと続いている。より抑圧機制や身体空間と密接な関係を有し、ヒステリー球、嘔吐、胸部の違和感、腹部の体感異常、疼痛など、さまざまな解離性ないしは転換性の身体症状を生み出す基となっている。古代の迷走する子宮のイメージもこの系列上にある。

腹部は自分の本音や、かつての絶望的な自分、昔の辛かった記憶などが押し込められた場所である。まさに辛い体験を「飲み込んだ」空間である。犠牲となって傷ついた自分や幼い頃の自分、時に「本当の自分」などさまざまな人格がいるが、それらを自らが飲み込んだ能動的な空間である。腹部空間は自らが奥底に沈めた心的空間であり、そこへの通路はなかなか開かないが、それはむしろ「開けようとしない」と言ったほうがいいかもしれない。ここで「飲み込まれ」現実から分離した「私」は体内型離隔（柴山 2010b）である。

このように隠蔽空間は、「いま・ここ」の「私」から背方の外部空間へと向かう背方隠蔽空間と、下方の内部空間へと向かう下方隠蔽空間に分けられる。ある交代人格は背後から頭部を乗っ取る形で現われ、ある交代人格は下方から吐き出されるように噴出する。

背方空間では「私」は「包まれる」ないしは「取り憑かれる」ことを余儀なくされる、主体にとっての受動的空間である。下方空間は主体が能動的に身体によって「包み込み」「飲み込んだ」能動的空間である。しかし、元来二つの区別された隠蔽空間があるわけではない。そもそも隠蔽空間とは外部から「私」を包むものであるとともに、「私」によって包まれるものであるという反転する「二重性」を有していると考えるべきであろう。

ところで隠蔽空間は身体的空間とは異質な非現実的な場所である。それを患者は「四次元の世界」「もうひとつの居場所」などと表現する。開口部周辺の隠蔽空間は頭部周辺など現実の身体空間に重なっているが、それはそのまま現実空間とは異質な隠蔽空間へとつながっている。解離では隠蔽空間が外部空間に開いているということはまずない。現実へと開いた構造が見られる場合は、むしろ統合失調症圏の病態である可能性が高い。隠蔽空間が外部の現実から閉ざされ、そこから区別されていることが解離性障害の診断にとっての必要条件である。

6 隠蔽空間とリンボ界

ウィニコットは移行対象（transitional object）が必要でなくなったときに、それらが忘れておかれる場所を幼児リンボ界（The Limbo of Infants, Limbus infantium)」であるとした。そこは自己と他者、主観と客観、幻想と現実のあいだの「移行空間（transitional space)」ないしは「潜在空間（potential space)」である。

もともとリンボ（Limbo）は「縁」を意味するラテン語の〝limbus〟に由来し、カトリックでは「辺獄」つまり地獄の縁のことを指す。〝in limbo〟というと、宙ぶらりんの、中途半端な、中間の、仮の、不安定な状態のことを指す。リンボはまた拘留所や刑務所、忘却の彼方を意味している。この場合の「忘却」には「記憶が閉ざされている」ではなく、「忘れられている」「無視されている」というニュアンスがある。

『神曲』においてダンテは暗い森のなかへと迷い込む。ダンテはウェルギリウスに出会い、彼がダンテを地獄と煉獄に案内してくれることになった。そのウェルギリウスがいたのが地獄の第一の谷のリンボである。

リンボは地獄を円形に取り巻く三途（アケロン）の川の内側に沿って広がっている。ダンテは夢うつつのあいだにアケロンの川を渡り、気がつくとリンボにいた。そこでは有徳の異教徒や賢人、洗礼を受けていない子どもたちが城のなかに住んでいる。幼児のリンボ界には洗礼を受ける前に死んだ幼児の霊魂が住んでいる。霊魂たちは悪いことはしておらず、そこで厳しい罰を受けることはないが、天国に行くことも許されていない。救済はキリストの恩恵と慈悲によってのみ実現される。十字架の上での死とその後の復活までのあいだに、キリストはリンボにいる人々を救い出して解放したとされる。

隠蔽空間とりわけ下方隠蔽空間には、リンボ界に類似しているところがいくつかある。隠蔽空間は光の意識から切り離された霊魂が閉じ込められた空間であり、地下室や埋葬所などとして語られることがある。隠蔽空間はリンボのように、地獄の不安と恐怖を感じさせる空間として表象されることがあるが、眠りの場所でもある。もともとそこは有徳な人々や幼児などの霊魂が住んでいる場所である。こうした霊魂は、隠蔽空間のなかで迫害的交代人格へと変容することがあっても、もともとは罪のない存在である。

6 想像的没入と眼差し

1 解離性の意識変容

意識とは定義しにくい概念であるが、ここではさしあたって周囲世界と自己について気づき、認識する精神機能の総体とする。その障害は従来、清明度の量的障害である意識混濁（Bewußtseinstrübung）、意識野の狭まりである意識狭窄（Bewußtseinseinengung）、意識内容の質的障害である意識変容（Bewußtseinsveränderung）に分けられてきたが、これらは便宜的に分けられたものであり、たいていの場合、これらの三つはさまざまな割合で混在している。

解離の症候学について、私は空間的変容、時間的変容、精神病様症状の三つに分類している（表参照）。解離性の意識変容は空間的変容において典型的に現われる。空間的変容に含まれる「私の二重化」「離隔」「過敏」などは、すべて解離性意識変容の表現形である。解離性意識変容とは単なる意識の低下を意味しているわけではない。離隔と過敏が同時に見られたり、それらが交代したりすることが解離性意識変容の特徴である。

健忘や交代人格など時間的変容は空間的変容を基盤として発展した症候であるが、必ずしもそこに意識変容が明確にみてとれるわけではない。交代人格の意識状態はさまざまであり、退行して甘える子ども人格はぼんやり

表　解離の症候学

空間的変容［自己の分離*］	
①	私の二重化（離隔と過敏の発生期段階）
②	離隔（Detachment） 離人症状、疎隔症状、体外離脱体験 体内型離隔と体外型離隔
③	過敏（Oversensitivity） 気配過敏症状、対人過敏症状
時間的変容［自己の切断*］	
	区画化（Compartmentalization） 健忘、遁走、人格交代
精神病様症状	
	思考促迫など自動現象、（仮性）幻覚、多くの一級症状 （妄想知覚や物理的身体被影響体験はない）

*分離と切断を合わせて「切り離し」と表現する。

と夢想しているようにも見えるが、一方で明晰な知性と判断力をもつ内的自己救済者（Inner Self Helper : ISH）もいる（アリソン 1997）。内的自己救済者は理知的で注意も行き届いており、とても意識障害があるようには見えない。しかし、覚醒のなかの意識変容とともに意識変容のなかの覚醒という状態も想定可能であり、ことは単純ではない。

すでに述べたように、空間的変容とは基本的に「私」という存在が「存在者としての私」と「眼差しとしての私」といった二つの「私」に二重化、分離することである。「存在者としての私」はこの世の中に縛りつけられたように身体をもち、逃避することができない当事者としての私である。これに対して「眼差しとしての私」はこの世界・身体から離れたところに位置し、そこから自己と世界を眺めている私である。通常、「私」は世界のなかの存在者として統合されており、この二つの「私」が分離したものとして体験されることはない。しかし空間的変容では「眼差しとしての私」と「存在者としての私」の両極に分かれ、主体がどちらに片寄って位置づけられるかによって体験が異なってくる。主体が「眼差しとしての私」に片寄って位置づけられた場合が「離隔」であり、「存在者としての私」に片寄って体験されたときには「過敏」となる。共に解離性の意識変容に含まれるが、「過敏」は「離隔」よりも意識水準が高く、現実の覚醒意識に近い。「私の二重化」については、その頻度はそれほど高くはないが、「離隔」や「過敏」という症状に発展する前段階として重要である。症例を見てみよう。

●症例Ｎ［女性・一〇代後半・特定不能の解離性障害］

学校でノートを取っているとき、左斜めうしろに自分が立っている感じがする。かすかにノートを取っているのが見える感じがする。ボーっと客観的に自分を見ているもう一人の自分を感じるんです。

この短い訴えのなかに、斜めうしろに「もう一人の私」の気配を感じている「私」とそうした「私」を背後から観察している「私」という、二重化した自己の状態を見ることができる。ここに空間的変容の離隔と過敏の萌芽状態を見ることは容易であろう。彼女はこの現実の世界に存在しながら、この世界とは異なった「もうひとつの世界」から自分を見ている。そして、そのような「見ている」自分の存在を背後に感じている。

2 解離性離人症

離人症をすべて解離性離人症とみなすことはもちろんできない。一般に、離人症は共通してさまざまな「実感のなさ」を訴える症候群である。現在のような解離性離人症が臨床でしばしば見られるようになったのはおそらく一九七〇年代からであり、その頃から「実感のなさ」を主症状とする離人症の病像が変化してきているように思われる。解離性離人症を「離人症様」の症状とみなして離人症には含めない立場（安永 1987a）もあるが、私自身は解離性離人症を離人症に含めたほうが生産的であると考えている。ただし離人症は「実感のなさ」など多くの共通した部分をもちながら、解離性と非解離性のあいだには微妙な色合いの違いがあることもたしかである。

非解離性離人症では、「実感がない」という感覚に加えて、「自分がいるという実感がなくなってしまった」「自分の感情がなくなってしまった」「考えることができなくなってしまった」など、以前には自然に存在していたものがなくなってしまったという喪失感や脱落感が目立つ。「実感がない」という訴えに加え、「自分が変わってしまった」「実感がなくなってしまった」という苦悩に重点が置かれる。自己と世界とのあいだのみならず、現在の自分と過去の自分とのあいだなど、自己のなかの「ずれ」「裂隙」「断層」（安永 1987a）などの不連続性が顕著である。

それに対して解離性離人症では、「地面から浮いている」「自分から離れているようだ」「現実から離れている」「夢のなかにいるようだ」といった表現をすることが多い。先の喪失感や脱落感、不連続性などを思わせる言述もないわけではないが、それ以上に自分自身から離れているという感覚、夢と現実、表象と知覚とのあいだの区別のつかなさ、境界のなさを特徴とする。

このように解離性離人症と非解離性離人症との最も大きな違いは意識変容の有無にある。解離性離人症には意識変容があり、非解離性離人症にはそれが認められない。空間的変容に見られる「眼差しとしての私」は現実の世界のなかにいる「私」が見る夢のようなものである。解離性の離人症状は意識状態の変化によって大きく影響を受けるが、非解離性離人症ではそういうことはまずない。解離性離人症では軽い暗示や催眠によって覚醒度を上げると、「周囲が明るく感じる」「視野が広がって見える」「さっきまでと全然違う見え方」などと述べることが多い。

さらに解離性離人症では、解離性健忘や交代人格との関連が示唆される離人感が含まれていることが特徴的である。すなわち「自分の過去なのに自分の過去のような気がしない」「自分の過去や記憶がぼんやりとして、それが自分のものである感じがしない」など健忘の一歩手前のような離人感を訴えたり、あるいは「自分の今の体験がまるで他人のもののような感覚がする」など交代人格への移行を思わせる離人感を訴えたりする。

3 体外離脱体験

ここでは体外離脱体験（Out-of-Body Experiences : OBE）を取り上げて、解離性の意識変容についてさらに考えてみよう。症例を挙げてみる。

●症例O［女性・二〇代後半・解離性同一性障害］

物心ついたときから体外離脱体験があった。普段、座っているときに自分の全体像が見える。上のほうへ段々と浮いていく。天井から見下ろして、自分の姿をボーっと見ている。私の姿がうしろから見えることがある。歩いていたり、話していたりする自分が見える。吐いているときに、自分から離れているところに自分がいるのを感じることもある。

●症例J［男性・四〇代前半・特定不能の解離性障害］

視野が狭くなると、意識が前に狭まってくる。意識が離れて、目の前のものの現実感がなくなる。体外離脱は夜に公園で黙想をしていたら起こった。こういうことはよくある。一〇〇メートルくらい上がっていって、視界が下に広がる。下に見える夜景が綺麗だった。気分も良い状態。視野が広い状態で、それが二〇秒くらい続いた。

このように体外離脱体験では「眼差しとしての私」が上方、背後、横などさまざまなところから「存在者としての私」を見る。体外離脱体験が軽度であれば、目の前の現実を見る視野は狭窄している。それが進むと、幻想的な夢のような視野が広がる。時に症例Ｊのように体から遠く離れ、夜景を眺めることもある。こういったことから「眼差しとしての私」は次第に離隔が進行すると、想像の世界へ没入していることがわかる。そもそも体から抜け出して世界を見ているという体験自体が想像によるものである。世界は想像的に作り出され、あたかも外界世界を見るように体験される。もちろん症例Ｏより症例Ｊのほうが想像の世界への没入の程度は強い。そこでは現実の世界はぼんやりと希薄となっているが、それを想像的に補いつつ、そこに没入している。

想像の働きは世界だけに向けられているわけではない。世界を想像することは自己を想像することに通じる。「眼差しとしての私」は自分の同一性を保持したまま体外へ抜け出すこともあれば、自己意識が希薄になって抜け出た自分が誰かわからないような状態になったり、他者と重なったり、融合したりすることもある。「眼差しとしての私」が想像によってその同一性を変容させることは、交代人格の発生と大きく関係してくる。

4 想像の世界への没入

解離性障害の患者の多くは物心ついたときから空想に没入していることが多い。あたかも現実であるかのように空想がありありと頭に浮かび、それが実際に見えるかのように体験している。さらにその空想世界のなかへと入り込んで、そこでの視点を獲得し、周囲世界を見渡すのである。そこでの感覚もありありとしている。しかもいったんそうした世界に入ると、すぐには抜け出すことができない。

こういった「想像の世界への没入」の傾向は幼少時から見られることが多く、病理現象としての意義はそれほど大きいわけではないが、解離性障害の患者に圧倒的に高頻度に見られることはたしかである。実際の症例が語るところを見てみよう。

●症例P［男性・三〇代半ば・解離性同一性障害］

本を読んでいるときでも、まるで映画を観ているようです。映像がはっきりと浮かんできて、そのなかに自分がいるかのように感じる。それが普通のことだと思っていた。そのなかの登場人物になったり、その登場人物の傍らにいたりする。物心ついたときから空想のなかで遊ぶのが一番楽しかった。空想のなかで遊ぶことを自分の居場所にしてきた。部屋でテレビ映画を観ているとき、自分はその部屋にはいない。ストーリーの展開にしたがって、その映画の空間全体のなかに入っていく。映画を観ると登場人物の影響が一、二週間も続いてしまう。

これは想像の世界への没入の典型例である。現実の場所から離れて想像の世界へと深く没入していく。こうしたことは読書や映画、テレビだけではなく、音楽の世界にも当てはまる。音楽の世界にどっぷりと浸かり、音楽に強く影響される。いったん入り込むと、なかなかその世界から抜け出すことができない。

想像（表象）の世界と現実世界についてここで少し考えてみよう。想像の世界は限定された空間性をもっている。想像の世界はあたかもテレビや映画のように平面的で奥行きを欠き、空間的に限定され、周辺へと伸び広がってはいない。想像の世界と自己とのあいだには、さまざまな感覚による直接的な触れ合いはなく、スクリーンや画面のような膜、あるいはそれに類似したものによって隔てられている。感覚的要素があったとしても視覚や聴覚などに限られていることが多く、多くの感覚様式を伴うことはまずない。それに対して現実世界ではそのような限定する空間的な枠はなく、周囲は自己を取り囲むように際限なく広がり、奥行きがある。自己と対象世界とのあいだに膜は一切存在せず、さまざまな感覚様式によって直接的に触れ合っている。

安永(1977a, 1978, 2003, 2009)によれば、「正常な意識」にあるということは「パターン」が成立しうることであり、意識障害とはパターン分極の意味が減ずることである。「パターン」についての詳細は原著を当たっていただきたいが、「正常な意識」とは、たとえば「想像と知覚を質的に峻別することができ、凛冽の「無」が体験空間のなかに生ずる」ことである。

このように考えると、さしあたって解離性の意識変容すなわち想像と知覚の峻別不能性を、以下の二つの類型に分けることができるように思われる。

第一は、現実の世界が想像の世界のように限定されて、かつ平面的で奥行きを欠くものとなる体験である。空間的限定が前面に出ると視野狭窄となる。これが解離性離人症であり、簡単に言えば「現実の表象化」である。現実世界と自己とのあいだにはそれまで見られなかった膜やヴェールが現われる。これは軽度の離隔に当てはまる。

第二は、想像の世界のなかに自分が降り立ち、あたかも現実であるかのように世界を眺め、聞き、触れることができる体験である。限定された意識空間は一気に世界全体へと広がり、奥行きを獲得している。そこには膜やヴェールはすでにない。高度の離隔においては、このような「表象の現実化」とも言える想像の世界への没入が混入している。

つまり、離隔という症状は、現実をベースとしてそれが想像・表象へと引き寄せられる。そしてそれがさらに進行すると、その想像・表象が一気に現実的に体験される。こうした離隔の方向性は、入眠状態から夢の世界への突入を思わせる。

5 世界への想像的没入と眼差し

では次のような、想像の世界ではなく現実の対象へと没入しているような症例はどのように考えればいいだろうか。先ほどの症例Ｊである。

●症例Ｊ［男性・四〇代前半・特定不能の解離性障害］

白昼夢に集中しているとそれが意識の全体になる。身体意識が希薄になる。抜け出て上のほうから見ている。想像の視点のほうが現実の身体感覚よりも強くなる。そういったときに向こう側にある対象に視点を想像して、その視点に自分がなる。動物や植物の視点にもなれる。以前に目の前で人が線路に落ちて死んだのを見たことがある。その線路に落ちた人の視点になってしまう。そこから見ている。その人に一体化してしまう。椅子や机や花にもなれる。それらの感覚を自分でもありありと感じることができる。

この症例は白昼夢を経て体外離脱を体験しながら、物体、植物、動物、さらには人間などさまざまな現実の対象へと自分の視点を重ねる。さらにはその対象がもつとされる感覚さえも感じているかのようである。なかには木に一体化すると、そのなかで水が流れているのをありありと感じる人もいる。こういった体験は想像の世界へと没入していくのではなく、現実の対象へと想像的に没入していると表現できよう。

解離性の意識変容は基本的に「眼差しとしての私」と「存在者としての私」への分離とその二重化であるが、さらに発展すると「眼差しとしての私」は、想像世界ないしは現実世界へと想像的に没入していく。幼児や原始の人々には、主観性が他者・世界へと拡散する「原初的意識」（柴山 2010b／安永 1977b）が見られるが、これが世界への想像的没入の基盤となっていると思われる。

次の症例はJのように現実の対象ではなく、想像の世界への没入について語っている。彼女には、幼少時から現在に至るまで、ずっと男の子の想像上の友人（Imaginary Companion : IC）がいるという。

●症例I［女性・二〇代後半・解離性同一性障害］

物語を読むと空想が出てくる。物語の世界に自分が入って、その登場人物と話したりする。その世界を見ていることもあるし、その世界の人物になってしまうこともある。つらいときにはそういう空想の世界に入り込んでしまう。空想の世界にその子（ICのこと）が来ると、薬のように一挙に安心感というか、暖かいものを感じる。昔はその子とお喋りをしていた。彼がいるだけで安心できる。呼ぶと目の前にいる。すぐそばに来る。姿が見えたこともある。その子は私のほうをじっと見ている。その子の姿は何度も変わった。私もその存在に共振して、自分が違うところから自分を見ている。その子に重なるように感じ、その子の目線になる。自分の存在でもあるし、その人の視線にもなる。

症例Jが現実の目の前の対象と自らを重ねるのと同様に、症例Iもまた想像の世界に現われるICの「目線」に自分を重ねている。解離の症例では夢の世界でもこうしたことが起こりやすい。たとえば解離性障害の患者は夢のなかで自己像を見ることが圧倒的に多い。幼少時からそれを見ていることもあれば、解離性障害を発症してからのこともある。そうした場合、自己像を見ている私の視点は簡単にその自己像がもっている視点に重なる。時に二つのあいだを行ったり来たり揺れ動くこともある。

ここで注目したいのは、彼女がICの視点から自分を見ているという体験である。つまり彼女はICを見ているとともに、そのICから見られてもいるのである。

夢のなかで誰かに見られているとありありと感じることは一般的には稀であるが、解離ではそういったことはしばしば体験される。症例Ｉの彼女もまたそういった夢と同様に、想像的世界において自己の視点をＩＣの視点に重ねたり、時にＩＣに見られていると感じたりする。

すなわち解離の自己は、現実の世界あるいは想像の世界のなかへ想像的に没入し、その世界のなかの対象に自らの視点を重ねることができる。時にその対象から見られていると感じたりするが、その視線は本来自分の視線である。

6 眼差しの反転

ところで気配過敏症状において眼差しを向けてくるのは他者である。それは男性、女性、怖い存在、守る存在などさまざまなイメージが与えられるが、その多くは感情もなくただ見ているだけの観察者である。こうした他者は影や声として形象化されることもあるが、基本的には眼差しと気配が特徴的である。

このような他者の気配は、見えるところと見えないところ、光の世界と闇の世界、こちら側と向こう側、この世とあの世のあいだの境界領域に現われ、そこから私へと眼差しを向ける。そもそも気配や眼差しが実体的に存在していると感じているわけではない。境界がその存在を映し出しているのである。境界に映し出される他者とは、たとえば窓ガラスに映る他者、カーテンの隙間から覗く他者、ドアや玄関の向こうに立っている他者などである。

こういった体験は一時的であれば、一般的に決してめずらしい体験ではない。しかし解離性障害では、その持続期間、頻度、程度において際立っている。もう一度、症例Ｊの言葉に耳を傾けてみよう。

●症例Ｊ［男性・四〇代前半・特定不能の解離性障害］

自分の影が見えると、その影の視点から自分を見ていることがある。自分の視点が影のほうに移ると、影のところから自分が見ている。このように視点を獲得しやすいのは自分の影です。自分の影に自分が一体化する。たまにふっと我に返ると、自分の影から見られている感じがする。椅子や机や花から見られていると感じることはない。ドアや押入れ、カーテンの隙間、暗い部屋に誰かの視線を感じる。その視線には感情がない。ただ見ているだけ。何かを企んでもいない。鏡はリアルすぎて怖い。自分が映っていなかったらどうしようと思うけど、背後に誰かが映っているのが怖い。自分の右うしろに幽霊がいるのが鏡に映る感じがする。曖昧だけど自分の影的なものから見られている感じがする。

ふっと我に返ると、視点を重ねていた影が私を見ているように感じる。対象へと飛ばしていた視点が、今度は私へと眼差しを向けていることに気づく。ここには「存在者としての私」と「眼差しとしての私」に分離した空間的変容から、ふと我に返る「存在者としての私」への気づきがある。言ってみれば想像的没入から現実世界へとシフトしたのであり、意識は清明ではないが、その覚醒度が若干高まった状態である。拡散した眼差しが、自己意識によって、他者の眼差しとして感じられる。つまり「存在者としての私」が「眼差しとしての私」の眼差しを感じとっているのである。

彼は鏡が怖いという。鏡像は「存在者としての私」の像であり、それ自体は彼にとって実感のない不気味な像ではある。しかし、彼が怯えているのは単なる鏡に映った自己像ではない。彼が怯えているのは、自分の背後に浮かび上がる「かげ」とその眼差しである。

患者は「影」「隙間」「暗い部屋」「鏡」などに他者の「かげ」を感じとっている。ここで言う「かげ」とは「映された」「移された」「写された」ものとしての「かげ」である。こうした反映としての「かげ」は〝phantasma〟であり、陰影としての「影（skia）」と同様に「似像（eikōn）」のカテゴリーに含まれる（坂部 1976）。「かげ」は「私」の似像＝分身であるところの、「眼差しとしての私」が境界領域に「映された」「移された」「写された」ものである。それはまた切り離された自分がさまざまなヴェールに移されたものである。

次の症例は「眼差しとしての私」が境界領域である「ドアやカーテンの隙間」に位置づけられていることを語っており貴重である。

●症例Q［女性・四〇代前半・特定不能の解離性障害］

自分がごろごろと寝ていると、背中越しにドアやカーテンの隙間から自分を見ている自分の視線を感じる。周りの見え方はまるでその場所に立ったときと同じです。ドアの向こうから心配そうに、うしろから自分を見ている。頭のどこかに私のうしろから見ている気持ちがある。それは父親の暴力に怯えている小さいときの自分のようです。当時の気持ちで私を見ている。自分が見られていると感じるけど、次の瞬間には幼いときの自分になって、自分のうしろ姿を不安な気持ちで見ている。憂うつな顔をしている。そこから自分の体にふっと戻る。するとちょっとのことで非常にイライラする。天井の隙間からその自分が見ていることもある。

この症例では「存在者としての私」はごろごろと寝ている私であり、「眼差しとしての私」は父親の暴力に怯えている幼いときの自分である。ここでは「眼差しとしての私」は過去の記憶へ想像的に没入して自己の同一性を変容させており、若干他者化している。「存在者としての私」である彼女に眼差しを向けるものは、分身としてのこうした「眼差しとしての私」である。

ここで語られているのは空間的変容と時間的変容のあいだに位置する体験である。「眼差しとしての私」と「存在者としての私」の関係はこのように人格交代を思わせるところがある。「眼差しとしての私」はもう一人の私であり、「私」の「かげ」である。ふとした意識の変化によって、「私」は「かげ」から見られる「存在者としての私」になる。そしてまた見られる存在は、その「かげ」である「眼差しとしての私」へと反転し、交代する。「眼差しとしての私」と「存在者としての私」のこうした反転・交代は解離性障害に特有の構造であり、時間的変容へとつながっている。

7 時間的変容の諸相

1 時間的変容

時間的変容とは、人格状態や意識状態などが時間軸に沿って変化したり交代したりすることで、時間的非連続性が見られることである。症候としては、人格交代、遁走、健忘などが典型的である。そのほかにも、意識消失、夢遊病状態、朦朧状態（Dämmerzustand, twilight state）、退行状態なども時間的変容に含めることができるが、これらは解離性意識変容として括ることもできる。

空間的変容が意識変容であることを考慮すれば、空間的変容と時間的変容はこうした意識変容を介して連続していることがわかる。実際、多くの解離症例にはこれら二つの変容が重複して見られる（柴山 2007, 2010b）。失立失歩、けいれん発作、四肢の振戦・強直、失声などの身体症状は時に急に出現したり消失したりする。こうした身体症状は時間的変容に含められなくもないが、さしあたって時間的変容関連症状としておく。

以下においては、人格交代、健忘・遁走、意識消失・昏迷、解離性意識変容（夢遊病状態）、解離性身体症状など、時間的変容の諸相について取り上げる。まずは典型的な人格交代から始めたい。

2 人格交代

パトナム（2000）は、交代人格には次のような類型があるという。主人格、子ども人格、保護者人格、内的自己救済人格（Inner Self Helper : ISH）、迫害者人格、自殺人格、異性人格、悪魔人格、霊的人格、動物人格、混在人格、管理的・強迫的人格、物質乱用人格、自閉的人格、特殊な技能をもつ人格、無感覚な人格、模倣者人格、詐欺師人格、他人種人格などである。交代人格の数は平均一三－一五人、中央値で八－九人という。

またロス（Ross 1997）によると、交代人格は子ども人格、年齢が異なる人格、保護的人格、迫害的人格が約八割、異性人格が約六割、悪魔、知人、異なった人種、故人となった親類などが約二割の症例に見られたという。交代人格の総数は平均一五・七人、中央値で八人という。

このように交代人格の種類は細かく分ければかなりの数にのぼるが、実際に日常臨床でよく見られ、そして治療にとって重要な交代人格の類型は限られている。私自身は、主人格、犠牲者人格、迫害者人格、救済者人格などを「中核的交代人格」として捉えている。これらは解離性同一性傷害の交代人格に典型的に見られる。

これら以外にも交代人格は見られることがある。たとえば、退行した喋り方をする人格、周囲の憧れの人の特徴を取り入れた人格、拒食や過食をする人格などである。こうした交代人格には、患者本来の人格の欲望、理想、衝動などとの連続性が見られ、その出現も一過性であることが多い。これらの「周辺的交代人格」は解離に特徴的な犠牲者や救済者などといった「中核的交代人格」とは役割や性質が異なっており、その精神病理においても治療的観点からしても副次的位置に留めおかれる。「周辺的交代人格」は自閉症スペクトラム障害や知的能力障害で見られやすい。

解離性障害では、不快な出来事を体験したとき、その体験に関連した知覚、運動、思考、感情、記憶などが、意識する自分（「私」）から切り離され、放擲される。解離性障害の患者の来歴にはそういった「切り離し」がところどころ見られる。次の患者はこうした「切り離し」について興味深いことを語っている。

●症例R［女性・三〇代前半・解離型ASD・特定不能の解離性障害］

離人感というのは昔からあった。当然、皆もあるものと思っていた。それと同じようなことで、もうひとつあるんです。私は小さい頃から「持って行ってもらっていた」んです。怖くてたまらなくて人に話せないときに、文字通りそれを持って行ってもらうんです。頭のなかで見たものだけを持って行ってもらうんです。その部分だけポンと忘れちゃうんです。こういうことは昔からあったので気にしていなかった。ポコンと持って行ってもらうんです。それをした後に、ものすごい頭痛があるんです。それを想い出すことはしないです。頭のなかがいろんなもので一杯になって気が狂いそうになって、頭のなかが膨れる感じがして、おかしくなることがある。そんなときにふっと眠くなって、五分後に眼が醒めたら楽になっている。

中学生の頃から「よく話す人」がいます。何か決めたりするときに、その人に意見を聞きます。耳で聞く声じゃない。意見されることもある。性別はわからない。頭がいい人です。その人には私が名前をつけた。こういうことは普通のことで、皆そういう人をもっていると思ったので誰にも言わなかった。助けてくれたり、会話したりする。前は怖い夢を見ると、その人に持って行ってもらっていた。でもそれをすると小さいときの記憶も一緒になくなってしまう。

彼女が言う「よく話す人」というのは中学頃から現われ、三〇歳を過ぎた現在まで持続して存在する想像上の友人（imaginary companion : IC）である。ＩＣが交代人格に近い存在である症例は少なくない。彼女が言う「持って行ってもらう」体験は、患者によって「飛ばす」とか「切り離す」などさまざまに表現される。出来事を十分に全体的に体験することもない。未消化のまま飲み込んだり、「(体験して)ないこと」にされたりする。自分に起こったことではなく、まるで他人事のように体験する。時に空想的物語の世界に没入することで、そこから逃避する。切り離された体験が保存され、加工される場所はたいてい「うしろの空間」(隠蔽空間)である。「うしろの空間」には次第に心的断片が貯まっていく。それらが想像的にまとめられることで交代人格が形成される。交代人格は「うしろの空間」から現実のこの場へと舞い降りる。

●症例S[女性・三〇代前半・解離性同一性障害]

幼稚園のときに複数回にわたる性的外傷体験があり、二〇代後半のときにもレイプの被害者となった。彼女はある日、次のように語った。「私が鎖でがんじがらめにして箱に入れて、鍵をかけて海に沈めた存在がいる。それは私に殺意をもっている存在で、私が自分の憎しみを押しつけたと思う。レイプした人や、居場所がなかったこと、罵倒されたこと、性的外傷に対して憎しみがある。こういった憎しみを入れてくれている箱がある」。治療者がその箱を見せてほしいと言うと、しばらくして人格交代する。「私は全部押しつけられて怖い。なんでここにいるの。怖い。レイプされた。全部私に押しつけてくる。ゴミ箱みたいに入ってくる」と言い、さらに「怖い、怖い」といって泣きはじめる。そのうちに落ち着くが、そのときにはすでに男性人格に交代していた。その男性人格は「僕が(さっきの子を)抱きしめた」と言った。別の面接では次のように語った。「中学のときから、すごく怒りを感じると、すっと自分がうしろに行く感じがして、男の人が出てきてしまう。学年が荒れていて、男子に絡まれてすごく腹を立てたことがある。そのときは自分じゃなかった。すごい殺意が出てきた。そんな自分を見た男子がすごく怯えた。すっと私はうしろに下がって、何かぶっ殺してやるという感じでした。私はうしろから見ている感じでした。私とその男の子たちと言い争っているのが見えた。友達が「殺しちゃうんじゃないか」と怯えていた」。

前半では女性の犠牲者人格が、後半では男性の救済者人格が出現している。犠牲者人格は不快な体験や感覚の記憶を押しつけられ、それを自身に受け止めてきた人格である。主体の代わりにそれらを身に受け、主体から切り離されてしまった存在。こういった犠牲者人格は患者と同性であることが多く、積極的に現実へと現われ出ることはあまりない。反対に、救済者人格は前面に出て、現実世界で盾のように立ち振る舞うことが多い。この救済者人格は外傷記憶をもっていることもあるが、一般的にそれを我が身の出来事として実感していることはあまりない。理性的な男性的人格であることが多く、患者が苦境に立たされたときに「うしろの空間」（隠蔽空間）から前の現実へと現われ出る。これら犠牲者人格や救済者人格は解離性同一性障害の中核的交代人格であり、治療にとって重要な存在である（犠牲者人格や救済者人格の詳細については、本書第8章を参照していただきたい）。

3 健忘と遁走

単一症候的で慢性経過が特徴的な解離性健忘や解離性遁走は従来報告されることが多かったが、これらは現代の解離性障害全体のなかでは比較的稀で、解離性障害のなかでも五パーセント程度であろう。DSM－5で解離性遁走が解離性健忘に含まれることになったが、たしかに分類上解離性健忘と解離性遁走を分ける必要性は乏しいように思われる。

ただし健忘や遁走が決して少なくなったのではない。それらの症状のみを典型的に呈するケースが少なくなったのであって、短期間の健忘や、自宅やその周辺で気づくような「小遁走（mini-fugue）」は少なくない。こうした症例には交代人格が存在することがしばしばである。全生活史健忘が見られても、その状態が別の人格状態と考えられるケースも珍しくない。解離性遁走についても、放浪中の状態、我に返ってもいまだ全生活史健忘にある状態など、それぞれが異なった人格状態として考えられることがある。何度も遁走を繰り返す症例も同様である。現代はかつてと異なり、単一症候的で慢性経過を特徴とする健忘や遁走ではなく、このように人格の交代を想定させるような健忘・遁走症例が増えているように思われる。この点については大矢（1992）も指摘している。

典型的な健忘や遁走の症例についてのすでに多くの症例が報告されているので、ここでは交代人格の存在が想定される健忘・遁走症例を紹介したい。

●症例Ｔ［女性・二〇代前半・解離性同一性障害］

一八歳のときに親元を離れて、一人暮らしをして学生生活を送るようになった。ところが同級生の男性に「ストーカー」行為をされ、それ以来体調を崩して通学できなくなった。被注察感、幻聴、失声にも悩まされた。二〇歳のとき、経済的不安のなかで全生活史健忘に陥った。普段は全生活史健忘の状態にあるが、時に男の子の人格と女の子の人格が現われるようになった。夜中に被注察感、幻聴に怯え、夢遊病状態で歩いたりすることもある。いつの間にか自傷行為をしていることもある。「人が怖い。向こう側から来る人に殺されそう」という対人過敏症状も見られた。

●症例Ｕ［男性・二〇代後半・解離性同一性障害］

中学生のときに気づいたら二〇キロほど離れたところにいたことがある。そのときは親に家出と勘違いされてひどく怒られた。二〇代半ばのある日、意識消失のために病院に運ばれたことがある。その後、交代人格が出現するようになった。その二年後には、朝方ふらりと家を出て行って、家から二〇〇キロほど離れたＮ県に行った。携帯電話は切っていた。Ｎ県から帰りの電車のなかでふと我に返った。自分がどこから電車に乗ったのかもわからなかった。隣の席の人が教えてくれたので、自分がN県から乗ったのだとわかった。こういうことが繰り返された。二日間まったく記憶がなかったことがあるが、そのときは鞄のなかに自分が知らない島の催し物のチケットが入っていた。

これらの症例は健忘や遁走で始まったが、のちに意識や人格の時間的変化と関連していることがわかり、解離性同一性障害と診断された。解離性健忘のなかでも全生活史健忘や遁走が見られる症例では、このように人格交代との関連について注意すべきである。

4 意識消失と昏迷

先の症例Uのように解離性障害の患者が意識を失って倒れるということはよくある。それとともに多いのが昏迷状態である。次の症例は昏迷と意識消失を呈した女性である。

●症例V［女性・四〇代前半・特定不能の解離性障害］

三〇歳頃に言葉が出なくなった。「あれ、あれ」としか言えなくなった。言いたい言葉が頭のなかにぼんやりとあっても、それが言葉として出てこない。そういうときは意識が朦朧として、周囲の見え方もぼやけている。そのときの記憶はかろうじて保たれている。意識が途切れてしまうときにはどうやら動きが止まっているらしい。周囲には反応しない。数分間にわたって不動状態になるが、その間の記憶はほとんどない。時々抑うつ気分に陥り、薬物の大量服薬をすることがあるが、自分でもどうしてそうしたのか覚えていない。突然、過呼吸、構音障害、手指振戦、歩行困難な状態になることもある。診察室にいたはずが、急に無言になって反応しなくなって、気づいたら待合室にいたこともある。その間の記憶は途切れている。夜に突然不安になり、泣き出してしまう。理由がまったくわからない恐怖感が襲ってくることがある(最近になって、発作のときには「体から離れるような感じがあった。思っているのと違って手が勝手に動いているように感じる」と述べるようになった。てんかんが疑われ脳波検査を数回行ったが、今まで異常所見が確認されたことはない)。

この症例は「言葉が出ない」という症状で始まっている。これは単に声が出ない失声ではなく、言葉そのものが浮かんでこない昏迷状態である。その程度がひどくなれば、「頭のなかが真っ白になる」「空白になる」などの体験を経て最終的に意識消失へと至るが、倒れることはない。また彼女の言う「体から離れるような感じがあった。思っているのと違って手が勝手に動いているように感じる」という言葉からは空間的変容の離隔が窺われる。このように昏迷状態が主症状であるが、離隔、健忘、小遁走などを広く伴っている。大量服薬のときのエピソードからは人格交代が疑われるものの、明確ではない。

5 解離性意識変容

次に提示するのは解離性意識変容を呈した症例であるが、多彩な解離性症状が見られたことで参考になる(柴山 2000, 2010b)。解離性意識変容は、「まえがき」でも述べたように、解離の病態理解にとって不可欠な要素となっている。

●症例W［女性・二〇代半ば・特定不能の解離性障害］

幼少時は海外で過ごす。小学校低学年で帰国し、小学校のときは周囲からいじめられることが多かったという。大学二年のときにレイプ事件の被害者となり、そのため人工妊娠中絶を経験している。その後、失神発作が見られるようになった。そのときはまず頭痛から始まり、そのうち意識が朦朧としてきて、動悸、めまい、吐き気、全身の硬直、振戦、手指硬直、呼吸困難などの身体症状が現われ、最後に崩れるように倒れる。覚醒するとケロッとして明るくなる。夕方から夜にかけて散歩に出かけたりすると、「ぼーっとしてきて、自分が呪われているんじゃないかと感じた。ゴミ袋を見ると人に見える。塀の上に誰かが座っている感じがする」と言う。

二〇代前半、食事中に恋人と喧嘩して路上に飛び出そうとするなど衝動的な行動が目立つようになったため、精神科を受診した。面接では、「頭のなかの脳が震えるようで。心と体と頭がばらばら。何が何だかよくわからない。釣り糸のように頭が絡まっている感じ……。言っていることがよくわからない。頭の半分が寝ていて、頭の半分がこんがらがっている」「時々自分の名前を呼ぶ声や泣き声が聞こえる」と言う。「どこへ行けばいいのかわかりません。居場所がない。死にたくなる」と視線が定まらずうつろな表情である。支えないと立っていられない状態であったため入院することになった。

入院後の面接では、「この数日間は中絶のことを想い出して怖い。赤ん坊の声が実際に聞こえてくる。脳味噌が半分寝ている。時々喋りたくなくなる。声が出ない。喉が詰まる感じ。無言になっちゃう」と言う。そのうち体全体に振戦が見られ、ふらふらしながら面接室を出ていく。過呼吸になって床にしゃがみこんで、ぼーっとした表情で壁を見つめている。周囲の問いかけにも応答しない。そのうち頸や手が震えてくる。丸めたティッシュペーパーに何かを書こうとする。「私は今死んでいるんです。火星から来た宇宙人みたい。魂が飛んでいって抜け殻のよう」と言い、しばらくしてから我に返る。その間のことを覚えていない。面接中に急に笑い出すこともあった。面接で次のように語った。

「時々現実感がなくなる。人が一杯いると、一人だけ宙に浮いている感じになる。周りが異常に気になる。人が多いと恐くなる。人を見ていると何か自分だけが違和感があって、気がおかしくなりそうで恐い。自分だけが同じ血が流れていない感じ。死に対する不安がなくなって、ロボットみたいになる。周りが映画のセットみたいで、作られた物のような気がする。時々自分の体重が変わるというか、フワッとなる。方向感覚がわからない。そういうときはどこから来たのかわからなくなる。何か魂が抜けた感じ。どんどん忘れてしまう。人が言っていることもわからない。表面的に流れてしまう。芯がない。体は固まるけど中身が空洞。自分で人間なのかなぁと思う。指が五本あるのが恐い。物が恐い。椅子が恐い。自分が生きているのか死んでいるのか。彼も母親も何か変な物体が動いている感じがする」。

「急に手が震えてきて、まずいと思って布団に入るけど、急に意識が遠のく。物ががーっと迫ってきて、鮮明になる。いろんなことを思いついたり想い出したりするため、頭のなかがパニック状態になって混乱する。頭にいろんなシーンがパッパッと出てきては消える。自分で考えようとしているんじゃなくて、支離滅裂に浮かんでくる。すると何かをせずにいられない。水風呂に頭をつっこんだりする。頭に画鋲を刺したらどうなるかとか、血管をえぐり取るとどうなるかとか、包丁で手に線を入れたり、切り落としたりするとどうなるのか、といったことが頭に浮かぶ。前だったらそれで過呼吸で倒れたり、髪の毛を抜いたり、カッターを手に突き刺したりしていた。感情をコントロールできないから体に痛みを与えるんです」。

「周りが恐いと思ったときは音に敏感になる。誰かがうしろにいるようで恐い。人の気配がする、水のぽたぽた落ちる音が異常に大きく聞こえる。人間が気持ち悪い。異様に感じる。手が動いて、首があって、口がパクパクして気持ち悪い。なんでこういう固まりなんだろう。なんでこういう形をしているんだろうと思う。夕方、気を抜いた時間に多い。そんなときは部屋の隅っこにうずくまって、カーテンで囲んで、親や人が恐いので近寄るなと言う。虫が湧いているようでムズムズしたりするので、水をかけたり足を叩いたりすることもある」。
廊下で倒れ込んでベッドに戻るが、急に表情が変わり、裸足で歩きはじめる。面接室に入ってしゃがみ込む。棚にあるものを取り出したりする。まとまりなく引き出しを開けたり、器具をつかんだりしている。イライラして周囲の人に絡んだりする。

家族によると、家では周囲が抑えられないほど興奮することがある。暴れて頭を叩いたり、家のなかを走り回ったりする。所かまわずスプレーをまき散らしたり、物を投げたり、物で頭を叩いたりする。表情は険しく、火をつけようとすることもあった。父親が抑えようとすると「痴漢」「レイプ」と叫ぶ。突然に我に返り、その後は健忘を残す。

約三カ月半で退院し、外来通院となった。外来治療を継続し、翌年には服薬を終了することができた。その後、それまで交際していた男性と結婚した。以後、落ち着いた状態にある。

この症例は意識消失発作から始まり、朦朧状態、錯乱状態、幻視、幻聴、錯覚、体感異常、健忘、昏迷、興奮、思考促迫、離人症状、対人過敏、気配過敏、自傷行為、知覚過敏、身体症状など、人格交代を除いた解離のほとんどすべての症状を呈している。

一九世紀末から二〇世紀初頭にかけて、ジャネは症例リュシー、アシール、ジュスティーヌ、イレーヌなど多くの解離の症例を報告している。ジャネ（1974, 2011）はこれらの症例に見られたヒステリー性発作を夢遊病状態と呼んだ。そこには離人症状、幻覚、フラッシュバック、健忘、朦朧状態、人格交代、身体症状、昏迷、カタレプシーなど多彩な症状が記載されている。ジャネの言う夢遊病状態はこうした多彩な症状を含んだ意識変容状態である。ジャネの症例において夢遊病状態が頻回に見られたことは、ジャネが催眠や暗示を積極的に使用していたことと無関係ではないだろう。彼は催眠によって自然な夢遊病状態から人為的夢遊病状態へと治療的に導こうとしていたのである。このようにジャネは、病態理解においても治療的観点からも夢遊病状態を重視したのである。

症例に見られた解離性意識変容を検討してみよう。軽度の場合、朦朧状態は必ずしも明確ではなく記憶が保たれていることも多い。そうしたとき体験は空間的変容として現われる。つまり離隔と過敏が特徴的である。時間的非連続性はさして目立たないが、こうした矛盾する要素を含むため、それらが交代する時間的変容の可能性を内蔵している。意識変容が中等度以上になると朦朧状態がはっきりと見られるようになる。朦朧状態は急に始まり突然に終わり、その後に健忘を残す意識野が狭窄した状態である。その点で時間的変容に含めることもできる。それまでの離隔や過敏は遠隔化や近接化（柴山 2010）の傾向を強め、周囲世界は不気味に遠ざかったり迫ってきたりする。人の言っていることもわからなくなり、記憶もどんどんなくなる。あるいはフラッシュバックに悩まされ、不安と恐怖のなかで頭が混乱する。意識変容が重度になると激しい興奮状態へと至ることもある。

解離性意識変容は、空間的変容から朦朧状態つまり時間的変容まで幅広い状態を含んでいる。交代人格が見られる状態を意識変容状態と捉えるか否かに関しては意見が分かれるであろうが、少なくとも意識変容を基盤として発展した症状と考えられる。

現代の操作的診断基準（DSM－5）では、解離性意識変容は非定型例として、「他の特定される解離性障害」（解離性同一性障害の不全型や急性解離反応、解離性トランスなど）に押し込められている。しかし、解離性障害の多くが「他の特定される解離性障害」に分類されている現状からすると、現代においても解離性意識変容の意義は少なくない。

没入状態から解離性離人症、解離性健忘、最終的に解離性同一性障害に至る解離連続体は、解離の典型的病態を人格交代として捉える考え方である。こうした解離連続体モデルを水平軸とみなすならば、解離性意識変容はそれらの基盤にある病理として垂直軸に位置づけることができる。解離性離人症や健忘、人格交代などはこうした解離性意識変容からの派生態であると考えられる。そのように考えると、解離性意識変容を周辺的な「他の特定される解離性障害」に位置づける現代のＤＳＭは、分類としては不適切である。私自身は、さしあたって夢遊病状態、急性解離反応、解離性トランスなど意識変容が目立つ解離病態はまとめて解離性意識変容として、解離性障害の一類型として明確に分類することが望ましいと考えている。

6 解離性身体症状

解離関連の身体症状は、さしあたって三つに分けられる。第一に、めまい、動悸、吐き気、腹痛、過呼吸など一般的に見られる身体症状である。第二に、精神状態とともに出現・消褪する運動・感覚症状である。これは交代人格の不全型交代と関連していることが多い。第三に、慢性的かつ単一症候的に見られる運動・感覚症状である。従来転換性症状と言われてきた症状はこれを指す。

こうした転換性症状は、病態理解および治療の観点からしても、解離性身体症状とは別に分類することが望ましいと思われる。

ここでは時間的変容と関連する上記第二の運動・感覚症状を、解離性身体症状として取り上げる。転換性症状は、病態理解および治療の観点からしても、解離性身体症状とは別に分類することが望ましい。

解離性身体症状は、運動筋肉の緊張と弛緩、感覚神経の過敏と減弱によって特徴づけられる。具体的には、四肢の強直、振戦、失立失歩、歩行困難、けいれん発作、さまざまな身体部位の疼痛、痺れ、知覚脱失、蟻走感などが多い。体幹部分ではうしろへと反り返る後弓反張（opisthotonus, arc de cercle）が代表的である。次の症例は、四肢がたびたび硬直し、歩行にも支障が出るほどであった。

●症例X［女性・三〇代前半・特定不能の解離性障害］

高校二年生の頃から離人症状が出てきた。スクリーンを見ている感じで、自分の実体験という感じがしない。自分の前にフィルターとかバリアーのようなものがあって、感情が感じられない。自分が感じていた感情がふっと消えてしまう。苦しいときなど、自分の感情を消してしまうこともあった。体から心が離れることもあった。そういったときには自分がうしろ上の方向に離れているという。

二七歳から男性と同棲するようになった。その頃から、もう一人の自分が、自分の行動を邪魔していると感じるようになった。四肢の硬直・痙攣、脱力、歩行困難などとともに、背後に反ってしまう後弓反張のような症状を呈するようになった。

初診後半年ほど経過したある日、いつものように手指が硬直して小刻みに震え、おぼつかない足取りで面接室に入ってくる。話は普通にできている。彼女は「自分をこのようにするもう一人の自分が、胸の奥か喉の奥にいる。頭のなかのような気もする」と言う。治療者が「行動を邪魔するそのもう一人の自分を出せる？」と訊くと、次第に姿勢が歪んで傾き、椅子から落ちそうな状態になった。それとともに朦朧とした表情になる。「その人は苦しんでいる？」と聞くと頷く。発語はできず、手を微かに動かしている。朦朧状態から覚醒させると、喋ることはできないが、自ら筆記しようとする仕草を見せる。紙に自分が言いたいことを書くように言うと、「見捨てられたくない」と書く。さらに「過去が怖い。実家の情景のすべてが嫌。母親が嫌。私一人が暗い部屋で泣いて喚いて苦しんでいるのを知っているのに、皆はテレビを観ながらリビングにいる」と書く。

以後、面接ではこの「もう一人の自分」を取り上げることにした。それについて彼女は次のように言う。「自分の行動を制御させられる。動かなくされる。邪魔される。それは自分のような感じもするが、どちらかというと何か、誰か、エネルギー体というか、力を感じる。せき止められている力を感じる。背中にくっついている。胸のあたりで抑えている。その存在の身になると、何か苦しんでいる、自由を欲しがっている、その存在と接近することは怖い。一度、苦しくて、自分が切り離してしまった。苦しくて誰かに言いたかった、その苦しみから解放されたかった」。

次第に彼女は、無力で見捨てられた自分を受け入れられず、それを否定し、自分から切り離してきた「もう一人の自分」に気づいていった。あらためてそうした自分を受け容れ、自分の過去を慈しみ、抱えることで次第に状態は回復していった。

彼女が面接で紙に書いた内容は、日頃から彼女が訴えていた内容とほぼ同じであった。「もう一人の自分」は彼女の意識空間から「切り離してしまった」存在であるが、それは同時に「そうあってはならない」否定された自分であった。つまり背方の隠蔽空間に切り離された存在というより、下方隠蔽空間に押し込められた存在であった。もちろんこれら二つの空間はいつも判然と区別できるわけではないが、彼女が「胸の奥」「喉の奥」「頭のなか」「背中にくっついている」と表現するなかに、こうした抑圧された「もう一人の自分」の場所（下方隠蔽空間）が示されている。その存在の身になることで体は硬直していたが、そうした存在を自らにあえて取り込むことで回復に向かっていった。

8 交代人格の系譜

I 交代人格と外傷体験

交代人格の要因となる外傷体験としてはさまざまなものが考えられる。代表的な外傷体験としては性的虐待、暴力ないしは身体的虐待、ネグレクト、いじめなどがある。これらはすべて対人関係上のものであり、その多くは愛着を求める対象からの虐待（abuse）である。虐待は単なる暴力とは異なり、そこにはさまざまな思いや感情が絡みついている。さしあたって愛着対象との関係、受動性、予測不能性、意味把握の困難、秘匿性などが指摘されよう。

「愛着対象との関係」には、接近と回避の引き裂かれるような葛藤がある。通常、愛着対象は外傷からの癒しを提供するために、虐待をする愛着対象から離れることができず、こうした葛藤を孕むことになる。「受動性」とは、なす術もなく一方的に相手から不快な刺激やネグレクトを受け、虐待をコントロールすることができず、それに服従してしまうことである。「予測不能性」とは、虐待者の突発的な行動に対する予測不能性である。虐待者の気まぐれや衝動性のために、患者は相手の行動を予測できず、それに圧倒され、困惑する。こうした「不意打ち」に対する弱さは他者に対する不信感や過敏性、緊張感を高める。「意味把握の困難」とは、虐待者の意図するところが把握できないことである。相手の行動の意味を読み取ることができないために、虐待が「不意打ち」となりやすく、そのコントロールが難しくなる。「秘匿性」とは、その虐待が露わになることでさらなる事態の悪化が懸念されるため、その虐待の事実が封印されることを指す。

なかでも愛着対象との関係、受動性、予測不能性、意味把握の困難については幼児期において顕著であり、秘匿性については児童期や思春期においてより目立つようになる。こういった文脈からすると、なかでも最も外傷的と考えられるのは養育者からの幼児期の性的虐待であろう。自分でも受け容れられず、他者に伝えることもできず、一人で抱え込むことしかできない苦痛の体験は、外傷体験のなかでも性的虐待において最も際立っていると言えよう。

これらの要素は容易に「安心していられる居場所」の獲得を困難にさせるであろう。ここでは外傷体験を被った解離性障害において、交代人格がいかに発生し、どのような経過で発達するかについて検討することにしたい。もちろんここで提示するのは交代人格の発生と発展についてのひとつの試論にすぎない。重要なことは、面接過程で患者と治療者が共有できる物語の道筋を探っていき、患者自身がその全体性を取り戻していくことにある。

2 攻撃者への相補的同調

フェレンツィは心的外傷における心の分割について、自己変容という観点から次のように述べている。

「衝撃的揺さぶり」、すなわち「耐えがたい」外的ないし内的刺激にたいする、外界変容的な（刺激を変える）方法ではなく、自己変容的な（自己を変える）方法での反応。自己の新たな形成は、それに先立って、部分的にでも全体的にでも従来の自己が破壊されなければ不可能である。新たな自我が従来の自我から直接形成されることは不可能であり、それ自体の分割によって生じる要素的な――要素への分解の程度は場合によって異なるが――生成物である断片から形成される（分裂、原子化）。「耐えがたい」刺激の相対的強度が、自我－分裂の程度および深さを決定する。

（フェレンツィ 2000, pp.263-264［一部改訳・傍点原著者］）

ここで語られている自己変容的（autoplastic）な「自我－分裂」を、フェレンツィは意識変容から失神、死に至るスペクトラムで捉えているが、これは解離と大きく重なる病態と考えることができる。さまざまなストレス状況に対して外界の変容ではなく自己の変容によって対処することは、解離の病態に見られる際立った特徴である。

臨床的にも、解離の患者が周囲に対して直接的に攻撃的態度を取るといったことは少ない。他者に対する攻撃が持続的に見られるならば、それらは解離性障害としては非定型的な病態であり、むしろ「ボーダーライン心性」（本書第12章参照）の存在が疑われる。解離性障害の患者が「ボーダーライン心性」をもつ患者のように治療構造を破壊しようとしたり、外界に対して異常な意味づけをしたり、治療者に対して執拗に激しい攻撃性を向けたりすることは少ない。激しい攻撃性が見られる場合であっても、そこには患者を守る交代人格の守護的・防御的役割が透けて見えることが多い。このように周囲に対する激しい攻撃性は時に解離と重なることがあるにしても、それらが直接的に人格交代と結びついているわけではない。

虐待を受けた者が後に周囲に対して虐待的に振る舞うといった虐待の連鎖がしばしば解離の文脈で語られることがある。しかし虐待の連鎖は虐待の文脈の範囲内で語るべきであり、虐待の連鎖と解離や交代人格のあいだに直接的なつながりがあることは少ない。虐待されるわが子のなかにかつて虐待された自分を見たり、傷ついた人を世話するなかでかつての自分を癒したりするなどといったことは一般的な模倣や投影の範囲内のことであり、そこに解離や人格交代などを安易に虐待の連鎖に含めるべきではないと思う。しばしば指摘されるのとは違い、虐待者をそのまま取り入れ、それに同一化することで交代人格が形成されるということはきわめて稀である。迫害的な交代人格の核に虐待者への同一化があると素朴に解釈するならば、統合を志向する治療においてさまざまな抵抗を招き寄せることになるだろう。こうした素朴な解釈によれば、迫害的人格は統合されるのではなく、排除や消去によって処理されるしかないからである。

フェレンツィは「大人と子どもの間の言葉の混乱」のなかで次のように述べている。

> 子どもは、身体的にも道徳的にも絶望を感じ、彼らの人格は、せめて思考のなかで抵抗するにも十分な堅固さをまだ持ち合わせていないので、大人の圧倒する力と権威が彼らを沈黙させ感覚を奪ってしまいます。**ところが同じ不安がある頂点まで達すると、攻撃者の意思に服従させ、攻撃者のあらゆる欲望の動きを汲み取り、それに従わせ、自らを忘れ去って攻撃者に完全に同一化させます。**同一化によって、いわば攻撃者の取り入れによって、攻撃者は外的現実としては消えてしまい、心の外部ではなく内部に位置づけられます。この心内部のものは、外傷性トランス状態にあるときに見られるように、夢と同じ具合に一次過程に従います。つまり快原理に従って形作られ、幻覚的に肯定的あるいは否定的な変形を受けます。
>
> （フェレンツィ 2007, p.145［強調原著者］）

ここでフェレンツィは「攻撃者に完全に同一化させる」「攻撃者の取り入れ」「攻撃者は［…］内部に位置づけられる」などと述べているが、これはアンナ・フロイトの言う「攻撃者への同一化」とは異なる（Frankel 2002）。アンナ・フロイトの「攻撃者への同一化」は、自我が攻撃者の属性を取り入れ模倣することで、周囲に対して攻撃的になることである。ここに見られるのは外界変容的な同一化であり、攻撃性は外界の対象へと向けられている。これを「攻撃者への模倣的同一化」と呼ぶ。

これに対してフェレンツィの言う「攻撃者への同一化」は、他者の圧倒的な攻撃のなかで相手の欲望を汲み取り、それに服従し、あたかも**相補的**に身を任せる自己変容的な同一化である（柴山 2010b）。攻撃者の自分への攻撃をそのままの形でうつしとって、自分への攻撃を反復してしまうのである。この点でも虐待の連鎖に見られる「攻撃者への同一化」とは区別すべきであろう。虐待の連鎖は他者に対する攻撃性の世代間の反復であるが、フェレンツィの言う「攻撃者への同一化」は攻撃者への服従であり、自己に対する攻撃の反復である。

フェレンツィの言う「攻撃者への同一化」とは、あくまで攻撃者が自分に対して抱くイメージを取り込んで、それに同調することである。そういった観点から、われわれはフェレンツィの「攻撃者への同一化」を「攻撃者への相補的同調」と呼んでおきたい。[1] 患者は「攻撃者への相補的同調」によって、攻撃者の感情や考えに取り憑かれてしまう。「お前はダメなやつだ」「お前なんて生きている意味がない」といった言葉は患者の心の肉に食い込んでしまう。

こうした同調性は、成長して後に振り返るとき、自らがその出来事に加担したという意識をもたらすだろう。相手から一方的に虐待がなされたのではない。「私」がそこから逃避したり抵抗したりすることができず、「私」はその流れのなかに巻き込まれ、攻撃者に自ら服従してしまったというわけである。外傷体験は幼い子どもにとって意味のわからない恐怖の体験であり、他者の欲望など全体像を認識することが困難である。そのため容易に虐待の原因が自分にあると心に刻まれてしまう。治療においてはこうした自己否定的な意識をどのように修正していくかが大きな課題となる。

3「切り離し」と隠蔽空間

これまで何度か「切り離し」という言葉を使用してきたが、ここであらためて「切り離し」について見てみよう。解離の病理の中心は、自己の分離(空間的変容)と切断(時間的変容)、すなわち離断、ないしは自己の「切り離し」とその交代にある(柴山 2010b)。ただし分離と切断はまったく独立したものではなく、人の意識体験としてある程度の連続性をもったスペクトラムをなしている。分離には切断が萌芽的に含まれており、切断はその発展形である。同じように、空間的変容は時間的変容の要素を含み込んでおり、時間的変容の基盤となっている。時間的変容は空間的変容の発展形である。実際に多くの患者は空間的変容と時間的変容を併せもち、それらの中間段階の症状を体験している。空間的変容の代表格である解離性離人症では離隔と過敏の交代が見られることが多く、時間的変容の要素を含んでいる。

現実の世界で「私」は他者や共同体との関係を切り離すことができない。こうした関係性への傾斜は解離が女性に多いことを説明する一要因となっているであろう。そうした関係のなかで他者に怯えつつ、他者から認められることを求め、さまざまな同一性を獲得し、それらを統合していくことが要請される。さまざまな困難な状況にあって「私」は生き抜くために自己変容しつつ、他者や共同体への同調にそぐわない自己部分を切り離すことで、仮の統合を成し遂げようとする。

その代表となるのが「攻撃者への相補的同調」である。そこで切り離された感情、想像、記憶は隠蔽空間に貯蔵される。そこは現実世界との通路が遮断された空間である。隠蔽空間は、その一部が頭のなかや眼前のスクリーンに映し出されることはあっても、その全体が「私」の意識に届くことはない。同調にそぐわない自己部分は切り離され、こうした隠蔽空間へと放擲され交代人格を形成する核となる。

4 交代人格のはじまり

先に「私」は生き抜くために自己変容的に、他者や共同体への同調にそぐわない自己部分を切り離すことで、仮の統合を成し遂げようとすると指摘した。虐待者の圧力のもとで攻撃者へ相補的に同調する患者は、虐待を身に受ける「私」をその苦痛とともに切り離す。苦痛を感じたままでは同調して生き延びていくことができないからである。生き延びるために切り離しは必要であった。幼少時から自らの体験を切り離すなかで、子どもは解離へと引き寄せられていく（本書第7章・症例R参照）。虐待にまつわる辛い感覚、感情、記憶などを「自分に起こったことではない」体験として「私」から切り離すのである。これは現実に圧倒される「存在者としての私」の系列の切り離しである。こうした切り離しは当初意識的に行なわれることがあったが、自動的に機能するようになると次第に解離の病態へと近づく。

もうひとつは、虐待者の圧倒的な力を前にして抵抗することなく一切を相手に委ねて服従する「私」に、現実の状況から遠ざかって他人事のように眺めている意識の場所が作り出される。これは攻撃者への相補的同調から距離を取って生き延びようとする「私」であるが、現実には現われなかった（現実化されなかった）感情や思いなどが土台となっている。「存在者としての私」が見る夢の系列である。この夢のような体験が覚醒したときに意識から切り離されるのである。

次に掲げるのは、幼少時から父親からの身体的虐待、カウンセラーからの性的虐待、クラスメートからの性的虐待といじめなど多くの虐待が見られた患者の回復過程で語られた言葉である。ここには切り離しによる交代人格の発生、すなわち空間的変容から時間的変容へと移行する様子が見てとれる。

●症例f［女性・二〇代後半・解離性同一性障害］

幼少時より大人や同級生からの性的虐待、学校でのいじめ、父親からの虐待などが見られた。中学生頃から、離人感、健忘、フラッシュバック、人影が見えたり人の声が聞こえたりする幻覚、人格交代など多彩な解離症状が慢性化していた。医療機関を受診したが、薬物療法のみでなかなか改善されなかったという。自責感が強く、衝動的な自傷行為なども見られた。

そのため二〇代前半で初診。面接では、自分が八歳のとき（当時は父親からの虐待がひどかったという）のことを振り返って次のように言う。「自分と同じくらいの年齢の自分が泣いている姿を上から見ているようでそれが不思議だった。そのときは自分も悲しかった。泣いちゃダメだといって、その見ている私が自分の手をトンカチで叩いていた。頑張らなくちゃいけないと無理に思っていた。心配してほしい、学校に行きたくない、愛してほしい、自分の存在を認めてほしいという思いは全部押し殺していた。そしたら自分の心が全部なくなってしまった。その後、記憶が抜けたり、他の人格に交代したりすることが多くなった。はじめは辛くて、寂しくて、苦しいものの固まりだったが、それがだんだんと人の形になっていった」。

この症例は、八歳のとき、目の前に泣いている自分が見え、それを消し去ろうとするかのようにトンカチで自分の手を叩いた。これは空間的変容の体験である。弱い自分、父親に愛されない自分を拒絶し、その心を押し殺し、切り離そうとしていた。これは生き延びるための「攻撃者への相補的同調」である。そうするなかで「自分の心が全部なくなって」しまい、さらに健忘や人格交代など時間的変容へと移行していった。

ここには過去の辛い体験を抱えている「私」と、それでも何とか生き延びようとする「私」へと分化する構造が見られる。生き延びようとする「私」は辛い体験を抱えることができず、辛い体験を抱えている「私」を切り離してきた。そのため生き延びてきた現在の「私」は「かつて私は私の一部を切り離した」という咎の意識を微かながらもっている。

ところで、こうした生き延びようとする「私」は、辛い体験を抱えている「私」とともに意識変容のなかにある。こうした二つの「私」は、意識変容からふと我に返るとき、ともに隠蔽空間へと切断され放擲され、そこにヴェールがかかる。二つの「私」はいったん夢のように忘却される。

こうして自らの来歴から虐待の体験記憶が切り離されると、現実に取り残された「私」の同一性は希薄になる。虐待といえども「私」の同一性を支える土台となっていたことはたしかである。それが切り離されれば、自分の足場を失い、大地から浮き上がった状態になってしまう。こうした状態はふたたび解離性の意識変容を呼び込む条件となる。

5 犠牲者と生存者

すでに見たように切り離された「私」から派生する人格は二つある。一つは、過去の辛い体験を抱えている犠牲者人格（victim）である。犠牲者人格を主とする症例では健忘、フラッシュバックなど外傷記憶に関連する症状が現われる傾向がある。もう一つは、生き延びようとする生存者人格（survivor）である。生存者人格を主とする症例では外傷体験の記憶はおおかた保持されているが、その記憶は実感を伴った生々しいものではない。このように解離における虐待体験には、外傷を受けて犠牲となる心と、それでも生き延びようとする心の二つを見ておかなくてはならない。

外傷体験の記憶は、それを体験したさまざまな感情、感覚、思いなど実感に満ちた内的な外傷体験の記憶と、その状況全体を把握する観察者視点のような外的な外傷体験の記憶に分けられる。通常これら二つの外傷記憶の表象はまとまりをもって統合されているが、解離の病態ではこれらが分離してしまう。隠蔽空間のなかで、内的外傷記憶は犠牲者が、外的外傷記憶は生存者が抱え込んでいることが多い[2]。

犠牲者は苦痛に満ちた外傷記憶の実感をひとりで抱え込んでいる。彼／彼女らが抱えているのは、かつて自分が実際に感じた知覚、体感、感情である。犠牲者は荒漠とした暗い闇にいることもあれば、仕切られた空間のなかにいることもある。いずれにせよ他者によって慰められることもなければ守られることもない、他者から切り離された孤独な空間のなかにいる。彼／彼女らは幼少時の外傷記憶とそれにまつわる苦悩を絶望のなかで抱えている。その年齢は子どもから大人までさまざまであるが、やはり子どもが多い。彼／彼女らにとっての救いは、他者によって受容されることである。

生存者は犠牲者と異なって、外傷体験の記憶をもっているにしても、そこに外傷の実感があるわけではない。虐待の生《なま》の記憶を犠牲者任せにして、自らはそれを他人事としているところがある。外傷の実感をもたない代わりに、当時は表出できなかった思いを抱え込んでいることがある。それは犠牲者が抱くような過去の思いではなく、表出されることのなかった、あるいは生きられることのなかった過去である。たとえば「攻撃者への相補的同調」のために封印された怒りや自らを守ろうとする意志であり、思春期になって形成された怒りなどの感情が過去へと投影された結果である[3]。交代人格はかつて果たせなかった行動や表現（自分の身を守ったり、環境に適応したりすること）を患者の代わりに表出し行動することを通して、自らが認められることを願っている。

生存者には虐待を乗り越え生き抜こうとする生命力、さまざまな状況で適応する力強さがあるが、どこか自己本位で本能的、自由奔放、儚さ、気まぐれなところがある。たとえば、女性患者において性的に自由奔放な交代人格が現れることがあるが、この人格は本人が男性に言い寄られたときに、交代してその男性と交際する「適応的」な存在である。また現われるたびに周囲に甘えようとする子ども人格もいる。こうした人格は虐待や虐待者から距離を取って「かつて果たせなかった行動や表現を患者に代わって」行ない、生き抜こうとする生存者人格とみなすことができる。

そもそも生存者は犠牲者から分離して生き延びようとする生命的な人格部分である。解離性健忘では外傷記憶は隠蔽空間へと切り離され、(自伝的)記憶を失くした自己が困惑した状態で現実状況に放り出される。この放り出された人格は現実のなかで生き抜こうとする生存者人格、つまり広い意味での交代人格とも言える。こうした特徴は解離性遁走においてよりはっきりと見られることがある。遁走中の人格状態から、ふと気づいてどうしてこの場所にいるのか困惑する人格状態、さらには自伝的記憶を回復するまでのさまざまな人格状態は、明確な同一性をもっているわけではないが、なんとか生き延びようとする生存者人格の一種のようにも思える。

犠牲者や生存者は必ずしも単数ではない。犠牲者は自分の抱え込む苦痛に耐えきれなくなると、別の人格を作り出し、苦痛の一部をその人格に押しつけることがある。そうした場合、押しつけた側の犠牲者の苦痛は軽減されるが、一方であらたな犠牲者が産出されることになる。生存者もまたその体力に限界を感じると、あらたな生存者にその役割を預けることがある。こういったことが繰り返されて、隠蔽空間において犠牲者と生存者は次第に数を増していく。虐待が深刻で経過が長期間であるケースでは、概して犠牲者の増殖が目立つように思われる。

以上のような犠牲者と生存者の形成過程は、クラーゲス (1991) の言う捨我欲 (Selbsthingebungstrieb) と執我欲 (Selbstbehauptungstrieb) という、人が普遍的にもっている二つの動向を基盤としているように思われる。クラーゲス (1991) は人間の感情の基盤、ないしは意志の原因には二つの動向、すなわち執我欲と捨我欲があるとした。執我欲とは (何らかの生過程を拘束する) 拘束的動向である。存続欲、自己主張欲、権力意志、成果獲得の意志であるが、そこには名誉欲、支配欲、恐怖心、猜疑心、警戒心、復讐心、傷つきやすさなどが含まれる。それに対して、捨我欲は愛、共感、献身の性向などを含む (何らかの生過程を自我の拘束から解放する) 解放的動向である。それに対して、生存者犠牲者人格は本来的に自己犠牲的であり、捨我欲という身代わり的な機能をもっている。

人格は、執我欲という自己保存的機能が特徴的である。

6 救済者と迫害者

次に救済者と迫害者であるが、これらは犠牲者や生存者から発展した交代人格と考えられる。隠蔽空間では複雑な思い、記憶、感情などはさまざまに断片化し、それぞれが人格化される。最終的に自分を助ける救済者のような人格や自分を責める迫害者のような人格が生まれる。

救済者人格は外来通院の役割を果たしたり、さまざまな公共の手続きを行なったり、困ったときに交番に駆け込むなど、日常生活をさまざまに手助けしてくれる存在である。それに対して、迫害者人格は患者を追いつめたり、「死んでしまえ」といった幻聴を投げかけたり、自傷行為の背後に関与していたりする。迫害者人格は意識野に干渉・侵入することで、幻聴やさせられ体験などシュナイダーの一級症状に類似したさまざまな精神病様症状を呈する[(4)]（Dell 2009）。

まず犠牲者から発展する交代人格について見てみよう。犠牲者は外傷記憶を抱えたまま意識の背後へと切り離された存在である。背後空間（隠蔽空間）に引きこもって現実の世界へ出てこなくなることもある。虐待に限らず困難な状況に陥るたびに背後空間から現実の舞台へと呼び出され、その苦痛に耐え忍ぶことを要求される。そのため犠牲者は辛い体験の記憶しかもっていないことも多い。

こうした犠牲者人格はしだいに二つの方向へと分化・発展していく。一つは救済者（rescuer）としての方向である。ここでいう救済者は、困難で苦痛に満ちた状況のたびに、身代わりとして自分を捧げる「身代わり天使（scapegoat angel）」である（柴山 2010b）。自分以外の人格の苦痛を軽減させるために、ひとりで虐待の実感や記憶を抱え込んでいる。まさに捨我欲の動向が人格化したとも言える存在である。もう一つは迫害者（persecutor）としての方向である。犠牲者としての自分の運命を呪い、「なぜ自分だけがこのような悲惨な目に遭わないといけないのか」とかつて自分を切り離した患者自身に対して強い怨念や怒りを抱くようになる。その背景には切り離されることへの怯えや恐怖が見られる。これは執我欲の人格化とも言える存在である。

次に生存者から発展する交代人格について考えてみよう。生存者は基本的に生き延びようとする性質をもち、観察者のように冷静な存在であるが、同時に犠牲者を置き去りにして自分だけが生き延びたことに対する負い目を抱いている。そのため犠牲者が夢見る役割へと引き寄せられ、救済者へと変貌する傾向をもつ。彼らは患者が窮地に追いつめられると、隠蔽空間から突如現われて、まるで鎧や盾のように患者を守る働きをする。たとえば女性患者において、性的虐待のたびに男性人格が盾になって虐待を受ける場合などのように、自己犠牲的に患者を救済しようとする人格もいる。時に周囲に攻撃的振る舞いをするが、基本は守護的ないしは救済的である。このような働きをする交代人格を犠牲者の「身代わり天使」に対して「守護天使（guardian angel）」と呼ぶことができよう（柴山 2010b）。内的自己救済者（inner self helper : ISH）などはその典型例である。こうした人格は捨我欲の人格化である。こうした生存者由来の救済者に治療者が接触することで、治療の道が開けることは多い。

生存者も犠牲者と同じように迫害者へと人格発展することがある。当初は救済者的機能を果たすことがあっても、次第に患者や犠牲者に対して「情けない奴」「ダメな奴」「弱い奴」など軽蔑的で迫害的な態度を取るに至る。生存者は「かつて果たせなかった行動や表現を患者に代わって」行なうという特徴がある。そのため攻撃を受けた際に押し殺した怒りや怨みの感情が噴き出て、それが虐待者に向かわず、時に患者本人に向かうことがある。「攻撃者への相補的同調」や犠牲者の自己処罰的心性がこうした迫害者的性格を引き寄せるところもある。自傷や自殺企図を繰り返す行動の背後に交代人格が関与していることは多いが、「あいつはいつまでたっても自立できないし、逃げてばかりの情けない奴なんだ。あいつが死にたがっているから、オレが手助けしてやったんだ」と平然と言い放ったりする迫害者人格もいる。これらは執我欲の人格化である。

以上の交代人格のなかでも、最も捨我欲的動向が強いのが犠牲者由来の救済者、つまり身代わり天使であり、最も執我欲的動向が強いのが生存者由来の迫害者であると考えることができる。

救済者や迫害者がともに生存者ないしは犠牲者に出自をもつならば、救済性と迫害性は明瞭に区別されるものではなく、救済性と迫害性は反転可能ないしは連続的な関係にあると考えられる（本書第19章参照）。また捨我欲と執我欲は明確に異なった動向ではなく、これらは人の動向における両極性を構成していることもそうした関係の基盤となっている。

▼註

1——市川（1983）は、同調には同型的な同調と相補的な同調があるという。同型的な同調とは対象の動作をなぞる模倣であり、相補的な同調は相手の行動に同型的に同調し、それらに応えるという仕方で相補的に同調することである。つまり相補的な同調は同型的な同調が完全に内面化されることで可能になるという。その意味で、「攻撃者への相補的同調」は攻撃者への模倣的同調を前提としているが、模倣的に同一化し、行動化することではない。

2——それぞれの記憶内容は必ずしも事実を示しているとは限らない。外傷記憶が内的記憶と外的記憶に分離すること、隠蔽空間が現在から切り離されていることなどから、記憶は隠蔽空間のなかでさまざまに想像的に変形される可能性があることは否定できない。

3——このことは、はっきりとした感情や思い、同一性をもった交代人格が思春期以降に現れる要因のひとつになっている。

4——解離で見られる幻覚は、こうした交代人格に由来するものばかりではない。隠蔽空間には交代人格ばかりではなく、過去の虐待者をそのまま取り入れた「虐待者の人格表象」（本書第14章参照）もまた存在する。そうした記憶表象が「私」を責める幻声や断片的な記憶表象（フラッシュバック）、あるいは人影などの幻覚として体験されることは多い。しかし、これが交代人格として現れることはほとんどない。

III
幼少期と夢

9 解離の病因論

1 解離の諸要因

従来、解離性障害の病因としてはさまざまな要因が報告されてきた。なかでもクラフト（Kluft 1984）による解離性同一性障害（Dissociative Identity Disorder：DID）が生じる四因子説は有名である。彼が提示したのは、①被催眠性などの解離能力、②子どもの自我の適応能力を圧倒するような外傷体験、③解離的防衛という型を決定し病像を形成する外的影響や個体側の生来的素質、④重要な他者からの刺激防御や修復経験が供給されないこと、という四因子である。ちなみに、②には性的虐待、身体的虐待などの代表的な外傷体験に加え、重要な他者の死、疼痛や病気、先天的奇形、原光景への曝露などが挙げられている。③には自己催眠、イマジナリーコンパニオン、メディアや文学、さらには面接技法の誤りなどが挙げられている。

こうしたクラフトの四因子は、大きく個体側の要因と環境側の要因に分けられる。個体側の要因としては被催眠性が重要である。一般に解離性と被催眠性との相関自体はそれほど高くないが、早期に多数の加害者による外傷を受けた人たちにおいては解離性も被催眠性も高いと言われており、パトナム（2001）はこういった人々を二重解離者（double dissociators）と呼んだ。

被催眠性との関係で言えば、空想傾向（fantasy-proneness）もまた解離との関係が示唆されている。空想傾向とは、ウィルソンとバーバー（Wilson and Barber 1983）が催眠にかかりやすい人々の特徴として挙げた特徴であるが、空想傾向が認められた群の多くの人々は、幼少時に遊んでいた人形や動物の玩具が実際に生きており、独自の人格をもっていると信じていたと報告する。また小さな妖精や守護天使、木の精などが実在しているものと信じ、想像上の友人と遊び、時に彼／彼女らを実在の人や動物のようにはっきりと見、聴き、触れたと振り返る。

また環境側の要因としては性的虐待や身体的虐待などが挙げられる。一九八〇年代になって、解離性障害、摂食障害、自傷行為や危険な行動、物質乱用などの要因として、幼少期の外傷体験（性的虐待、身体的ないしは心理的虐待、ネグレクト）が関係していると認識されるようになった。欧米ではＤＩＤの約七〇－九〇％に幼少期の性的虐待や身体的虐待が見られたという報告もある。幼少期の外傷体験が重なる場合を除いて、成人期における外傷体験はあまり解離促進的ではないとも言われる。自然災害や戦争などが直接的に解離性障害の要因となることは稀である。自然災害や戦争が影響を与えるのは、それらによって重要な養育者の喪失や家族という場に変化がもたらされたときである。

問題となるのは個人に向けられた外傷ストレスであり、個人を取り巻く場の変容である。家族内の要因としては、性的および心理的・身体的虐待などとともに、家庭という場におけるストレスがある。家庭外についてははじめ、差別、虐待などの要因が挙げられる。

そこには愛着対象との関係、予測不能性、意味把握の困難、反倫理性、秘匿性などさまざまな要素が含まれていることが多い。なかでも愛着対象との関係、受動性、予測不能性と意味把握の困難については幼少期において、秘匿性については思春期においてより外傷的になる。こういった意味で最も外傷的となるのは幼少期における家庭内の近親者による性的虐待であることは間違いない。家庭外の外傷であっても、それが家庭内で癒されることはしばしばある。しかし性的外傷はなかなか親に訴えられずひとりで抱え込み、心の奥底に消化されることなくそのままの形で隠されてしまう。口に出して表現されることがなく封印された体験ほど解離の要因となる。

2 愛着と解離

愛着（attachment）とは、特定の対象との情緒的な結びつき（affectional tie）を求めることであり、それは遺伝によって規定されている。危機的状況に接して不安や恐怖を感じたときに、特定の対象との交流を通して安心感を回復しようとするのである。愛着理論の創始者ジョン・ボウルビィは認知心理学と対象関係論を統合して、子どもが愛着対象との経験を内在化することによって内的作業モデル（Internal Working Models：IWMs）を生成するという理論を提示した。

ボウルビィの共同研究者でもあったエインズワースほか（Ainsworth et al. 1978）は、ストレンジ・シチュエーション法（strange situation procedure）によって愛着タイプを三つのカテゴリーに分けた。ストレンジ・シチュエーション法とは、養育者である母親が二回出たり入ったりするなかで、見知らぬ部屋で見知らぬ人に対する幼児（生後一二－一八カ月）の感情や行動を評価する方法である。幼児が母親に対して取る行動特徴から、愛着は安定型（secure）愛着タイプ、不安定－回避型（insecure avoidant）愛着タイプ、不安定－抵抗型（insecure resistant）愛着タイプの三つに分けられた。養育者が幼児の感情や行動に配慮して適切に反応すれば、幼児は安定型愛着を発達させるという。安定型では、幼児が泣き叫んでいても母親が戻ってくればすぐに落ち着くが、不安定－回避型では母親がいなくても行動上は苦悩の様子を見せず、母親が戻って来ても接触を回避するところがある。不安定－抵抗型では母親がいないと落ち着かない様子であるが、戻って来ても苦悩の状態のままである。そのため抵抗型は両価型（ambivalent）とも言われる。幼児の半数強が安定型であり、それに回避型、抵抗型が続く。

メインとソロモン（Main and Solomon 1986）は、これまでとは異なった無秩序／無方向型愛着（disorganized/disoriented attachment）をあらたに見出した。この愛着は、愛着対象に再会したときに一貫した行動を取ることができず、突然すくんでしまったり、ぼんやりと宙を見つめたままトランス様状態になったりする。また養育者のほうに走ってやってくるかと思えば走り去ったり、背を向けた姿勢で愛着対象に接近したり、ぐるぐる走り回ったり、しがみついたり床に倒れたりするなど、さまざまなまとまらない行動を示す。活性化された愛着と恐怖のジレンマのなかで、行動がまとまらなくなるのである。無秩序型に対して、安定型愛着タイプと不安定型（回避型と抵抗型）愛着タイプは秩序型（organized pattern）に分類される。

一九九一年、当時は実際の身体的虐待が解離性障害の病因と考えられていた時代であったが、バラック（Barach 1991）は特定の愛着パターンが解離の前駆をなすと報告した。バラックは、親が子どもを虐待から保護することができないことや、子どもに対して情緒的に没入しない傾向など、養育者の反応不全やネグレクトが解離の病態発現に大きな影響を与えると考えた。バラックの報告後、無秩序型愛着行動と成人期の解離症状との関係が注目されるようになった。イタリアのリオッタ（Liotti 1992）は、無秩序型愛着行動である幼児のトランス様意識が養育者との相互作用によって生じることを指摘し、それが思春期や成人期の解離体験を予測することを見出した。しかし、この無秩序型愛着行動は保育園での攻撃的行動から反抗挑戦性障害、素行障害などへとつながることも指摘されており、解離に特有というわけではない。

虐待された幼児の八〇％が無秩序型愛着を呈したとする報告もあるが、はっきりとした虐待がなくても、養育者自身が子どもの体験に調子を合わせていなかったりコミュニケーションに食い違いが見られたりすると、無秩序型愛着が見られることがある。ヘッセとメイン（Hesse and Main 1999）は、明らかな虐待がなくても、両親の脅しや怯え（frightening or frightened）の行動が無秩序型愛着をもたらしうることを報告している。こうした両親は自らの人生において解決されなかった怯えを抱いていることがあるという。ライオンズ＝ルース（Lyons-Ruth

2003, 2006）によれば、虐待や外傷などは後の解離症状を予想しなかったのに対し、幼児の一八カ月における母親の混乱した感情的コミュニケーションは一九歳における解離症状をかなり予想したという。貧困、片親、母親の解離症状などとの関連は見出せなかったという。

カールソンほか（Carlson et al. 2009）によれば、早期幼児期において無秩序型愛着が見られてもその後の生活が標準的であれば、解離傾向は高くはなるがサブクリニカルな水準にとどまり、ストレス状態において解離的行動が表面化する潜在的素質を抱えることになる。その後の生活において重度あるいは慢性的な外傷が見られ、かつそれに対する情緒的な援助がなければ、病的解離として発症する危険性は高くなる。また早期幼児期の愛着に安定した組織化が見られれば、環境側の支持が得られて統合が可能になるまで外傷体験の衝撃を延期するといったように、解離の防衛反応が適応的に用いられる。しかし重度あるいは慢性的外傷が見られた場合には、早期の組織化にもかかわらず解離へと発展する可能性を孕むことになる。

3 家族環境

パトナム（2001）は、多くの解離患者の親の行動状態が極端に自己矛盾的で、連続性を欠いた一貫性のない行動様式であることに注目している。つまり解離を発症する患者の家族には、養育者の気まぐれで衝動的な言動や気分の変動、文脈によって変わる複数の顔、意識状態の変化、首尾一貫性のない子育てなどが認められることが多いという。その際、養育者には劇的な意識状態移行を繰り返し、その背景には解離性障害、気分障害、統合失調症、物質乱用、パーソナリティ障害などの病態、さらには心的外傷や喪失体験などがあると想定されることも多い。こうした家族環境にあって、子どもは模倣・内面化・同一化によって親の行動のさまざまな面を取り込んだり、養育者の態度に相補的に同調したりする。そのために多数の文脈のなかで自らをまとまりのある存在として捉えることが困難になり、子どもの自己や世界の安定性や統合性を慢性的に損なう可能性があるという。しかし、解離性障害で問題となるのはこうした養育者の態度や行動のみではない。直接的には虐待とは関係しない家族環境もまた、その後の子どもの成長にとって深い意味をもっている。

人は愛着対象によって保護され、統合され、支えられて、自己が形成されていくのはたしかである。愛着対象の代表的なものが養育者であるが、自己を取り囲む場所、自己を包み込むもの、器として機能するものもまた、発達には欠かせないものになっている。そういった体験を自己の内部に取り入れながら自分の核を形成していく。このことは、解離性障害の治療においてまずは安心できる空間や場所が必要であることと無関係ではない。私はかつて解離性障害発症の要因として「安心していられる居場所の喪失」を指摘した（柴山 2007）。

解離性障害の外傷として特徴的なことは、それらが共通して〈安心していられる居場所の喪失〉に結びついていることである。本来、そこにしかいられないような場所で、逃避することもできないような状況に立たされ、きわめて不快な圧力や刺激が反復して加えられること、このような場の状況が解離を発生させ、増悪させるのである。

安心していられる場所とは、自分の全体が他者との関係のなかで存在することを許容され、他者に受け入れられ、そのうえで自分を表現することができるような場所である。ここでいう場所とは、自己がいられ、形作られ、生成するための基盤や前提となるものであり、またそういった他者との関係を含意している。そうした居場所がないという状況は、解離において、自己の部分あるいは全体が、他者との関係のなかで切り離されるべきものとして浮かび上がってくる。こうした意味で、〈安心していられる居場所の喪失〉は解離発生の背景をなしている。

もちろん「安心していられる居場所」がないという訴えは解離に限らずさまざまな病態で見られる。そうしたなかでも居場所のなさは解離の病態において最も深刻な形で認められ、それは「切り離す」という仕方で対処される。

直接的に自己に対して圧力や危害が加えられなくても、その家という場所が緊張に満ちて安心とはほど遠いものであれば、十分解離を発生させる要因となるであろう。たとえば、親と祖父母との対立のために親から祖父母の悪口を連日のように聞かされたり、逆に祖父母から親の不満を聞かされたりする。また両親の不仲のためにいつも家庭が陰鬱で、いつ何時喧嘩が始まるかもしれないという緊張感が張りつめている。このような状況が慢性的に見られるとき、子どもに対して直接虐待や外傷が向けられなくても、子どもは安らぐ場所を見つけることができない。子どもはいつ何時、危険な事態が起こったり緊張が高まったりするかわからないと慢性的に怯えている。ましてや自分の心を誰かに聴いてもらったり、表現したりする機会などまったくない。

解離を引き起こす要因は外よりも内に関連している。その意味で、解離は家族の外よりは家族の内の病理と密接に関係している。外に対する内は安心と寛ぎの空間であり、そこから外へと向かうための橋渡しとなる場である。それを居場所と呼んでもいいであろう。居場所とは、養育者と同様に、外から傷を受けないようにする機能、あるいは傷を受けてもそれを修復する機能によって成り立っている。このような愛着の場は自己の主体的行動を支える大地の起源でもある。解離では「内なるもの」から安心・安全が奪い取られることで、自己を支える大地との結びつき（attachment）がほどけてしまい、そこから切り離され（detachment）、現実の空間のなかで行動することができなくなる。

4 過剰同調性

解離性障害の患者には発病以前から認められる対人関係の特徴がある（柴山 2010a, 2010b）。目の前の相手や周囲の人に対して、過剰に気を遣って、合わせてしまう過剰同調性のことである。周囲に対して自己主張することがなく、その場その場で周囲の他者に合わせるのである。それが苦痛を伴って意識されていることもあれば、さして意識されていないこともある。

こうした対人関係の特徴は、気分障害、パーソナリティ障害、対人恐怖などに限らず、現代の若い女性たちにも見られる一般的な傾向である。しかし、もう少し細かく見ていくと、そこには微妙な違いがあることがわかる。内海（2006）は双極II型障害（ＢＰ－II）に見られる対人過敏性について指摘している。それはつねに他者の評価を気にし、その顔色を窺い、自分の気持ちがおろそかになる心性であり、双極II型障害の若い女性ではほぼ必発であるという。こうしたＢＰ－IIの他者配慮はメランコリー型でいう対他配慮に対応するものであるが、そのつどの他者に対して敏感であるという点で、メランコリー型の没個性的な対他配慮とは決定的に違っているという。こういった点に関しては、内海の言う対人過敏性はわれわれの言う過剰同調性と共通しているし、現代の若者に見られる一般的傾向とも似ている。

ただし、そこには解離性障害の過剰同調性（柴山 2010a）との若干の差異も見てとれる。内海の対人過敏性についての記載を見てみよう。

相手の意向を逐一気にして振り回され、頭の中が一杯になる。顔色をうかがう。健康なときなら機転も利こうが、読みが空転してどうしたらよいか混乱する。卑屈な自分に嫌気がさす。それでもやはり人に気を遣ってしまう。そして他者のために空っぽになってしまった自分。時としてそんな他者に対する恨みが表出されるが、他罰一辺倒になることは稀である。早晩、人を責めている自分への自責、自罰へと転ずる。こうした他罰－自罰の手のひらを返したような往還や、空虚感への直面は危険な徴候である。

双極II型に見られる対人過敏では不安、混乱、嫌気、怨み、自罰、他罰など苦悩の色彩が概して強い。そしてそれらですぐに自分が一杯になる。それに対して解離性の過剰同調性においては、こうした感情や同調をめぐる苦悩はあってもそれほど目立たない。また必ずしも周囲に同調していることを意識しておらず、気づいたときにはすでに「自分が目の前の相手に合わせてしまっている」ことが多い。症例を挙げてみよう。

●症例Y［女性・二〇代前半・解離性同一性障害］

いつも私は周りに怒りの感情を出さない。自分で抑えちゃう。怒るのは面倒なので押し込んで相手に合わせる。面と向かって思ったことを言うと、がっかりされて嫌われるんじゃないかと思う。意識的にも無意識的にも合わせる。相手の感情の変化に敏感で、相手が言ってほしいことを言ってあげる。相手に合わせるというよりも、そういった自分が出てくる。相手によって色が変わる。コアは変わらないが、それを覆う膜が変わる。それがいつか破綻する不安がある。読書をすると、その世界に入ってしまう。夢にも影響を受ける。さまざまな状況に合わせることがそれなりにできてしまう。合わせることに疲れるということはない。いろんな人の気持ちがわかる。裏表ではなくサイコロです。どの面が出ても私。犯罪者の気持ちもシャットダウンできなくて、わかるところもある。私にとってはありえないということがない。

内海のいう対人過敏性の記載との違いは明らかであろう。解離の患者は目の前の他者によって色を変えるヴェールをまとい、他者の欲望に合わせる。相手の気持ちに没入するその姿はある意味では空想的であり、現実に縛りつけられたかのような内海の対人過敏性とは異なっている。

「序章」でも取り上げたブロイラーの同調性（Syntonie）と過剰同調性では、同じ同調性という言葉を使っているがその意味するところが異なっている。同調性（Syntonie）は循環気質に見られるところの、他者たちとできる限り同調しようとし、また自分自身とも調和しようとする態度である。しかし、過剰同調性では他者や周囲と同調しようとするが、自分自身のなかに「切り離し」があることが特徴である。つまり循環気質のような「自分自身との同調」や「統一的な人格」（クラウス 1983）が見られない。目の前の相手に同調している自分がいるが、それと同時に、その背後でまったく別なことを空想したり感じたりしている自分がいる。

解離に見られる過剰同調性には「人に対する怯えの意識」「同一性の希薄さの意識」「自他混乱の意識」などの諸特徴が見出される。「人に対する怯えの意識」とは、人から見捨てられる、嫌われる、傷つけられることに怯える意識である。「同一性の希薄さの意識」とは、自分の感情、思考、意志などが一定のまとまりを獲得できず、自分から離れて実感がないと感じることである。「自他混乱の意識」とは、自分の思考、感情、意志などが目前の他者のそれと自動的に重なってしまい、区別がはっきりしなくなる感覚である。これは症例が語っているように想像への没入性とも関係しているであろう。こうした意識は解離としてはかなり特異的であるように思われる。

これら三つの「意識」は解離における過剰同調性の構成要素であるが、それぞれは解離の症候とも関連している。つまり、「同一性の希薄さの意識」と「人に対する怯えの意識」は、それぞれ解離の空間的変容における離隔と過敏に相当する。そして「自他混乱の意識」は解離の時間的変容における人格交代に関係していると言ってよいだろう。つまり解離に見られる過剰同調性は解離の症候の軽微な状態と考えることもできる。

また、虐待やいじめなどさまざまな外傷体験が過去に存在すれば、こうした過剰同調性はより顕著に現われるであろう。外傷体験における他者の攻撃性や衝動性に対して、患者はただひたすらそれに合わせることしかできなかった。それは現実世界に縛られながらも、何とか生き延びようとする自己犠牲的で他者本位な試みである。こうした体験が後の過剰同調性を準備するであろうことは十分に考えられる。また幼少時から母親のイライラや愚痴を聞くことによって母親を支えてきた子どもたちや、周りの空気を読んでいわゆる「いい子」を演じる子どもたちもまた、身近な他者が押しつける自己像や役割に同一化することによって自己の存在を確認する点で過剰同調性に類似している。岡野（2007）は、こうした母子関係を中心とするあり方を「関係性のストレス」と呼び、そこに見られる投影や外在化の抑制が解離の病理を生むものと考えている。

このように過剰同調性が、解離の症候の軽微な状態であり、また解離を生み出す背景となっているならば、これらは悪循環を形成していると考えることもでき、過剰同調性が悪循環的に解離の病理を引き寄せる働きをしている可能性がある。その場合、目の前の他者に合わない自己部分は、切り離されて現実の世界に投影されたり自分の感情を吐き出したりするのではなく、背方の隠蔽空間へと放擲される。

ところで、解離性障害の患者にはこのような過剰同調性が見られる一方、それとはまったく逆の、自己中心的で衝動的な行動が見られることもある。たいていの場合は解離の発症後のことであるが、身近な異性や家族に対して激しい攻撃性が向けられる。交際している異性に対して激しい暴力をふるうこともしばしばである。しかし、治療者のように一定の距離がある者に対して攻撃性が向けられることはまずない。この点は境界性パーソナリティ障害に見られる脱価値化（devaluation）を特徴とする攻撃性とは大きく異なっている。

先の無秩序型愛着の幼児は、成長して三－五歳になる頃には親に対して世話役を演じたり、あるいは威圧的で攻撃的な態度を取ったりするようになると言われているが、ライオンズ＝ルース（Lyons-Ruth 2001）によれば、こうした状態は偽の自己（false-self）によって養育者をコントロールしようとするものであり、無秩序型愛着のひとつの防衛と考えることができる。ライオンズ＝ルースは、分離不安などがかきたてられると、こうした混乱した行動が現われることがあると指摘している。そうした観点からすれば、「世話役」的な過剰同調性や自己中心的で衝動的な行動は、無秩序型愛着という要因のひとつの結果であり、またその防衛であると考えられなくもない。

5 解離と居場所

次の症例は虐待も性的外傷体験もなかったが、幼少時にいじめられることがあった。発症後は、一過性に人格交代を示すこともあった。

●症例K［女性・二〇代前半・特定不能の解離性障害］

男性は私にとって居場所なんです。それは家族とか友達とかでは補えない。私は素でいられることを求めている。普段は素ではいられない。自分に欠点があると思っている。男性よりも女友達に嫌われたほうが傷つく。男性のほうが素でいられる。言いたいことを言える。女性の友達と一緒のときは、素ではなくて偽りの自分なんです。目の前の相手に無理に合わせてしまう。嫌われたくない。女友達は合わせないと冷たくされる。合わせない人は距離を置かれる。空気を読みなさいみたいな。自己主張できない。女性の親友はいない。女の子の言葉は言葉通りに受けてはいけないんです。

この症例の過剰同調性は、多くの女性症例がそうであるように、明らかに同性である女性へと向けられている。ここには同性の前では素の自分を出すことができない。嫌われたり排除されたりする怯えが意識されやすい。ここには同性の母親に対する愛着外傷の痕跡を窺うことができるかもしれない。それに対して、異性である男性の前では素でいられるという。彼女たちにとって男性は自分を救済してくれると期待された存在である。解離性障害と診断される多くの女性は、異性である男性との関係に救済を求める。そこに居場所を見つけられればよいが、不幸にもそういった異性との関係で（ふたたび）愛着欲求が裏切られると、しばしば解離発症へと向かう。

内は自分と同質の、類似した環境・関係であり、外は内とは異なった環境・関係である。そういった意味で、内は同性や家のなかの人間関係を、外は異性や家の外の人間関係を指し示している。内は外に出て行けるための基盤となる。解離の病態では、内が安定して形成される以前に何らかの要因によって内が阻害され、その修復を外に求めるが、それもまた挫折するというストーリーが繰り返されることが多い。多くの症例は家庭という内を緊張に満ちた場として感じており、外へと早く抜け出し、自らを癒そうとしているように見える。解離性障害の患者は安心できる居場所を求めて内から遊離して、外をさまよい、そしてそこでも絶望する宙吊りの状態にある（柴山 2012a）。

症例Kの語るところをさらに見てみよう。

母親との関係に大きな問題はなかったが、家のローンがあったので母親はずっと仕事をしていて家にいなかった。両親からの虐待も性的外傷体験もなかった。しかし、小学校から高校まではいじめがあった。そのため泣きながら帰ったことがよくある。家の内にも外にも居場所はなかった。家から早く出たかった。いじめられていた記憶がよく想い出される。辛い思い出しか出てこないので、誰とも関係ない場所でやり直そうと思っていた。幼稚園から小学生までは、辛くなると話しかける友達がいた。見えないけど頭のなかにいる。まるで現実であるかのように話すことが多い。物心ついたときから幽霊や青い服を着たお姉さんを見たりしていた。家庭というのは無理矢理そこにいさせられた場所で、そこにいないと生活ができない場所だった。しっかりして何でもできる子どもとして見られていた。そうした周りの視線が嫌だった。頑張らなきゃいけない、努力しなくてはいけない、親の期待にも応えないといけないけど、それが嫌だと言えない。嫌だと言って悪い子だと言われたくなかった。そうしているうちに自分の居場所がわからなくなった。ここにいていいのかなと思っていた。読書をしていると物語のなかに入り込んでしまい、そのときはそのなかに自分がいる感じになる。だけど、それが終わると自分の居場所がない感じがする。

Kの家庭は母親が仕事で忙しく、家にはあまりいなかった。彼女は親の期待に無理矢理合わせてきたと振り返る。家庭は素の自分を出せる場所ではなく、無理強いをさせられた場所であった。学校ではいじめがあった。解離性障害の患者の多くは、幼少時から安心して素の自分を表現できる機会がなかったという。そのような状況に対して拒絶することもできない。そんな彼女を支えていたのが、イマジナリーコンパニオンの存在や空想や物語の世界であった。これらはもうひとつの現実の世界であったが、それが機能するのはそこに没入しているときだけであり、現実の世界での居場所は次第になくなっていった。さらにKの言葉を見てみよう。

中学二年生から自傷行為をするようになった。中学三年の頃、「死にたい」「居場所がない」など自分で書いた記憶がないメモがあった。高校時代に交際した男性からは言葉の暴力を受けた。その頃、「ひとりになると寂しい。死にたくなる」と感じ、精神科を受診した。辛いことがあると「代わってあげる」といった声が聞こえることもあった。一九歳、気がつくと手首を切っていたり、大量服薬をしたりするようになった。勤務先で泣き叫んだりしたためいったん入院したが、点滴を自己抜去したり大声で叫んだりしたため緊急措置入院となった。しばらくしてから病院を退院して、筆者の外来を受診した。面接では過去の辛い体験を想い出して、泣くのが止まらなくなることもあった。「いつも**地面のない**真っ暗なところに浮いているみたい。昔から自分はここにいるのではなく、人込みのどこかに**浮いている**感じで、もしかしたら自分は目の前のあの人かもしれないなどと夢想することもある」。状態が悪化するのは、たいてい男性との関係のもつれからである。

ここには発症状況として「居場所のなさ」が関わっているように思える。自分と現実を結びつける錨を失って、場所＝大地から遊離してしまい、時に眼の前の他者に同調してしまう姿が見てとれる。

その後、Ｋは南の島に行き、そこにしばらく滞在していた。最初は辛かったが、しばらくしてから気分が良くなったという。そのときのことを次のように語っている。「物心ついたときから親が仕事で忙しくて、自分から親を切り離していた。親は迎えに来てくれず、私は祖父母といつも一緒。親には甘えられずにいた。泣いてはいけなかった。でもそういったことは五歳で終わり。妹が生まれたので、誰もかまってくれなくなった。そういったことは六歳の私として置いてきた。年代ごとに私を置いていく。引きずってそれらが小さくなるわけではない。嫌な過去は切り離し、それを私ではないとする。うしろを振り返るとそういった過去の私である小石が置かれているように思う。普通、皆は小石を腰に引きずっている。でも私は小石を引きずるのではなく、そこに置いておく。五歳の私を抱きしめると私は五歳に戻ってしまう。でも鏡やガラスに映った自分は二二歳だから混乱する。辛い体験は視界から見えない遠くのところに置いてある。過去を箱のなかに入れてある。箱は開けない。脳の端に置いてある。うしろを向いて走ってそこまで行って、箱を開けるといっぱい出てくる」状態は次第に安定し、初診から半年後経った頃には「調子は良いです。自分にはずっと居場所がなかった。でも居場所は実際にそのまま存在するものではなくて、それぞれの受け止め方によるものだと思います。居場所は心の奥底にあるものであり、自分が作り上げるもの、そして創造するものです。居場所とは自分が作り上げないといけないもので、ぶれないものです」と語った。その後、外来治療を終了した。

Ｋは辛いことがあるたびにその体験を切り離し、現在とのつながりを断って、自分のものではないとしてきた。背後には来歴の「小石」が置き去りにされたままとなっている。「小石」は消化されないままになっている「いま・ここ」から切り離された自己の断片である。

ここで言う「切り離し」とは、自らの体験に対してそれが不快や苦痛をもたらすがゆえに、それを「なかったことにする」または「他人事にする」、さらにはそれを掻き消すためにあえて自分の体を傷つけるといった心的行為である。それは意識的になされることもあれば、意識されずに自動的になされることもある。これが症候化すれば、健忘や離人感、自傷行為となる。こうした「切り離し」は虐待などとは異なった意味で解離発症の要因となっている。過去の虐待などを契機に始まり、以後習慣化されることが多いが、時に素因的にこのような傾向をもつ者もいると思われる。

Ｋは回復するとともに、現実の世界に自分の居場所を作り出すことの重要性に気づくようになった。それは過去の自分が安心していられるような場所を「いま・ここ」に作り出すことであり、過去の自分と「いま・ここ」とのつながりを回復することでもあった。解離性障害の症候学と病因論から浮かび上がるのは、自己とそれを支える場、世界との関係であり、そこにおける安心感、愛着の重要性である。自己を支えるのは内という場である。その場に包まれてこそ自己は生成する。環境が不安定で圧倒的なストレスをもたらし安心できる場所がなくなると、自己を支えるためにトランス状態になったり、空想的世界へと没入したりする。

通常、愛着関係では養育者という特定の他者が重視される。しかし、自己と他者をともに包む場所もまた、それ以上に重要であろう。たとえ目の前の養育者が心優しい人であっても、自らを取り巻く場所が人間関係の緊張に満ちていたり、さまざまな陰性感情が見え隠れしたりするならば、そういった場は自己の形成に大きな影響を与えるであろう。

現代社会は、さまざまな場所が安定感のある安心できる場所ではなくなり、また人々はそういった場所とのつながりを希薄化させているようにも思える。発達障害圏の人々が解離症状を呈することはしばしば見られる（柴山 2012a）。このことは彼らにとってお互いがわかり合えて安心できるような場所が容易に見つからないことを示唆しているように思われる。彼らは、特定の他者との愛着関係ではなく、ノンヒューマンな環境において愛着と安らぎを得ることができるのかもしれない。治療者はヒューマンな押しつけにならないように、ノンヒューマンを含めた安心感の獲得をまずは心がけることにしたい。

10 解離の幼少期体験

1 解離の幼少期体験

解離性障害の患者は幼少期に解離症状に関連したさまざまな体験をしている（柴山 2007）。本章では、解離性障害の患者が回顧的に報告した幼少期のこうした主観的体験を「解離の幼少期体験」としてまとめる。こうした体験は物心ついた頃からという報告が多いが、その後の小学生や思春期に始まることもある。通常、患者はこうした体験を、多かれ少なかれ他の誰でも体験していることであろう。その程度は軽く多くは日常性格に支障がないため解離症状とは言いがたいが、解離症状と共通する部分も多い。そのため発症の時期が明確ではないこともある。

幼少期体験は生来の素質に大きく起因するものと考えることもできるが、幼少期からの虐待などの困難な環境により二次的に派生したものとみなすこともできる。この点について決定することは容易ではないが、実際にはこの双方が関与しているであろう。こうした幼少期の体験に注目することは外傷論を補う形で解離発生の背景を理解するためには重要なことであろう。自閉症スペクトラム障害との関連も今後の課題であろう。

本章で提示する解離の幼少期体験は、解離性障害と診断された自験例一九七名にもとづいている。診断の内訳

（ＤＳＭ－Ⅳによる）は解離性同一性障害（Dissociative Identity Disorder : DID）六三名（三二％）、特定不能の解離性障害（Dissociative Disorder, Not Otherwise Specified : DDNOS）一〇八名（五五％）、離人症性障害（Dissociative Disorders : DD）二二名（一一％）、解離性健忘および解離性遁走四名（二％）であった。また一般女子大学生三三二名にも同様の幼少期体験について質問紙で調査した。解離性健忘や遁走は、それらの体験について記憶が曖昧であったりするため対象から除外した。

解離の幼少期体験にはさまざまな体験が含まれる。ここで取り上げるのは、既視感（déjà vu）、予知感、離隔、気配過敏、幻覚、持続的空想、幻覚、イマジナリーコンパニオン（Imaginary Companion : IC）である。これらの幼少期体験は軽度であれば健常者もしばしば経験するものであるが、ここでの調査対象はその程度が比較的はっきりと、かつ頻繁に経験している場合に限った。

ここで取り上げたすべての体験において、解離性障害群（ＤＩＤ＋ＤＤＮＯＳ＋ＤＤ＝一九三名）と女子大学生対照群（三三二名）のあいだに有意差（p<.01）が見られた。解離性障害における幼少期体験の多くは〝DID＞DDNOS＞DD〟のパターンを示しており、ＤＩＤでは幼少期体験が数多く見られる傾向があった。

次にそれぞれの体験の詳細について検討する。

まず「既視感」であるが、一般女子大学生対照群では四五％と比較的高い割合で見られたが、解離性障害群では六一％であった。解離性障害の分類間では有意差はなかった（ＤＩＤ＝六二％、ＤＤＮＯＳ＝六二％、ＤＤ＝五五％）。既視感に関連すると思われる「予知感」は解離性障害群の四二％に見られたが、ＤＩＤ（四八％）とＤＤＮＯＳ（四四％）では差がなく、これらとＤＤ（一八％）とのあいだに有意差が見られた（p<.05）。女子大学生における予知感は一二％であった。

「気配過敏」は、背後空間や部屋の隅、窓のあたりに他者の気配を感じる体験である。気配過敏は解離性障害全体の四七％に見られた。ＤＩＤ（五一％）やＤＤＮＯＳ（五一％）に比較するとＤＤ（一八％）は有意に少なかった（p<.01）。一般女子大学生では二五％であった。ここではＤＤよりも女子大学生のほうが高いことが注目される。

「離隔」とは「自分がここにいるという実感がなく、自分の体から離れている」ように感じる体験である。離隔は解離性障害全体では三九％に見られた。ＤＩＤ（四四％）、ＤＤＮＯＳ（三七％）、ＤＤ（三二％）であり、これらに有意差はなかった。一般女子大学生では幼少期の離隔は一三％であった。

「持続的空想」とは、頭のなかで繰り広げられる空想の世界に深くそして頻回に没入し、日常生活の多くの時間をそれに費やすことである。空想世界はあたかも見えるように現われ、細かく状況が設定され、時にストーリーが数日間にわたって展開する。そうしたときには表情はぼんやりと宙を見つめ、周囲にまったく関心がないように見える。これもまた離隔と同様のパターンを示している。つまり解離性障害全体では四二％に見られ、それぞれのあいだに有意差はなかった（ＤＩＤ＝五二％、ＤＤＮＯＳ＝三六％、ＤＤ＝四一％）。女子大学生では二九％に見られた。

「幻覚」については幻視と幻聴が主である。もちろんこれらは偽幻覚に属する。幽霊幻視や妖精、小人などの人物幻視、動物幻視、うっすらとした人影を見る人影幻視、言語性幻聴、音楽性幻聴、呼名幻聴などの幻聴がある。幻視は二五－三〇％であったのに対して、幻聴は二〇－二五％と幻視より若干少なかった。幻覚のなかで最も割合が高かったのは、幽霊や人影を見る幻視（ともに二八％）であった。これらについてはＤＩＤやＤＤＮＯＳに有意差はなかったが、ＤＤでは幽霊幻視が一四％、人影幻視が〇％であった。人影幻視はＤＩＤやＤＤＮＯＳがＤＤに比較して有意に多いことがわかる（p<.01）。女子大学生の幻覚は五％であった。

最後に「ＩＣ」についてみてみよう。ＩＣとは空想的に作り上げた架空の存在であり、話したり一緒に遊んだりしてさまざまな交流をもつ対象であり、その年齢は同年代か、やや年上であることが多い。この体験では、解離性障害全体での割合が四一％であるにもかかわらず、ＤＩＤにおいては六〇％と突出してお

表　幼少期体験
（括弧内は女子大学生対照群の割合）

60% 既視感（45%）
40 〜 45% 過敏＊（25%）予知感＊（12%） 離隔（13%）持続的空想（30%）イマジナリーコンパニオン（13%）
20 〜 30% 幻視＊（5%）幻聴＊（5%）

＊＝〝DID ≧ DDNOS ≫ DD〟のパターンを示す。

り、DDNOS（三一%）やDD（三二%）に比較すると有意に多かった。DIDと幼少期のICの密接な関係が窺われる。女子大学生ではICの割合は一三%であった。

二〇%以下の体験は、身体浮遊感、入眠時幻覚、大視症、小視症、体感異常などであった。

まとめると表のようになる。解離性障害全体において既視感は六〇%ともっとも多く、離隔や過敏、予知感、持続的空想、ICなどは四〇—五〇%、幻覚は二〇—三〇%であった。そのほとんどが空間的変容、IC、幻覚に近縁の体験であり、時間的変容に近縁の体験はほとんどなかった。

先に見たように予知感、過敏、人影幻視では〝DID ≧ DDNOS ≫ DD〟[1]という順序パターンが見られた。このパターンの特徴はDIDやDDNOSとDDのあいだに開きがあることである。それに対して、既視感、離隔、持続的空想は〝DID ≧ DDNOS ≧ DD〟という順序パターンを示しており、DIDやDDNOSとDDとの差は有意ではなかった。以上から予知感、過敏、人影幻視の系列と既視感、離隔、持続的空想の系列といった二つの系列があることが示唆される。これらは過敏になりながらも現実のなかで踏みとどまる過敏系列と、外界から離れて空想などへと没入する離隔系列と捉えることができる。DIDやDDNOS群は過敏系列がDD群に比較して顕著であることが注目される。予知感は離隔系列と過敏系列の中間に位置づけられるかもしれない。全般的に幼少期体験はDIDとDDNOSのあいだに有意差が見られないが、

ＩＣについてはＤＤＮＯＳと比較してＤＩＤにおいて有意に高く、ＤＩＤとＩＣのあいだの密接な関係が示唆される。詳細は今後の課題としたい。

2 空想傾向

ウィルソンとバーバー（Wilson and Barber 1983）は、催眠反応性の高い女性群二七名と対照群の女性二五名、計五二名（平均年齢二八歳）に対して詳細な面接をし、催眠反応性の高い群のほとんどに見られる記憶、空想、精神的体験などの特徴を描き出し、そこに生き生きとした空想にもとづいた体験を見出し、それらを空想傾向（fantasy-proneness）と名づけた。ここでは空想傾向の概略について説明しておきたい。

空想傾向は一般人口の四％に見られると推定されている。その基本特徴は空想に対して広く深く没入することであるが、同時に創造的な才能でもあるとされる。空想傾向をもつ者は特別な促しがなくても、トランス状態のような深い意識変容を経験する。

幼少期の多くの時間、彼女たちは架空の世界に住んでおり、人形や動物の玩具が実際に生きているものと信じ、妖精、守護天使、木の精などが実在するものと信じていた。半数以上が幼少期に空想上の人や動物であるＩＣと一緒に遊んだりして、多くの時間を過ごしていた。実際に彼女たちは、ＩＣをはっきりと見たり、聴いたり、触れたりしたと報告する。

また孤児や王女、動物などになりきることも多く、自分は普通の少女のふりをしているが実際は王女であると思っている場合もある。また物語の世界に没入して、そのなかの登場人物になりきり、その世界で見たり、聞いたり、感じたりする。本のなかの登場人物がＩＣになることもある。小学生頃になると、周りから嘘をついていると言われたり、からかわれたりするため、そうした空想を人には言わなくなることが多い。
幼少期に空想傾向をもつ者は成人になっても空想が少なくなることはない。人との会話の内容を想起するとき、その場でありありと知覚しているように感じる。特定の刺激がそれに関連する空想を引き起こす。鳥や木を見れば、突然に体の感覚を失って自分が鳥や木になる。日常的な仕事をしているときに、あたかも別のところで別のことをしているように空想する。不快なときにはありありとした性的空想をすることもある。空想があまりに現実的であるため、八五％の人が空想の記憶と実際の出来事の記憶を混同しがちであると報告している。

空想傾向者は幼少時から感覚体験に深く没入し、それに集中していることが多い。そういった体験は生まれつき快感を伴っており、楽しい体験だからである。幼少時の生き生きとした記憶をもっていることが多く、過去をあたかも現在であるかのように想起する。また空想、記憶、思考が直接的に身体に影響を与えることもあり、テレビや映画で暴力を観たときに具合が悪くなったり、熱さや冷たさを想像するだけで実際にそのように感じてしまったりする。

また彼女たちの大半が、千里眼、テレパシー、予知などの超感覚的な体験を報告している。遠くに離れた友人や身近な人に起こっていること、彼女たちの考えていることや感じていることを知ることができるという。そして、ほとんどすべての人が予知夢などの予知的体験をしていた。瞑想していたり空想したりしているときや夢のなかでも、頭の上に浮かぶイメージとして人の思考を読んだりする。人の過去生を読んだり、オーラを見たり、体外離脱体験が見られる。また自動書記、宗教的幻視、心霊治療などを経験していることもある。精霊や幽霊、死者の霊、影のような存在、グロテスクな怪物などを見たりすることもあるが、これらを入出眠時に体験している。

以上のように空想傾向は、空想への没入、幻覚能力（とりわけ視覚的幻覚能力）、生き生きとした記憶、催眠反応性、超感覚的能力などによって特徴づけられる。空想傾向についてメルケルバッハ（Merckelbach et al. 2001）が作成した尺度（Creative Experiences Questionnaire : CEQ）が存在する。

ウィルソンとバーバー（Wilson and Barber 1983）は、サルペトリエール病院でシャルコーやジャネによってヒステリーと診断された者の多くは空想傾向人格であろうと論じている。ジャネ（Janet 1901）によれば、ヒステリーの最も重要な特徴のひとつは「絶え間なく夢想する傾向である。ヒステリーは夜につねに夢を見ることに満足しているわけではない。彼らは一日中夢を見ているのである。歩いていても、仕事をしていても、縫い物をしていても、彼らは行っていることにすべて心を奪われているわけではない。頭のなかでは果てしないストーリーが目の前で繰り広げられている」。彼らの報告後、空想傾向が解離性障害と関連していることが指摘されてきた。

またウィルソンとバーバー（Wilson and Barber 1983）は空想傾向へと導く要因を四つ挙げている。①大人が子どもに空想を促したこと、②孤独な状況、③困難でストレスの大きい環境からの逃避、④幼少時からの芸術領域の過剰な練習である。空想傾向にはこれらの要因が二つ以上見られることが多いという。家族からの身体的虐待、母親の重度の情緒障害、ネグレクト、里親を転々とするなどの不安定な住居状況は空想傾向者の三分の一に見られたという。後にリュとリン（Rhue and Lynn 1987）は、空想傾向者二一名中六名が幼少期に激しい身体的虐待を受けていたが、対照群ではそういったことがなかったと報告している。

幼少期のこうした状況や環境以前に空想傾向がすでに見られていたのか、あるいはそれらを背景として空想傾向が発展することになったのかは定かではない。空想傾向が素因的に認められることもあれば、それが認められないこともあるであろう。しかし、いずれの場合でも外傷体験が空想傾向を促進させることはたしかであろう。

3 幼少期体験と空想傾向

幼少期の空想傾向とは、空想の世界を思い描き、それにどっぷりと没入し、あたかも現実であるかのように感じることである。そういった傾向は成人期でも衰えることなく持続し、成長するとともに、認知、記憶、身体感覚、夢の領域に影響を及ぼし、幻覚の内容も多彩になっていく。

ここでいう幼少期体験と空想傾向は、空想への没入、ICの出現、超感覚的体験などの点で共通しているが、若干の差異もある。幼少期の空想傾向の多くは願望充足的でファンタジーの要素が大きく、素朴でポジティヴであり、より素因的なようにも思える。それと比較すると、われわれが言う幼少期体験は、幽霊や人影などの幻視、気配過敏、被注察感、さらには入眠時幻覚に見られる人の気配など、不安や恐怖、緊張を掻き立てるような過敏的側面が散見される。ここには周囲に対する不安や怯え、過敏性といった要素が含み込まれており、環境側の要因が大きいように思われる。次に解離の症例を見てみよう。

●症例Z〔女性・二〇代後半・特定不能の解離性障害〕

幼少時から母親からの虐待がひどかったという。物差しが折れるほど叩かれたり、裸で家の外に出されたり、走っている車から追い出されたりしていた。食事を作ってくれなかったこともしばしばであった。小学校低学年のときには一時的に叔母の家に預けられた。小学校高学年になると母親からの虐待はなくなった。昔から家族のなかで居場所はなかった。空想はいつもしていた。小さい頃から頭のなかに映像が浮かんで、まるで見えるようだった。

幼稚園から小学校中学年にかけて、オレンジっぽいピンクの洋服を着た人間に近い人形みたいな子がいた。声も聞こえていた。一緒に遊んだり、話を聞いてくれたり、一緒に寝てくれたりする。学校にも一緒に行って、遊んだりしてくれた。それが空想なのか現実なのか当時もわからなかったが、今でもわからない。

小学校のときから誰かの気配を感じていた。視線を感じたり、笑っている声が聴こえてきたりする。幽霊が見えることもあった。はっきりと見えることもある。さまざまなところに人影が見える。妖精ともお話をしていた。今でもそうです。妖精が自分の周りを飛んでいるのが見える。半透明できらきらしている。一五センチくらいの存在。辛いときによく出てきて踊っている。一八歳の頃、友人に「妖精なんていない」と言われてすごくびっくりしたことがある。あと小汚いおじさんが風呂にいて、親父ギャグ的なことを言う。とにかくいるのが当たり前という感覚。トイレのなかに立っている女の子もいる。引っ越しをするたびに違う子が家にいる。悪いことはしてこない。ただ立っているだけ。話はしない。怖くないです。もう慣れました。こういった存在は小さい頃から現在までずっといる。

歩いている皆に自分が本当に思っていることを知られていると小さい頃から感じていた。自分の考えが声になって、話している相手や石や砂に聴こえているように感じる。だから考えないようにしている。自分のことをコメントする声が聴こえる。頭の周辺から「走っています」「靴を履いています」とか聴こえる。その声が周りにも聴こえている感じがする。

●症例a［女性・三〇代半ば・解離性同一性障害］

幼少時から乗り物に乗ると、めまい、冷汗、動悸などが見られた。小学校一年のとき、祖母が死亡した。当時、祖母が窓辺に立っていたのを見たけど、すぐに消えてしまった。その頃から夜になると金縛りが多くなった。小学校二年生のときは何も食べられなくなり、自家中毒の診断で入院したことがある。その後も、動悸や食事が摂れないなどの症状が続いた。病院を受診しても自律神経失調症と言われるだけであった。小学校低学年のときに性的外傷体験があった。小学三年生のときにいじめがあった。荷物を持たされたり、言葉でひどくいじめられたりした。自殺しようかと思ったこともある。

小学校時代から人影を見ていたという。自分と重なって、すぐうしろに誰かがいる気配がしていた。それが自分を見ている感じがしていた。そのためうしろを振り返ることもよくあった。小学校や中学校のときは特にそれが強かった。ベランダや天井、壁から何かが出てくるとか、部屋の隅に誰かが座っている感じがしていた。中学になっていじめはなくなった。トイレに入っていると夢のなかにいるような感じになる。中学時代はほぼ毎日金縛りがあった。金縛りのときには、トイレでパリーンパリーンという音がしたり、人の気配を感じたりしていた。誰かに見られている感じがする。部屋の隅に光がパッパッと見え、同時に音が聞える。お化けや女の人を見えたり、天井に上半身だけの男の人がへばりついたりしていた。怖かった。

これらの症例では、幼少時から幽霊幻視、人影幻視、人物幻視、IC、気配過敏、被注察感、要素的幻聴、持続的空想、表象幻覚（柴山 2007, 2010b）、入眠時幻覚、考想伝播様体験など多彩な体験が語られている。空想傾向と比較すると、願望的ファンタジーの要素は少なく、幻覚の生々しさに不安や恐怖といった要素が含まれているのがわかる。もちろん空想傾向にもこういった要素が含まれていないわけではない。空想傾向者も亡霊や死んだ人などを見ることはあるが、こうした体験の多くは成人になってからとされている。

多くの場合、ICは幼少時だけに見られて思春期になるとほとんど消滅してしまい、以降出現することはない。しかし、DIDではICと交代人格が密接に関係しているケースも散見され、実際にそうした報告もいくつかある。DIDとICの関係については、幼少期のICと交代人格の連続性がまったく見られないケースや、ICが幼少期に一過性に見られなくなるが思春期に交代人格としてふたたび出現するケース、幼少期のICが成人期の交代人格へとそのまま連続しているケースなどさまざまである。DIDに見られる幼少期のICは、困難な状況において本人の身代わりを演じていたり、助言を行なったり、本人を守ったりしていることが多い。こうしたICの役割傾向は、交代人格に見られる救済者ないしは守護者などへとつながっているように思われる。

解離性障害に見られる幼少期体験について、空想傾向と比較しながら検討した。解離の幼少期体験には、予知感、過敏、幻覚など外界を過敏に感知する過敏系列と、既視感、離隔、持続的空想など外界から離れて空想などへと没入する離隔系列が特徴的に見出された。

空想傾向ではこの過敏系列の体験は比較的少なく、健康でより願望充足的ファンタジーへの没入傾向が見られた。解離における幼少時体験は、空想傾向と解離症状の中間的位置にあるものと考えられる。空想傾向－解離の幼少期体験－解離症状というスペクトラムのなかで、解離の方向へと向かうにしたがって、次第に過敏の要素が強くなっていくとともに、空想への没入は背景化していくように思われる。

▼**註**

1――ここで「≧」は数値では差があるが統計学的有意差がない関係、「≫」は有意差がある関係を示している。

II 空想と夢

1 想像の舞台

われわれが絵画を観たり、読書をしたり、音楽を聴いたりしていると、断片的な想像がさまざまに浮かんでくる。想像空間にはかつての友人の顔が浮かび上がったり、想像上の人物が登場して好きなことを喋ったり、笑ったりする。「私」はその舞台の脚本家であったり、照明係であったり、さらには観客となってその舞台を眺めていたりする。そういった想像の舞台は手で触れることができないものとして「私」は了解している。

しかし、解離に親和性がある人々（解離親和者）にとってはそうではない。細部にわたって空想は展開し、それが頭のなか、あるいは目の前にありありと展開し、彼／彼女らはそこへと没入し、あたかもその想像的世界を現実であるかのように感じ取る。

こういった傾向は従来「空想傾向（fantasy-proneness）」（Wilson and Barber 1983）や「想像的没入（imaginative involvement）」（Sapp 2000）などと言われてきた。解離性障害の患者の多くは幼少時からこのような傾向を有しており、自分以外の他の人も皆自分と同じであると思っていることが多い。

もちろんこのような傾向は解離親和者の患者のみに見られるわけではない。一般の人たちの一部、とりわけ女性にはこのような傾向が見られるであろうし、芸術活動に携わっている人には、このようなことは当たり前のことと感じられるかもしれない。また現代のヴァーチャル世界はこのような傾向を後押ししているかのようである。しかし、こうした傾向が解離親和者において典型的に見られることはたしかである。

解離性障害の患者の多くは、この現実世界にいながら、ふと気がつくと、いつのまにか現実の世界から遠ざかり、想像の世界のなかに自分が入り込んでしまっている。その世界では視覚や聴覚のみならず、触覚や嗅覚までもがリアルにありありと感じられる。想像の舞台では、一定の視点からの眺めが開ける。世界は自分を取り囲み、奥行きをもって現われる。彼/彼女らはそのなかで現実とは異なった同一性をもつ。想像は断片的でも、平面的でも、一時的でもない。あたかももうひとつの現実であるかのように連続性、奥行き、持続性、世界という全体性を獲得している。

2 解離のパースペクティヴ

想像の世界が現実感をもって立ち現われるという対象側の変容について、そこには自己側にどのような変容が起こっているのであろうか。ここでは解離における自己の変容をパースペクティヴの観点から検討してみたい。

●症例G［女性・四〇代前半・解離性離人症］

幼稚園の頃、自分が見ているオシロイバナも見えていたし、オシロイバナとそれを見ている自分も、自分の姿と庭全体も見えていた。家など全体を俯瞰している視点もある。いろんな視点にスイッチできていた。昔は視点が変わっても、世界は同じものだとわかっていた。最近は、この体のこの眼から視線が出ているのをとても不自然に感じる。この視点に違和感がある。外からカメラアイみたいに見えるほうが自然に感じる。どんなアングルでもかまわないけど、この器のなかに眼があるのは不自然なんです。空間の外、劇場の外、舞台の外に自分はいる。これが自分だという意識はあまりない。世界は映画のようなもの。複数のカメラで複数のアングルで撮っている。こういったカメラの視点から、かろうじて世界を多面体として捉えている。自分はどこにでもいるが、どこにもいない。視点が定まらない。電話をしていると、相手のほうに私の意識があるように感じることがある。そっちのほうに自分がいる感じがする。

昔から知覚と想像は同質で同等のものだった。1番カメラ、2番カメラ、3番カメラ。知覚と想像という非対称性ではなく、知覚と想像1、想像2、想像3はすべて同等であり、そのなかのひとつとして現実があるにすぎない。幼少時からずっとそうです。現実世界は複数のパラレルワールドのなかのひとつにすぎない。複数のカメラが作動していて、スイッチを変えるだけです。今でも、私は複数のパラレルワールドのなかにいます。時間軸が何本かあるんです。

この症例のこうした離隔体験についてさしあたって二点を指摘しておきたい。

第一に、現実の「器」(身体)から離れ、世界を眺める複数のパースペクティヴが見られる。こういったことを患者は「デジタルカメラで世界を見ているようだ」と表現する。画像が枠づけられて狭窄していること、平面のように感じられること、世界とのあいだに介在物があって世界が遠くに感じられる。こうしたカメラが複数あって、対象を見る視点、自己像を見る視点、世界を俯瞰する視点など、複数のパースペクティヴを通して世界を体験している。こうしたことは自己の同一性の希薄さや空間遍在性に通じている(1)。こうした複数のパースペクティヴの体験を「パースペクティヴの多重化」と呼んでおく。

第二に、現実世界に向けられたパースペクティヴと想像世界に向けられたパースペクティヴがパラレルとなる。

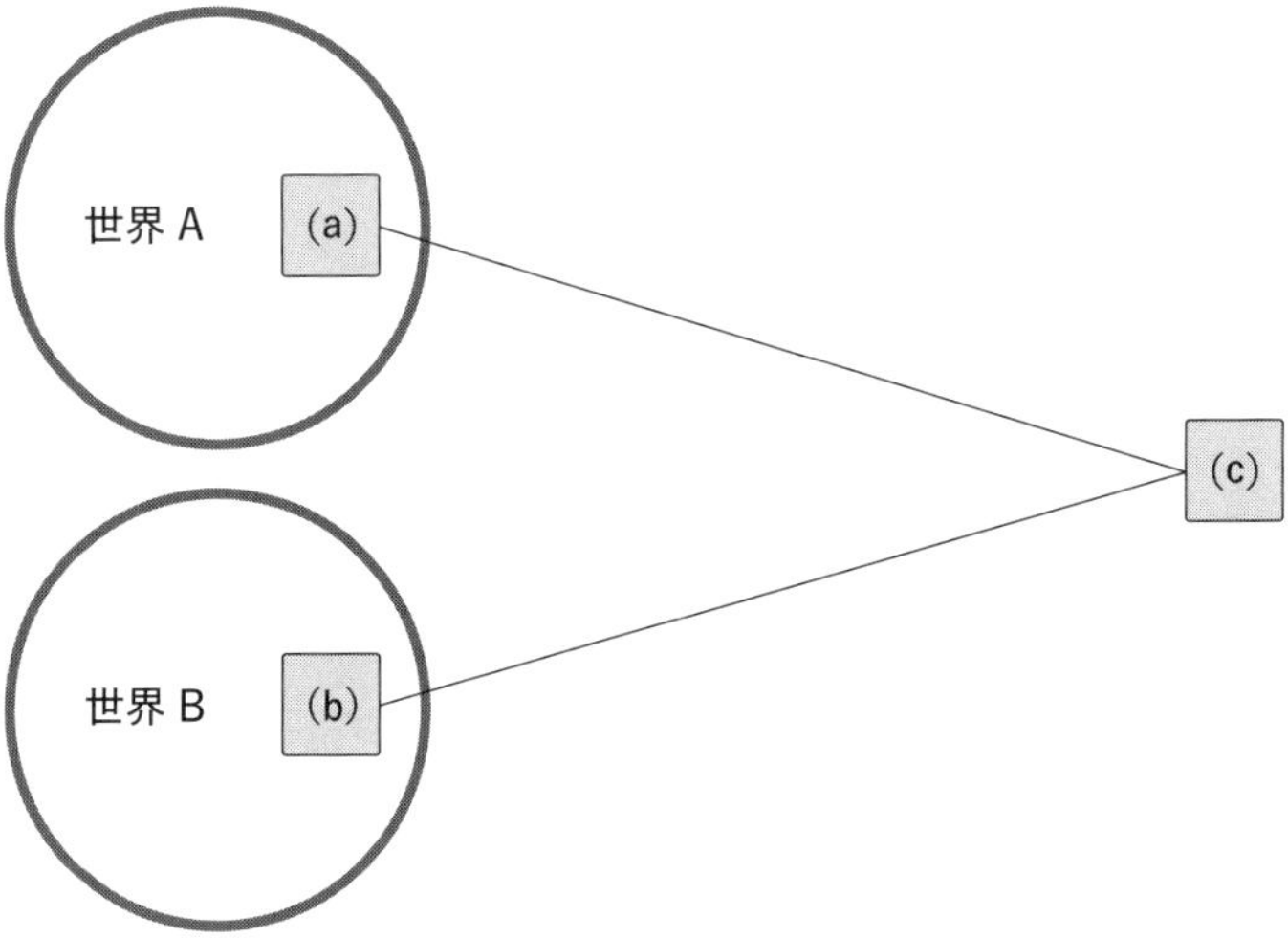

図　パースペクティヴの並列化

そのため現実が想像であるかのように、また想像が現実であるかのように体験する。総じて解離において、同一性、身体、世界の断片は想像のなかで増殖し、その全体性つまりあらたな自己同一性、生々しい身体感覚、奥行きをもって広がる世界を獲得していく。「パースペクティヴの並列化」は、こうしたリアルな同一性、身体、世界を想像のなかで作り出す構造的基盤となっている。

　ある患者は「挿し絵入りの物語を読んでいると、挿し絵の端っこに自分がいて、その世界を見ていることがある」と述べた。図を参照していただきたい。世界Aを現実の世界、世界Bを物語の世界とし、（a）や（b）はそれぞれの世界のなかに存在する自己を示しているとしよう。患者の言葉からすると、現実の世界Aのなかの「私」（a）が物語の世界Bを見ているパースペクティヴと、挿し絵の端にいる「私」（b）が物語の世界Bを見ているパースペクティヴがあるように思える。しかし実際には、物語の世界を見ているのは現実の世界Aのなかの「私」（a）ではなく、現実の世界の外に位置する「私」（c）である。（c）を媒介することで、現実の世界の内にあってその世界を見ている現実の「私」（a）

と、物語の世界の内にあってその世界を見ている想像の「私」（b）の並列化したパースペクティヴが成立する。ここには「私」（c）のパースペクティヴが潜在しており、実際には（a）（b）（c）の三つのパースペクティヴの並列化が見られる。次の症例を見てみよう。

●症例P［男性・三〇代半ば・解離性同一性障害］

体外離脱すると、何も感じなくなって楽になる。空を飛んだり、まるでまったく現実とは違った場所に行ったりする。たとえば、夜、自分が駐車しようとしているときに、他人の車の陰にもう一人の自分がいて、その自分が、駐車しようとしている自分のほうを見ている。駐車しようとしているのが抜け殻の自分で、それを見ているのが抜け出たほうの自分です。その人の車に乗りたいと思った瞬間、すでにその他人の車を運転しているんです。感覚も乗り心地もそちらのほうがリアルです。自分が二人いるような感覚です。

ここには、駐車しようとしている現実世界の自分と、人の車を運転している想像上のもう一人の自分がいる。彼が言う「自分が二人いるような感覚」がパースペクティヴの並列化である。この症例では同一性の変化はほとんど見られないが、異なった身体をもったもう一人の自分が現われている。これは単にリアルな想像世界に没入しているということではない。

駐車しようとしている現実の自分は抜け殻（a）であり、他人の車の陰から自分自身を見ているもう一人の自分は「体外離脱」したほうの自分（c）の形象化である。（a）が（c）から見られているという被注察感は気配過敏症状の系列に含められる。

その車に乗りたいと思ったとき、すでにその車を運転しているのが（b）の自分である。いわば（c）が、想像の空間Bのなかに入り込み、他人の車を運転する（b）へと没入している。ここでも（a）（b）（c）の三つがパースペクティヴの並列化を形成しているのがわかる。（c）は、世界Aにも世界Bにも没入しうるパースペクティヴをもち、それぞれの世界のなかの同一性、身体を獲得する以前の「潜在態」であるとも言えよう。

これまで解離の病態における現実の世界と想像の世界についてパースペクティヴの観点から考察してきたが、次に想像の世界から夢の世界へと眼を転じてみたい。

3 リアルな夢

解離性障害の夢についてはすでにいくつか報告がある（Barrett 1996 ; Howell 2011）が、解離の夢の代表は、何といってもリアルな夢の舞台であろう。このことは彼／彼女らが現実の世界をリアルに感じられないことと対照的である。夢があたかも現実のようだといっても、それは単に夢が現実のようにありありと現われているということではなく、現実感の少ない現実以上にリアルだということである。ここでは現実と夢が並列化しつつ、踵を接している。

●症例b〔女性・三〇代後半・特定不能の解離性障害〕

夢はリアル。匂いもするし、風も感じるし、町のざわめき、走っているときの土の感じとかがありありとしている。周りは普通の街中と同じで、道路があって建物があって、この世界と同じように見える。現実のこの世界のような感じ。だから夢だったのか実際のことだったのかがわからなくなる。現実よりも現実的。夢はこの状態で目が醒める感じ。本を手に取って見ても、きちんと内容が書いてある。

解離患者の夢にはあらゆる感覚が生々しいというリアルな感触がある。しかし、それは単に感覚的にあるいは感情的に生々しいということではない。その夢は荒唐無稽ではなく、きわめて日常的な内容である。夢の空間は広く、そして奥行きがある空間である。そこでは場面が急に切り替わることはなく、時間的にも連続して展開する。いったん目が覚めてもその続きの夢を見ることも多い。夢から覚醒しても夢のなかの感覚や感情が生々しく余韻が残る。こういったさまざまな要素が解離に特徴的な「リアルな夢」であり、それは空間的にも時間的にも連続する夢である。

●症例J［男性・四〇代前半・特定不能の解離性障害］

夢と現実の区別がつかないのがずっと続いている。現実、夢、空想のインパクトは重みがすべて同じ。夢はすごくリアル。耳のあたりでありありと声がするし、視覚的にもすごくリアルで細かい。現実はいっぱいある世界のひとつ。夢のインパクトが強くて無視できない。夢が後を引く。過去にショックなことがあっても、今となってはそれが空想なのか現実なのかわからない。夢、現実、過去が並列関係にある。過去はリアルに浮かぶ。そのなかに入り込む。入り込んだときは自分の視線。没入するということは、そのうちのひとつを選んで飛び込むことです。放心しているときはどれが本当かわからない。身の置き所がなくて浮遊している。未来は反対の記憶。未来も記憶の一種で同じですね。後にあるのか前にあるのかの違いであって、未来のことを考えると、過去にあったことを考える。記憶にないものは出てこない。未来は知らない過去のこと。未知の世界は既知の世界。

未来も過去も空想も夢も、表象世界のすべては同じように感じられる。先ほどの図で言えば、現実世界がＡであり、夢や想像など表象世界がＢである。「放心している」とき、あるいは身の置き所がなく「浮遊している」

とき、彼は世界をもたない潜在態として（c）の位置にある。

解離患者にとって「現実、夢、空想」の世界のパースペクティヴは並列化しつつ、空間的変容とりわけ離隔の構造を有している。

では空間的変容の過敏についてはどうだろうか。ここでは詳細を省くが、夢のなかで他者に見られているという体験は一般に少ない。しかし、この夢のなかの被注察感とも言える体験は解離では特異的に見られる。最も典型的には入眠時体験で見られる。

●症例b［女性・三〇代後半・特定不能の解離性障害］

寝ていたら足元に背の高い白い女性が立っていて、すごく怖かった。自分のほうを見ているわけではない。ほかにも誰かがいる気配を感じることが多い。寝ているときに出口に近いほうに人がいる。以前は体外離脱体験がよくあった。寝ているときに体がフワァーと浮かび上がって、上のほうに行く。下を見ているわけではないが、視線は下のほうに向いている。自分の姿も見える。


症例bが語っているのは入眠時体験であるが、そこにおける夢の舞台はほぼ眠っている現実の場所であり、先ほどの症例Jの夢とは違った意味でリアルな夢と言えよう。解離患者はこういった入眠時体験を一般に比して高頻度に体験している。解離の入眠時体験は「表象幻視型」「離隔型」「過敏型」の三つに分類される（柴山 2010b）。「背の高い白い女性」というのは入眠時幻覚であるが、「過敏型」入眠時体験に見られる気配の形象化に相当する。ちなみに前はよくあったという体外離脱体験は「離隔型」に含まれる。

このように解離の夢の世界は現実の世界と重なっており、それと並列の関係にある。またその世界は現実の世界における空間的変容と同様の構造が窺われる。次に、夢のなかのパースペクティヴについてさらに注目しよう。

4 夢のパースペクティヴ

かつて私は解離患者が夢のなかで自分の姿を見る頻度が高いことを報告した。私はこういった夢見体験を「夢中自己像視（autoscopy in dreaming）」（柴山 2006c）と呼んだ。一般的に人は夢のなかでも覚醒時の視覚体験と同じく当事者視点で世界を見ている。ところが解離性障害の患者は、幼少時あるいは解離性障害の発症後頃から夢中自己像視を頻繁に経験している。(2) こういった夢の第三者視点ないしは観察者視点（Gabel 1989, 1991）に注目することは、解離における夢の構造を考えるうえできわめて示唆的である。

●症例Q［女性・四〇代前半・特定不能の解離性障害］

夢は同じ夢を毎日見る。父親は飲んだくれ。小さいときに父親が母親を殴っていて、それを見ている小さな自分が泣いている。それを自分が横から見ている。私は両親の喧嘩を止められないし、その泣いている自分を慰めてあげることもできない。それを見ている自分も悲しくて、泣きそうになったところで目が醒める。追いかけられる夢はよくある。逃げても逃げても男に追いかけられる。それを横から自分が見ている。横にいて同じ速さで自分が移動している感じ。

この症例は自分の姿を比較的近くから、まるでテレビに映った自分の姿を観ているように見ている。ここには自分とそれを近くから見ている自分の二つの視点がある。

解離の夢では、切羽詰まって崖から飛び降りるとか、空中を浮遊するとか、誰かに追いかけられるなどの夢も多い。こういった夢は、窮地に追いやられる状況を象徴的に示している一般的な夢でもあるが、解離ではとりわけ追いかけられる夢を頻回に（たとえば週に数回）見ていることが多い。このことは、大地を失うとか居場所がないといった解離の主題と関係しているのかもしれない。

●症例b［女性・三〇代後半・特定不能の解離性障害］

知らない人に追いかけられる夢や殺される夢ばかりずっと見てきたので、夢はそういうものだと思っていた。日常生活では心がここにあって視線もここにあるけど、夢では上からの視線もある。こういった夢の舞台の外の空間にいる自分は一人で、誰かに話しかけられるということもない。

●症例M［女性・四〇代半ば・特定不能の解離性障害］

夢はカラーでとてもリアル。夢のなかに登場している自分を見ている。崖っぷちから飛び降りなくてはならない状況で、その自分を上のほうから見ている。追いかけられる夢はすごく多くて、週に数回見ていた。追いかけられている自分を背後から見ていることもある。

これらの症例が報告する夢には複数の視点が見られている。夢のなかの主人公の視点、その自分を側で見ている視点、背後から追いかける者の視点、夢全体を俯瞰する視点などである。このように複数のパースペクティヴを同時に体験することが「パースペクティヴの多重化」である。先ほどの図で言うと、夢のなかの自分の視点は（b）であり、側にいる自分や背後から追いかける者は（c）である。夢全体を俯瞰する視点もまた（c）であるが、この俯瞰する視点は究極の（c）であり、同じ（c）であってもその水準が異なっている。そもそも（c）とは眼差しを向けるものであり、眼差しを受けるものではない。したがって、それ自体は対象化されにくく、その視線の主体が「私」なのか「他者」なのかは曖昧である。

こうした究極の視線（c）は覚醒時の空間的変容においても見られることがあり、患者はこうした視線（c）をこの世界をどこか外の上方から見ている視線と表現することがある。覚醒時では頻度としては少ないが、それに比較すると夢のなかでは若干多いように思われる。次の症例は、その視線を他者の視線として捉えている。

●症例c［女性・四〇代半ば・特定不能の解離性障害］

私じゃない別の人間がいて、その人は誰だかわからないが、その人が見ている夢のなかで自分が行動をしているようだ。私はその人の夢の登場人物でしかない。

一般的に夢は「自分が見る」ものであって、「誰かから見られている」ということはほとんどない。しかし、解離の夢ではこの「誰かから見られている」という体験（被注察夢）がしばしば報告される。夢のなかの自分の眼差しが他者のものになったり、他者の眼差しが自分のものになったりする。たとえば、追いかける他者の視線が追いかける自己の視線になったり、夢の舞台を上から見ている他者の視線が夢を見ている自分の視線になったりする。このように、解離では容易に自己と他者のあいだで反転するのが解離の特徴でもある。これを「パースペクティヴの反転」と呼んでおこう。

5 俯瞰する眼差し

入眠時体験、リアルな夢、被注察夢、追いかけられる夢などは解離性障害の患者によく見られるが、同時に一般的に見られる夢の類型でもある。ただ、解離とりわけ解離性同一性障害ではその頻度と程度が全般的に高いという特徴がある。次に提示する夢は解離性同一性障害の患者が報告した夢である。

●症例D［女性・三〇代半ば・解離性同一性障害］

夢のなかでは重力もあるし、液体も飲むし、猫の鳴き声もはっきりと聴こえるほどリアルだった。子どもの頃は現実がつまらなかった。昨晩見た夢です。夢のなかで猫を追いかけて、ある研究施設に行く。追いかけている私は男性で、歩いている人たちも現実に生きている人と変わりない。猫を追いかけてエレベータのなかに入るとそれが横に動き、さらに急降下する。そのとき重力を体にはっきりと感じる。その猫は屋根のほうに登っていって、屋根の溝に入り込む。猫をいざ捕まえようとすると、そこで猫のことはどうでもよくなって、そこから下に真っ逆さまに飛び込んだ。数百メートルの高さのところから、桜の木のなかに飛び込んだ。バサバサと体に当たる感覚がある。落ちているときに俯瞰して見ていることもある。見晴らしのいい景色が見える。際限なく空を飛んでいて、眼下には町やビルが見えたりすることもある。雲のなかを飛んでいることもある。結局、私は海のなかに入り込んで、どんどん沈んで水中都市に行って、深海に行く。

追いかけられる夢は多い。二人の男の子に追いかけられたり、鳥の神様が追いかけてきたり、妖怪に追いかけられたりする。うしろや横の視点に変わったりする。追いかけられている自分の視点と、追いかけている人間の視点で自分の後姿が見えることがある。さらにそうした状況を俯瞰している視点がある。それは意識だけの自分なのかなと思う。眠りかけにはいろんなことを体験する。虫とか蝶の幻覚を見る。この世界にいるものではなく、自分で作り出した幾何学模様が見える。気配は頭のうしろとか枕元に感じる。鳥肌が立つ。多くはないが入眠時の体外離脱もある。

症例は、リアルな夢、追いかけられる夢、墜落夢、浮遊夢、入眠時体験（「表象幻視型」「離隔型」「過敏型」）

など解離の典型的な夢の類型を報告している。

猫を追いかける場面では、「私」は追いかけている主体であるが、同時に追いかけられている猫でもある。まさに夢のなかの登場人物はすべて私が変形したものである。すると夢中自己像視と被注察夢は、空間的変容の離隔と過敏のような関係にあると思われる。パースペクティヴの反転はこのような解離の構造を背景としているだろう。

この夢のもうひとつの特徴は、猫を捕えようとした瞬間に踏みしめる大地が不意打ちのように失われ、彼女は急降下して深海に沈んでいくことである。そして、まさに水平軸から垂直軸へと転換するときに「俯瞰する眼差し」が現われている。次の症例dの夢を見てみよう。

●症例d［女性・三〇代前半・特定不能の解離性障害］

昔、調子が悪かったりしたときには追いかけられたり、逃げたりする夢が多かった。追いかけられる夢では、何か気持ち悪いものを飛び越える。障害物があったり、失敗したりして逃げる。うしろから見られている。浮いていてずっと飛びつづけることもある。いきなり落っこちることもある。周りが暗くなって落ちつづける。飛んだり、落ちたりするときに眼差しを感じることがある。逃げている姿をどこかから誰かに見られていることもある。何か嘲笑っているように感じる。うしろからの視線と、どこか別のところからの視線を感じる。

この症例もまたパースペクティヴの多重化を示しているが、自分が浮いたり落ちたりするときには誰かの視線を感じている。これについては症例Mも症例Dも同じである。足場を失ったときに俯瞰するパースペクティヴが現われるのである。もちろん浮遊したり墜落したりするときには、下方の世界を俯瞰する視野が眼の前に展開する。しかし、こうした俯瞰するパースペクティヴが他者の眼差しとなり、「私」に向けられることもある。

俯瞰する眼差しの主体は未分化の自己／他者であり、自己であり、他者である。土台、大地、場所というものが失われがちな解離の世界では、こうした「俯瞰する眼差し」が他者ないしは自己の眼差しとして現われやすいと言えよう。

6 夢から覚醒へ

先にも触れたように、私はかつて、解離における夢体験を入眠時体験と同様に、「表象幻視型」「離隔型」「過敏型」の三つの類型に分けたことがある（柴山 2010b）。

過敏型夢体験は周囲から圧倒され、追い立てられたり、急き立てられたりする感覚を伴う。その典型は背後から追いかけられる夢であるが、被注察夢や被殺害夢、墜落夢などもこれに含まれる。この夢は三つの夢類型のなかでも、最も夢世界に没入していると考えられる。

離隔型夢体験は夢中自己像視の多くがこれに相当する。浮遊して空を飛んで、眼下に街並みが見渡せる体験などはこの類型に属する。「横からの視線」や「上からの視線」の多くは離隔型に含まれるが、これは次の表象幻視型に連続的につながっている。

表象幻視型夢体験は、映画のスクリーンやテレビを観ているように夢を見ることである。症例 b の「夢の舞台の外」からの眼差しはこれと連続している。このパースペクティヴは覚醒時に夢体験を振り返る状態に最も近い。

次の症例 e は夢のなかにいる状態から覚醒までのプロセスを次のように語っている。

●症例e［女性・四〇代前半・特定不能の解離性障害］

私はこの夢のなかの世界にいるが、夢のなかにいることに気づいていない。次の段階に行くと、その夢の世界の外側にそれを俯瞰して見ている自分がいる。世界から抜けて、状況を引いて見ているようになる。夢のなかにいて行動をしている自分の姿を見ている自分に気づく。そこで「夢を見ている」と思う。さらに離れると夢のなかの自分、そこから離れてそれを見ている自分、という二人の自分が見える。そしてさらにそれ全体を見ている自分に気づき、そして覚醒する。

このように夢のなかの「私」を見て対象化しつつ、主体は覚醒状態へと近づいていく。それは夢体験における過敏型から離隔型、さらに表象幻視型に至るプロセスと同じである。

背後など近くからの他者の眼差しは、しだいに遥か彼方から夢の世界へと向けられる眼差しへと移行する。それとともにその眼差しは、他者の眼差しから自己の眼差しへと変容していく。自己に眼差しを向けて追いかけてくる他者は、夢を見ていたと自己を対象化する覚醒した自己へとつながっているかのようである。以上のことから、追いかけてくる他者は覚醒へと向かう意識が夢のなかで象徴化されたものであり、夢の安息のなかに侵入する現実への覚醒への志向性であると思われる。

このことは過敏型夢体験自体がすでに覚醒の要素を含んでいることを示しており、解離の夢全体が覚醒へと引き寄せられていることがわかる。空間的変容における「眼差しとしての私」が「存在者としての私」が見る夢＝幻であるならば、解離の病態では現実体験も夢体験も互いに水準を同じくする並列化へと向かうものと言えよう。

夢の物語が覚醒した状態で、しかし覚醒とは異なった意識空間での体験を想起したものであるならば、その夢の物語は体験した夢を変形したものである。しかし、解離において覚醒時体験と夢体験が並列化しており構造的に類似しているとすれば、こうした夢の変形は少なくなり、日常的なリアルな夢として体験されやすいと言えよう。彼／彼女らは日常の世界にも夢の世界にも没入できない、眠りと夢のあいだにいるようにも思われる。

現代人が歴史的にそれ以前の人たちと同じ夢を見てきたという保証はない。現代人、とりわけ若い女性が感覚的にも内容的にも日常生活に近いリアルな夢を見るようになってきたとするならば、そのこともまた解離の病態の背景として看過できないものを含んでいる。

▼註

1——空間遍在性とは、漠然と「私」が拡散・遍在していると感じる体験であり、「自分がここにもあそこにもいる感じ」などと表現される。必ずしも病的な体験とは言えない。

2——夢中自己像視は健常人の一〇〜二〇％が体験しているものと推定されるが、解離性障害の患者の約七〇％は夢中自己像視を月に一回以上経験している。このことは診断する際にも参考になる。

IV
解離の周辺領域

12 解離性障害と境界例

1 境界例

境界例という言葉が生まれたのは一九四〇年代から一九五〇年代にかけてであるが、その頃は神経症や精神病という概念が確立されようとしている時代であった。それとともに、逆にそれらに含めることが困難な病態が注目されるようになった時代でもあった。しかし、こうした眼差しを向ける側の図式とそれを逸脱する現実とのせめぎ合いは当時に限ったことではないだろう。

精神病も神経症も従来のはっきりとした輪郭を有した病像から、時代とともに変化してきた。近年は、統合失調症では陽性症状や陰性症状が明確な病像から、それらが目立たない寡症状性統合失調症の病像へと移行し軽症化した。うつ病もまたメランコリー性の内因性うつ病から拡大し、神経症性うつ病との境界も曖昧となった。神経症という言葉は、この概念全体を支える病理が明確でないことから消滅してしまったが、いずれ精神病という概念もまた精神医学から消え去ることになるかもしれない。

境界例は当初、精神病や神経症、さらには正常ないしは異常人格といった三つの領域のあいだに収まりがたく漂っていたが、それぞれの方向で診断名を獲得することによって、一応の居場所を見出したかのようである。精神病の方向では統合失調型パーソナリティ障害（Schizotypal Personality Disorder：SPD）、神経症の方向では解離性障害、さらに正常ないしは異常人格の方向では境界性パーソナリティ障害（Borderline Personality Disorder：BPD）という名が作られ、境界例のさまざまなケースがそれぞれの診断かごのなかに入れられていった。しかし、操作的診断基準の併存例の多さが、結局境界例とは何かという視点にふたたび引き戻すことになった。

本章では、このように細分化されたＳＰＤ、ＢＰＤ、解離性障害を、それらの母胎としての境界例という場にあらためて置きなおし、併存診断では見えにくくなるそれらの共通点と差異について解離性障害を中心に検討したい。

2　統合失調型パーソナリティ障害と解離性障害

スキゾタイピィという言葉は、一九五三年にアメリカ精神分析医のラド（Rado 1953）によって用いられたのが最初である（Claridge 1997）。当時は〝schizotype〟と言われ、〝schizophrenic genotype〟の省略形であった。統合失調症「以前」の、遺伝を背景とした軽微な表現形のことである。ラドはスキゾタイピィを全体的な無快楽（anhedonia）を表現するものとみなしたが、ラドの支持者であったミール（Meehl 1962）は、スキゾタイピィの表現形を認知的ずれ（軽度の思考障害）、対人回避、無快楽、両価性という四つの行動特性にまとめ、後に認知的ずれを強調した。

近年、スキゾタイピィと解離傾向が有意の正の相関（r=0.44-0.64）を示すという報告がいくつかある（Merckelbach et al. 2000；Merckelbach and Giesbrecht 2006；Pope and Kwapil 2000）。こうした相関関係には空想傾向（fantasy-proneness）や外傷体験などが関係していると言われている。空想傾向とはウィルソンとバーバー（Wilson and

Barber 1983）が提唱したもので、被暗示性が高く、一日の大半を空想や白昼夢に費やす傾向を指す。こうした傾向が解離やスキゾタイピィのそれぞれに対して有意な正の相関を有していると言われる。心的外傷体験もまた解離やスキゾタイピィとの関係が指摘されているが、その相関は空想傾向ほどではない。ワトソン（Watson 2001）やコッフェルとワトソン（Koffel and Watson 2009）は、頻繁な夢想起、生々しい夢、悪夢、入眠時幻覚などといった睡眠関連現象が解離とスキゾタイピィに共通して見られることに注目している。この点はきわめて興味深く、今後の発展が期待される。

次に、SPDと解離性障害について検討してみよう。SPDと解離性障害のあいだには症候学的に共通点がいくつかある。DSM－5は、SPDで見られる奇妙な信念（odd beliefs）や魔術的思考（magical thinking）の具体例として、迷信深さ、千里眼、テレパシー、第六感、予知体験などを信じていること、さらに小児および思春期では奇妙な空想や没頭などを挙げている。

こうした超自然的世界への親和性を有する体験は何もSPDに限ったことではない。未開人の体験世界、宗教的体験、さらには解離心性をもつ人々にも見られる非合理な体験でもある。必要なのはこうした体験の内容ではなくその形式や構造であるが、操作的診断基準は理論を扱わないという性格があるため、そうした議論が乏しいのが現状である。

DSM－5はSPDの症状として「別の誰かがいるように感じる」「自分の名前をつぶやく声が聞こえる」といった知覚変容（perceptual alteration）などについても記載している。これらは初期統合失調症（中安 2001）に見られる実体的意識性や呼名幻聴に相当するが、こうした症状は解離性障害でも高い頻度で見られることは診断に際して留意すべきであろう。

人の気配についてはヤスパースの実体的意識性が有名である。他者の存在を非直観的に知る実体的意識性は、ヤスパースや宮本忠雄の報告以来、現代でも統合失調症特有の原発的症状とみなされがちである。しかし、原発性、一次性、無媒介性といった言葉は曖昧であり、一部の症例を除いて鑑別には役に立たないと思われる。実際には、実体的意識性は極限状況や解離性障害、てんかん、器質性精神障害、ナルコレプシーなど多くの疾患で見られ、必ずしも統合失調症に特有の症状とは言えない。したがって統合失調症にそれが見られる場合には、統合失調症性実体的意識性と呼ぶべきであろう。また実体的意識性という用語がはたして適切であるかについても再検討する必要がある。

私は解離性障害に見られる実体的意識性を気配過敏症状と呼んでいる（柴山 2010b）。気配過敏症状では、背後の他者は男性が多く、彼らは特に患者に対して何かをするわけではなく、ただ見ているだけである。その他者は他者でありながら、どこか自己の要素を感じさせることもしばしばある。あくまでいるように感じるという段階にとどまっており、存在に対する確信の程度は強くはない。

しかし、統合失調症圏の病態における実体的意識性に関して、重要なことは原発性、一次性、無媒介性や強い確信といったことではなく、自らの体験を捉え返して反省することが困難な心的構造のなかにいるという点にある（本章第14・15章参照）。またそこには奇妙な判断や妄想的要素が随伴していることが多く、気配として現われる背後の他者が自己に向かって共同体からの疎外と関係を押しつけてくるところがある。

解離性障害の患者には妄想知覚が見られることはまずないが、他者に対する関係念慮（ideas of reference）が見られることはＳＰＤと同様にある。たとえば解離性障害の患者は人込みや電車のなかで「周りから自分が変な人や浮いた存在だという目で見られている」「人とすれ違うことが怖い」「誰かに傷つけられそうな気がする」などと感じることがある。しかし、こうした症状の多くは周囲に対する漠然とした怯えや不安に由来しており、比較的了解しやすい。これらは確信性に乏しく、想像や空想がまるで現実のようにありありと感じられるという程度にとどまっている。そこには意味や想像が外部の他者や現実によって押しつけられ、「そうとしか思えない」という統合失調症に特有な強制性（パターン逆転）（安永 1977a）や奇妙さ（oddity）を見ることはできない。

以上、スキゾタイピィと解離傾向、ＳＰＤと解離性障害について症候学的に見てきたが、ＳＰＤと解離性障害には多くの共通点が見られ、限られた症状からは鑑別は困難である。診断に際しては生育歴、症状、症状の構造、経過など全体像からなされるべきであることは言うまでもない。

最後に、スキゾタイパル心性と解離心性についてまとめておきたい。ここでいうスキゾタイパル心性とはＳＰＤの中核的な心的特徴のことである。スキゾタイパル心性に見られる奇妙さは関係念慮や魔術的思考、風貌、生活習慣などに広く認められる。これは統合失調症性の了解不能性に通じるものであり、共同体他者とのずれの基盤となっている。彼らは他者と疎遠である一方で他者への過敏さを示す。こうした遠さと近さの病理は妄想親和性として現われやすい。

解離性障害の患者もまた気配過敏、幻視や幻聴、第六感などを体験する。しかし、解離心性は、不安や過敏、恐怖を伴い、そこに幽霊や人影を見るなど、いわゆる「霊感体質」や「夢」の延長のようなところがある。「生と死」「この世とあの世」など現《うつつ》と夢の主題が見られることも多い。しばしば見られる知覚と表象の接近は意識変容の病理を示しており、幻覚への親和性が認められる（柴山 2010b）。意識が清明な状態で他者に対する奇妙で了解困難な判断が見られることはない。

3 境界性パーソナリティ障害と解離性障害

境界性パーソナリティ障害（ＢＰＤ）と解離性障害の併存はしばしば報告されるが、臨床の実感として、両者はかなり印象を異にする。ＤＳＭ－５の診断基準に従えば、多くの解離性障害の患者はＢＰＤと併存診断されてしまう。ＤＳＭ－５の診断基準にある、③同一性障害、④自己を傷つける衝動性、⑤自殺の行動、素振り、脅し、自傷行為の反復、⑥顕著な気分反応性による感情不安定、⑦慢性的な空虚感、⑨一過性のストレス関連性の妄想様観念または重篤な解離症状、など多くの項目は解離性障害の症例でも満たされる。

一九七〇年代から一九八〇年代にかけてBPDが登場してきたとき、それは何よりも治療関係を揺さぶる不適切で過剰な攻撃性、そして理想化と脱価値化の両極端を激しく揺れ動く二者択一的対人関係を第一の特徴としていた。治療者に対する理想化は束の間のことであり、いずれは脱価値化する攻撃性があらゆる言動を通して噴出する。BPDの患者には、何よりも医療者側が提供する治療の枠組みを破壊しようとする激しい行動化が認められる。それまで自明のものとされてきた社会での役割・規範を突き破り、医療スタッフの同一性を根底から覆し、周囲は患者の行動に驚き、それに振り回される。こうしたことは反復する自傷行為や自殺企図に見られる衝動性とは一応切り離して考えるべきだと思う。

表1　ボーダーライン心性の特徴

ボーダーライン心性	
(1)	不適切で過剰な攻撃性
(2)	理想化と脱価値化の両極端を揺れ動く対人関係
(3)	治療の枠組の破壊

ここで指摘したBPDの病理を、ここでは「ボーダーライン心性」（柴山 2009）と呼ぶ（表1）。ボーダーライン心性は、身近な他者との二者関係に病理があり、見捨てられ不安を背景に思考と感情は二者択一的に両極端を揺れ動く。それとともに他者は内から外へと溢れ出る患者の幻想（投影同一化）によって振り回される。こうした周囲に対する攻撃性、操作性、行動化などはフェレンツィ（2000）の言う外界変容的（alloplastic）反応であり、またボーダーライン心性の現実密着的な妄想親和性に通じている。

それに対して解離性障害は、自己における幻想的な「自己と他者」関係、すなわち自己内他者との関係に病理がある。これはまさにフェレンツィ（2000）の言う自己変容的

(autoplastic）反応である。外界を変容させようとするのではなく、自己を切り離すなど自己を変容させることによって、事態を乗り越えようとする。他者や外傷など外から内に向かう力によって影響を受け、その痕跡を自らに残しながら変容する。ボーダーラインのように内から外へと心的内容が噴出することはない。

こうした自己変容はフェレンツィの言うように心的外傷に由来することが多い。解離性障害の患者に見られる過剰同調性や自傷行為もまたこのことと無関係ではない。これは外傷体験に由来する他者への怯えと関係している。現実の他者には同調するか怯えて回避するかである。現実の他者の言動から大きく影響を受けそれに同調する自己と、そういった自己から切り離された断片的自己は、それぞれが人格という全体性へと向かって各々の同一性を獲得していく。断片的自己が人格や同一性を獲得するため、それぞれの人格は葛藤を含まない単純な役割と感情、記憶などをもっている。

また解離の患者は現実と関わっているように見えても、実際にはその関わりは希薄であり、空想の世界へと没入しがちである。

このように解離性障害の患者は非主体的にではあるが現実と同調しながら、その一方で空想へと没入し同一性を獲得しようとする。患者は現実と空想、知覚と表象の並列的構造のなかにいる。こういった構造的特徴は意識変容的な幻覚親和性を有している。それに対してボーダーライン心性は、現実の身近な他者との投影同一化にもとづいた関係を中心にしており、より現実に密着した対象との妄想親和性を有するものと思われる。

DSM－5の境界性パーソナリティ障害の診断基準の一項目に、「⑨一過性のストレス関連性の妄想様観念または重篤な解離症状」がある。BPDはストレス状況下、多くは見捨てられることへの反応として、一過性に精神病様症状を呈することがあるが、その方向は二つの方向へと分かれる。

一つは関係念慮などの妄想様観念であり、これはSPDに典型的に見られる自己と身近な他者の関係へのこだわりに通じている。さらに一つは、身体イメージの歪みや入眠時幻覚、離人感などの解離症状である。前者は

表2　各心性の比較

	スキゾタイパル心性	ボーダーライン心性	解離心性
病理が展開する他者関係	共同体他者との関係	身近な他者との関係	自己内他者との関係
対人関係の特徴	疎外と関係づけ	理想化と脱価値化	同調と回避
精神病症候との親和性	妄想親和性（遠さと近さ）	妄想親和性（愛と憎しみ）	幻覚親和性（夢と現）
病像の特徴	思考と判断の奇妙さ	感情と行動の両極端	現実と空想の並列化

思考・判断と関連し、後者は感覚・知覚と関連している。このことはＢＰＤが妄想と幻覚といった二つの精神病症候への親和性を含んでいることを示している。

臨床ではＢＰＤと診断される患者に、ボーダーライン心性や解離心性がそれぞれどの程度見られるかについて把握しておくべきである。本来が解離性障害であっても、ＢＰＤと操作的に診断されたがゆえに、誤ってボーダーライン心性が高いケースとみなされることがある。[1] そのため医療スタッフは解離の患者に対して過剰に警戒して治療を断ったり、限界設定に過度にこだわったり、退行を促進する危険性があるという理由から入院は避けるべきだと判断したりすることがある。こうしたことは解離性障害の患者の治療機会を容易に奪ってしまうことになりかねない。こうした症例は本来の解離心性に合った治療が必要であろう。操作的診断は信頼性を重視した道具であるため、それが妥当性を獲得するまでは心性という概念で補う必要がある。

表2に、スキゾタイパル心性、ボーダーライン心性、解離心性それぞれの特徴を対比する形で示した。概してＳＰＤはスキゾタイパル心性を、ＢＰＤはボーダーライン心性を、解離性障害は解離心性をもつ。しかし、時に解離性障害でもスキゾタイパル心性やボーダーライン心性をもつ症例があり、またＳＰＤでも状況によってはボーダーライン心性や解離心性が前景に現われることもある。治療的対応はこうした心性にそれぞれ合わせて行なう必要がある。

4 解離性障害の交代人格

「存在者としての私」とはこの世界に縛られた「私」の意識であり、「眼差しとしての私」とこの世界を離れたところから俯瞰する「私」の意識である。通常この二つの「私」は統合されているが、これが解離性障害では分離しており、それが解離性障害のさまざまな症候の基盤となっている（柴山 2010b）。

ここでは交代人格を通して、ボーダーラインと解離について若干触れておきたい。解離性障害の患者に出現する交代人格にはさまざまな類型があるが、主たる類型は保護的な救済者人格と攻撃的な迫害者人格である。保護的な救済者人格（柴山 2010b）は治療において重要な役割を果たすが、ここではボーダーラインと比較するために、攻撃的な迫害者人格に焦点を当てることにしたい。

攻撃的な交代人格は次のように二つの類型に分けることができる。一つは自己破壊型の交代人格であり、もう一つは他者攻撃型の交代人格である。解離性障害で通常見られる攻撃的な交代人格は自己破壊型であり、他者攻撃型は基本的に稀である。

自己破壊型の交代人格は、「存在者としての私」に由来する人格と「眼差しとしての私」に由来する交代人格に分けることができる。この二つの交代人格はそれぞれ過去の外傷体験の受け取り方が異なっている。「存在者としての私」に由来する人格は、現実の外傷体験をまさに身をもって体験した生々しい記憶を抱え込んでいる。それに対して「眼差しとしての私」に由来する人格は、外傷とは距離を取ったところで体験した記憶をもっている。「存在者としての私」に由来する交代人格は、患者が切り離した性的外傷体験などの外傷記憶を、自分ひとりに押しつけられた怨みをもっている。それゆえに生き延びた主人格（外傷体験の健忘が見られる）に対して、その怨みを晴らすかのように攻撃的態度を示す。「眼差しとしての私」に由来する交代人格は外傷体験から距離を置き、それを対象化している。主人格に対しては、それが価値のない存在であると見下している。この人格は外傷体験を直接体験しているわけではなく、他の人格から聞き知るなど間接的な情報をもち、より冷静な眼差しを主人格に対して向けている。

さまざまな人格が、現実で行動している「私」に対して不信感と攻撃心を抱いているが、これを周囲に向けることは少ない。こういった人格は「私」に向かって、「死んでしまえ」「手首を切れ」などといった自己破壊的な幻聴を投げかけ、自己破壊的な行動を促す。

稀ではあるが他者攻撃型交代人格が出現することもある。攻撃的人格は、自己主張できない患者の代わりに、それまで溜め込んできた周囲に対する怨みや怒りの感情を発散しているかのようである。交際相手や家人に対して激しく罵倒し、時に激しい暴力を奮ったりする。治療者の注意・叱責に過敏に反応して、頑なに心を閉ざしたり、衝動的な行動を示したりすることもあるが、たいていは一過性ですぐに忘れ去られてしまうことが多く、それが持続的対人パターンをもつとは言いがたい。ボーダーラインのように治療者に対して激しい攻撃性を向けて治療構造を破綻に追い込むこともない。こうしたことは交代人格が現実に土台をもたないという制約も関係しているのであろう。

それに対してボーダーラインでは、こうした激しい攻撃性を現実の他者へと結びつけて行動化する自己がいる。現実の対象に向かって攻撃する自己の存在は、解離とボーダーラインを区別する際には重要である。治療的対応はこのような理解に沿って行なわれるべきである。ボーダーラインでは身近な他者と自己とのあいだ、解離では自己内の他者と自己のあいだで、病理が展開する。

ボーダーラインでは激しい感情や衝動が表出される。自分のなかの無力でみじめな人格部分や攻撃的な人格部分を他者に投影し、それに攻撃を加える。まさに投影同一化である。こうしたボーダーラインの鎮静化のためには、自己と他者という治療関係においてそれぞれが安心できる距離を作り出し、それぞれが主体として生成できる現実の場を構築することがまずもって必要なことであろう。

それに対して解離性障害では、みじめで無力な人格部分や攻撃的な人格部分などは他者に向かって投げ入れられることはない。それらは主体の背後へと切り離され、意識されることなく人格として発展していく。このように外界に投影されず、自己の内で病理が展開するため、治療関係の枠組みは比較的保持されやすい。治療にとって必要なことは、自己が全体としてのまとまりを回復することである。患者が安心できる場に身を置き、切り離された人格部分と適切な距離を取りつつ、それらを自らの意識のなかに位置づけることができる心のなかの場を構築することが必要になる。これによって過去の感情や思いを抱えた交代人格が過去の自分になることができる。

このように、解離の病態では自己という舞台で攻撃性や緊張関係が生じるのに対し、ボーダーラインでは自己と身近な他者という舞台で、スキゾタイパルでは共同体他者という舞台で攻撃性や緊張関係が生じるのである。最後にスキゾタイパル心性をもつ患者には、安心して生活できる社会的・共同体的な居場所が重要であると思われる。患者にとっての制限や不自由はスキゾタイパルにおいてより強い。最近話題となることの多い自閉症スペクトラム障害もまた解離と近い症状を呈するが、スキゾタイパルと同様、居場所への配慮が求められる。

▼註

1――解離性障害は環境によって大きく影響を受けるため、置かれた状況や外部他者の眼差しによっては、併存する「演技性パーソナリティ障害」「病的ヒステリー」が突出し、そのため一時的にあたかもＢＰＤであるかのような病態を示すことがある。ただしＢＰＤでは感情と行動が治療の枠組みを破壊しやすいが、解離性障害では人格交代や幻覚、身体症状、意識変容などの症候によって治療の枠組みが不安定化するといった違いがある。一般的に後者のほうが修復されやすい。

13 解離型自閉症スペクトラム障害

I 解離型自閉症スペクトラム障害

精神科臨床では、自閉症スペクトラム障害（Autism Spectrum Disorder : ASD）と診断される患者のなかに解離症状を併せ持つ一群がいることは知られている。ここではそういった病態を「解離型自閉症スペクトラム障害（解離型ＡＳＤ）」と呼んでおく。

解離型ＡＳＤの示す解離症状が通常の解離と同じであるか否かに関しては、議論が分かれるところであろう（鈴木 2009）。広沢（2010）は、本来の解離症状とはあくまでも一個の個を重視する一般型自己のなかで述べられるものであり、ＰＤＤ（Pervasive Developmental Disorder）型自己に生じる解離類似の現象は解離とは区別すべきとし、それらを一過性で長期にわたる積極的な治療行為をあまり必要としない解離様症状として捉えている。しかし、定型発達者とＡＳＤ患者のあいだでは自己のあり方が異なるため、彼らに見られる解離症状に微妙な差異が生じることはむしろ当然のことであろう。

ここで取り上げる解離型ＡＳＤに見られる解離症状は、一過性ではなく、それなりの持続と重症度がある。私自身は、定型発達者に見られる解離症状とＡＳＤの患者に見られる解離症状はともに解離症状として広く捉えたほうがよいと考えている。つまり解離を定型発達者に限定しない立場である。重要なことは共通点とともに、微妙な差異について注意深く把握する視点であろう。

ここでは成人の解離型ＡＳＤの体験世界を検討することによって、定型発達者では見逃されがちであった解離の諸側面に光を当てることにしたい。引用する手記はウェンディ・ローソン、グニラ・ガーランド、ドナ・ウィリアムズなどいずれも女性によるものであるが、彼女たちはアスペルガー症候群ないしは高機能自閉症の診断を受けている。また提示する症例Ａ、Ｒ、Ｈもすべて女性のＡＳＤである。ＡＳＤは男性例が圧倒的に多いため何かと男性例が思い起こされるが、女性のＡＳＤ症例は男性例とは異なるところも多い。彼女たちの心的世界について、あらためて解離の観点から検討する価値があるように思う。

2 解離型ＡＳＤと離隔

ウェンディ・ローソン（Lawson 1998 / 2005）はその著書 *Life behind Glass*（邦題『私の障害、私の個性』）のなかで「自分は、永遠の傍観者（perpetual onlooker）だ」「生きている時間のほとんどはビデオのように、映画のように流れていく。観察することはできるが、手は届かない。世界は私の前を通り過ぎていく。ガラスの向こう側を」と述べている。臨床的経験からすれば、ＡＳＤ者の体験世界はウェンディ・ローソンが言うように主に離隔（detachment）を中心としており、解離性健忘や交代人格など時間的変容は比較的少ないように思われる。彼女たちの体験全体が解離性の意識変容の様相を呈していると言ってもよいであろう。

一般に、離隔は離脱、融合、拡散の三類型に分けることができる（柴山 2013b）。離脱は「眼差しとしての私」が自己身体から離脱することに焦点が当てられたものである。体外離脱体験がその典型例であり、離隔のなかで

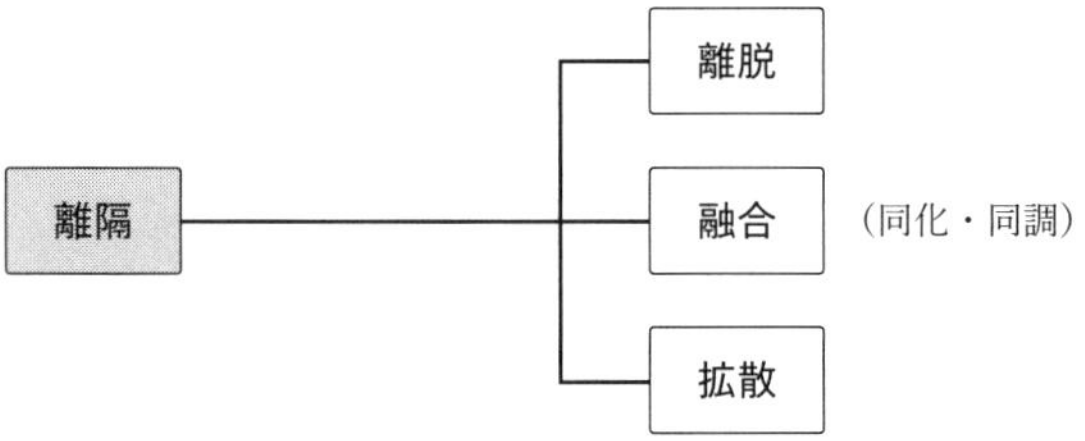

図　離隔の諸相

最も多い体験である。融合は「いま・ここ」から離れた「眼差しとしての私」が目の前の他者／対象と自分が重なったり、共鳴したり、一体感が見られる体験である。融合はさしあたって無機物や植物（時に動物）と一体化する同化の極と、他者に共鳴する同調の極に分けられる。拡散とは、自己が大気のように、あるいは粒子のように周囲へと拡散する体験である。このように離隔すなわち解離性意識変容は、離脱、融合（同化・同調）、拡散の三類型に分けられる（図）。

　解離性障害は一般的に離脱と同調が見られることも多いが、植物や動物への同化も稀ではない。しかし無機物との同化はほとんどない。同調は過剰同調性という対人特徴へと連続的につながっている。それに対して、解離型ＡＳＤでは離脱、同化、拡散が多いように思われる。次に解離型ＡＳＤに見られる同化と拡散についてさらに説明したい。

3 同化

　ＡＳＤの患者が幼少時からさまざまな外的対象と一体化する体験を報告することがしばしばある。広沢（2010）はＰＤＤ型自己の特徴について「自己は対象に引き寄せられて存在し、対象との距離がない」と指摘している。ＡＳＤにしばしば見られる空想への没入は空想的対象への一体化であり、ここでの同化と同系列の体験である。

●症例A［女性・三〇代前半・解離型ASD・解離性同一性障害］

水の波紋が好き。音が好き。音になれる。鉄骨やビル、工場が大好き。意識が飛んでいってビルになれる。椅子にもなれる。植物にも一体化する。大きな木になって周りを眺めている。自分は入れ物だから立っているだけ。大きな石とかに一体化して、そこから人間と自分を見ている。

●症例R［女性・三〇代前半・解離型ASD・特定不能の解離性障害］

物に入り込んじゃう。人には入らない。植物には入るが、動物はあまり入らない。こういうことは小さいときからずっとできる。ただそれになるだけだから、物や植物の気持ちがわかるわけではない。楽器にもなれる。弾かれていること自体、鳴ること自体が心地よい。非常階段とか、ビルとかにもなる。非常階段になるときは自分の体の一部、たとえば腕などが非常階段になって体に混ざる。自分はここにいるのだけど、自分に非常階段が生えている感じがする。机を触ると、腕の付け根まで机になる。でも自分の腕であるのはわかる。音や石になるのはおもしろい。音を聴いていると、音そのものと一緒になる。

こういった同化体験はＡＳＤの著者による自伝にも記載されており、ＡＳＤにとっては一般的な体験のように思われる（Williams 1996 / 2005 ; Lawson 1998 / 2005 ; Gerland 1997 / 2008）。

同化は解離型ＡＳＤの患者の幼少時から見られ、それが成人になっても続く。対象の多くは無機物、植物などであり、時に色、形、光、音、感触との一体化を口にすることもある。同化する対象が動物であることもあるが、ヒトであることはまずない。このことは、彼らにとってヒトの心の動きはあまりに複雑で変化に富み、その全体像を把握し予想することが難しいことが関係している。彼らは形の明確な対象を好み、それによって安心感を得る傾向がある。

ドナ・ウィリアムズ（Williams 1998 / 2009）はこのような体験を「感覚システム」によるものと考え、「何かと共にいる」ことも「他者の前に立っている自覚」もなく、対象と一体化（共振）している状態とし、これを単一状態（mono state）と呼んでいる。それは自己も他者もない、真の意味での対象もない世界であり、「すべての客観的主観性の場（a place of total objective subjectivity）」である。

4 拡散

拡散とは、「眼差しとしての私」が空ろな器を抜け出して、いや抜け出す感覚もなく、あたかも気体のように、時に粒子のように周囲に拡散していく体験である。自分の内と外の境界が消えていくように感じられる。ここで提示する自験例A、R、Hのすべてがこのような拡散体験について語っている。

●症例A［女性・三〇代前半・解離型ASD・解離性同一性障害］

自分はばらばらで砂時計のように分子レベルで飛散している。輪郭が点々になっている。粒子の集合体が私。落ち着く場所がない。体の部位が部屋中に飛び散る。粒子のような形で広がって、壁にもバウンドする。粒子になっているときは蛍光灯を見ていると、自分も点滅している感じになる。気持ちいい。

●症例R［女性・三〇代前半・解離型ASD・特定不能の解離性障害］

拡散は小さい頃からある。気に入った音を聴いているときになる。怖くない。震動がきっかけになる。砂が割れて細かくなる。対象とくっつく。本棚とかビルの外階段とかにくっつく。融合する。音が全方位に拡散する。それに混ざって自分が広がる。振動。振動が気持ちいいと拡散する。拡散するときは粒子のようにすごく小さくなって、広がっていく。自分が地球レベルの巨大になることもある。形はない感じになる。気持ちがいい。

●症例H［女性・二〇代後半・解離型ASD・解離性離人症］

ボーッとしていると内界と外界の境界がわからなくなる。世界や自分が膨満している感じになる。全身が何かによってくるまれている感じになる。自分がガスのように、体の表面から拡散する。我に返るとキュッと戻ってくる。

あたかも自分が気化するかのように周囲世界へと拡散していく体験については、ウェンディ・ローソン（Lawson 1998 / 2005）やドナ・ウィリアムズ（Williams 1992 / 2000）も記載している。解離型ASDの患者に「自分を色に譬えると何色ですか」と聞くと、そのすべてが「透明」ないしは「色がない」と答えることも、こうした観点からすれば理解しやすいであろう（本書第1章参照）。彼らは自分自身をひとつのまとまりをもった対象として把握することが困難であり、そもそもそういうことに馴染んでいない。自己という存在の色や形を実感することができないのである。

解離性障害では、背後から黒っぽい人影がじっと自分を見ている気配を感じる過敏などの体験は比較的明瞭に現われる。それに対して解離型ASDでは、気配過敏症状はあまり目立たないのが一般的である。このことは、ASDでは単に他者への関心が乏しいだけではなく、同化や拡散からも窺われるように「眼差しとしての私」のまとまりや主体性がより希薄化しているため、「存在者としての私」が背後の「眼差しとしての私」[1]を人の気配として感知しづらいと考えることもできる。ただし、状況によっては過敏状態に陥ることがある。

5 解離型ＡＳＤに見られる原初的世界

解離型ＡＳＤの患者は時に「向こう側」の世界について語る。患者は人間社会のストレスを回避するかのように、現実の「向こう側」の世界へと赴く。その世界はあたかも自分がかつて存在していた故郷のような安らぎの場所として描き出される。

● 症例Ａ［女性・三〇代前半・解離型ＡＳＤ・解離性同一性障害］

向こうの世界はヒトがいないのでうるさくない。このままだと壊れると思うときに、いつの間にかそちらの世界に行っている。元々その世界は虹色だけど、その周りはグロテスクな魑魅魍魎が跋扈している。極楽浄土と地獄絵図の世界がごっちゃになっている。鬼とか修羅、妖精など、綺麗なものと血みどろのものがいる。きらきらと、どす黒いのが混在している。でも全然怖くない。今でも簡単に行ける。すごく落ち着く世界で言葉がない世界。大半はそっちにいる。そこで想像して帰ってくる。こういう世界は小さいときからある。

● 症例Ｒ［女性・三〇代前半・解離型ＡＳＤ・特定不能の解離性障害］

向こう側へ行くと私しかいない。自分と世界との境目がない。地面も、空気も、遊び相手もすべて全部が私。向こう側は人がいなくて、言葉がない世界。元々いた場所へ帰ることで楽です。そこからいつ頃こっちに来たかがわからない。時間の流れも違う。五感がわからない。その境目がわからない。感覚は便宜上分けているだけで、根元は全部同じ。見るとか聞くとかじゃなくて、感じる。そっちの感覚をこっちにもってくると、自分が対象とくっついてしまう。この世は境界だらけだけど、向こうは五感に分化する以前の根っこで感じる世界。

部屋の隅にある果物がじっくり熟れていくのがわかる。音や匂い、視覚でなくてわかる。感じる。そこは陸地と海のあいだ、地球と宇宙のあいだの世界。逃げ場。私は波打ち際なんだよ。陸にいる人と海に生きる動物との境目に自分がいる。行ったり来たりできる。言葉で消化できないことをあっちでする。

ここで彼女たちが「向こうの世界」「向こう側」と呼ぶ場所での体験は、彼女たちの意識から切り離されているわけではない。幼少時に馴染んでいた世界であるが、成長するとともにいつまでもそこにいることができなくなった場所である。他者がいない自分だけの安心できる場所であり、自己と対象の境界がない世界である。他者と関係せざるをえない社会へと押し出されるにつれて、現実の世界とのつながりが希薄化した場所である。自己と他者が共に存在する以前の、自分だけの世界、あるいは他者だけの世界である（Williams 1998 / 2009）。

症例Aも症例Rも、その場所をこちらの世界とは違った言葉のない世界、言葉を必要としない世界と表現している。言葉がなくても感覚の根元で感じる世界である。こうした自己と他者が共に成立する以前の境界のない世界は、ASD患者の体験の基底にあって、成人になっても持続する原初的世界としてある。前述した同化や拡散などもこの原初的世界における体験との連続性を有しており、これらは共に原初的世界へと引き寄せられた体験と解釈できる。

6 感覚の洪水

ASDの患者はこのような原初的世界にいつまでもいられるわけではない。発達とともに多くのASD者は原初的な場所に棲むことを断念させられ、自己と他者によって構成される相互主体的世界へと押し出される。そこは安永(1977a)のいう「パターン」における自己と他者、主体と客体の分極が明瞭な場所である。彼女たちにとってそうした世界は馴染みの薄いものであって、そこに自らの「居場所」を見出すことは容易でない。彼女たちはなんとかこうした社会に適応しようとするが、結果的に多くの苦悩を背負い込んでしまう。

人間社会へと歩み出すなかで、彼女たちは感覚の洪水のなかで立ちつくす。それは外部の刺激でも身体内部の刺激であっても同じである。定型発達者が自然に獲得する世界、身体、他者のまとまり、それらが自己へと向けられる意味をＡＳＤ者は感じることができず、断片的な「わからない」世界に投げ出されている。たとえばグニラ・ガーランド（Gerland 1997 / 2008）は次のように言っている。「私の視覚は、大切なものを自動的により分けてくれるということがなかった。何もかもが無差別に、鮮明かつ克明に見えていた。世界は写真のように見えていた」。

フリス（Frith 1991 / 1997）によれば、人間の正常な認知システムには、できるだけ広汎な刺激を統合し、広範な文脈を一括して捉えようとする固有の能力（中枢性統合（central coherence））があるが、自閉症児ではこの統合に向かう能力が弱まっている。感覚刺激は前景と背景に振り分けられることなく、断片的に過剰に降り注ぐ。周囲世界の文脈や意味、世界の全体を把握できないため、危険を事前に予想し察知することができない。そのため不意打ちに弱く、怯えの意識も高まりやすい。記憶表象は消化されずそのまま保存され、それがあたかも現実であるかのように甦るときフラッシュバックも含めて多彩な症状が現われる。

ウェンディ・ローソン（Lawson 1998 / 2005）は、追い詰められたストレス状況で入院となったとき、健忘や離隔とともに、対人過敏や気配過敏、さらには人影幻視や幻聴など多彩な過敏状態であったと記載している。

> 怖かった。人の近くにいるのが怖かった。［…］まっくらな毎日だった。病院に入れられるきっかけになったできごとについては覚えていない。思い出せるのは、まるで胴体がはずれてしまったような気がして、何としてでもとり戻したいと感じていたことだ。どこへ行っても、影が後をついて来るように思えた。ずきんをかぶっ

た黒っぽい人影が、もう人生から解放してあげるよ、そうすれば苦しみも終わるよと言ってくる。精神科の医者は、この影のことを「幻聴」だと言っていた。

こうした過敏状態はフラッシュバックや知覚過敏、思考促迫、幻聴などが発生する基盤となっている。頭の内外で断片的な知覚や表象がひしめき合うように湧き上がることもある。先の症例Ｒは次のように述べている。

人がいる世界はわずらわしい。許されるならずっと向こう側にいたい。こっち側は大変だ。人間の相手をすることが嫌。相手の気持ちを読まないといけない。ごちゃごちゃするときは混乱する。いろんな思考が頭に湧き出てきて止まらない。周りの人の会話が混ざってしまい、入ってくる。人の会話と自分の会話の区別がつかなくなることがある。考えたくないのに考えてしまう。考えるのを止めなくてはいけないと思っても、止まらない。泣き出したい、大声を出したくなる。

こういった症状を鎮めようとして、ＡＳＤの患者たちは好んで海、屋根の上、崖の上などに身を置き、世界との距離を保ち、自分に迫ってくることのない自然のなかに身を置こうとする。また単調なリズムの繰り返しや文字の世界を好むようになる。これは喧騒な現実との関わりを避けるなかで夢想的世界へと没入していく空想傾向（fantasy proneness）（Wilson and Barber 1983）であるが、そこに自らに安心できる場所を求めていく。現実の人間関係から距離を取ることで自分の安定をかろうじて保とうとする。こうしたことは元来ある意識変容への近縁性をさらに高めるように作用するであろう。

7 仮面とイマジナリーコンパニオン

ドナ・ウィリアムズ（Williams 1992 / 2000）は、幼少期にウィリーとキャロルという二つの仮面のキャラクターを作り出した。ウィリーは夜の闖入者から守る二個の「目玉のお化け」である。ウィリーは後に「憎しみの仮面」「自己コントロールの象徴」「冷厳な観察者」「論理的な正義感」「牢獄の看守」「精神科医」「生き字引」「怒り」などさまざまに表現される。キャロルは実際の友人をモデルとして取り入れた社交的で明るい女の子である。これらのキャラクターは人間社会でドナを守る守護者のような役割を演じていた。彼らに自分の肉体を操縦させつつ、彼女自身は肉体から離れて自分の檻のなかに引きこもっていたのである。その性質や役割からすると、ウィリーは「眼差しとしての私」的仮面であり、キャロルは「存在者としての私」的仮面と言ってもよいだろう。症例Rもまた同じような存在について語っている。

●症例R［女性・三〇代前半・解離型ASD・特定不能の解離性障害］

一四歳くらいになって、あっちの世界からこっちの世界にいなきゃいけないと思うようになった。だから一四歳になって明確にシュウ（幼少時からいるイマジナリーコンパニオン（Imaginary Companion : IC））が出てきた。楽でいい。こっちの世界には居場所がない。間借りをしている。シュウたちはあくまでこっちの世界での役割。向こうの世界ではシュウたちがいて、私の一部分だという感じがする。電車のなかで動けなくなるとシュウに体の運転をまかせて、私は向こう側へ行くことがある。自分が行動しているのを運転席の後からずっと見ている感じ。運転席にはシュウがいて運転している。私は寝たり、ぼんやりしたりしている。記憶がないことがある。そうしたときは蚊帳の外。シュウは修理のシュウかもしれない。

ＡＳＤに見られる交代同一性は、ウィリーやキャロルのように、ＩＣの延長のように見えることが多い。通常ＩＣは遊び相手となったり、孤独を癒してくれたりする空想上の存在である。健常人の二〇－三〇％に見られ、早期小児期に出現し、一〇歳前後には消失するとされている。ここで取り上げるＡＳＤ症例の全員がＩＣの存在を報告しており、しかもそれが幼少時にとどまらず、中学から大学、二〇歳代、三〇歳代までと長期的に存在する傾向がある。通常、ＩＣは親しい友人ができると消失することが多いとされる。このことを考慮すると、解離型ＡＳＤにおけるＩＣの高い頻度やその長期化は、周囲世界に馴染めず「居場所がない」という意識や、親しい友人ができないという孤独など、社会性の障害と関係しているかもしれない。

ＡＳＤに見られるＩＣは、コンパニオン（同伴者）というより、患者の代わりをつとめる仮面のキャラクターのようである。キャロルは相手に合わせて明るく振る舞う適応的な存在であり、自分が理想とする友人像を取り入れることで生まれた柔らかい仮面である。それに対してウィリーは自分を守る盾のように硬い仮面である。ただしそうした仮面は背後に素顔をもつ仮面ではなく、素顔のない仮面、それに全面的になりきるヴェールを被ったコスプレイヤーのような存在である。

それに対して一般的な解離性同一性障害では記憶の断絶がよりはっきりしており、「傷ついた記憶」を抱えている犠牲者人格が存在することが多い。患者自身が抱えることができないような苦悩、痛み、記憶をまるで本人の身代わりであるかのように抱え込んでいる交代同一性がはっきりと存在することが多い。そこから生存者、保護者、救済者、迫害者などが派生する系譜や物語《ストーリー》が示唆される。

ＡＳＤではこのような虐待のエピソードを抱え込んだ犠牲者的人格はむしろ稀であり、性的虐待に関しても定型発達者ほどそれを外傷的に捉えていないところがある。単なるその場その場の状況に対処するために生まれた情動の代理機能、盾や仮面のような機能を果たしているように思われる。

8 解離型ＡＳＤの場所

現代はＡＳＤの人々にとって決して生きやすい時代ではない。共同体の変容とともに確かなものがなくなり流動化する社会のなかにあって、守るべき規範は複雑化し、そのため目の前にある場の空気を読んで行動することが要請されるようになった。原則やルールを遵守することでかろうじて生き延びようとするＡＳＤ者にとって、こういった時代は適応が難しいであろう。

定型発達者の解離においては、虐待や暴力に由来する「居場所のなさ」や、家庭が「緊張に満ちた場」であることからくる「居場所のなさ」が問題となっていた。それは人間関係における攻撃性の噴出によって安心できる居場所が見つけられないことによる。

解離型ＡＳＤ者も同じように、そのほとんどが幼少時から「居場所はなかった」と訴える。しかしＡＳＤ者にとって辛いのは、こういった定型発達者の他者の攻撃性に由来する「居場所のなさ」とは異なり、そもそも自分はこの社会に落ち着くところがない、馴染むところがないという発達的問題としての「居場所のなさ」である。定型発達者とＡＳＤ者では、同じ「居場所のなさ」でもその内実が異なっている。ＡＳＤ者は、自己と他者との関係の編み目である世界に、自己を根づかせることにそもそも困難を感じているように思われる。現代においてＡＳＤ者が解離を引き寄せる要因のひとつが、こういった発達的問題としての「居場所のなさ」である。

ドナ・ウィリアムズの『自閉症だった私へ』の原題は *Nobody Nowhere* であり、『自閉症だった私へII』の原題は *Somebody Somewhere* である。実際に自らの体験を綴ったＡＳＤの著者の多くが自分には「居場所がなかった」と振り返っている。ここには自己の発達と場所との密接な関係が示されている。

すでに述べたように、児童期になるとＡＳＤ者は、原初的世界からおずおずと人間の世界へと足を踏み入れる。

物事には内部と外部があること、この世の中の向こう側には他者の世界があること、他者の表情にはその奥があることに気づくようになる（Gerland 1997 / 2008）。他者の眼差しの奥には他者の心があり、それが自分とは違っていることを知って愕然とする。その頃から、世界は自分一人だけの世界ではなく、自分を人との関係のなかの存在として認識するようになり、人に対する怯えや不安が高まっていく。

他の人々の表情や動作などをそのまま取り入れて、この世界にかろうじて自分の居場所を見出そうとする。彼女たちは他者への共感によってではなく、外部の姿形をそのまま取り入れ、模倣することでそうするのである。グニラ・ガーランド（Gerland 1997 / 2008）は「誰でもいいからほかの、普通の子どもにならなければならない。私は私であってはならない」と述べている。そういった苦悩を症例Ｈは次のように述べている。

●症例Ｈ［女性・二〇代後半・解離型ＡＳＤ・解離性離人症］

私は自我を消そうとしている。自己は周囲の環境に合わせる。自我はいらないんです。出てこようとすると消すんです（急に涙が溢れ出てくる）。自分のやりたいようにすると怒られてきた。はみ出さないようにしてきた。生きていくうえでどこに主体としての私を置いていいのかわからない。つねにいろんな見方があって、統合されずに揺らいでいる。私は錨を下ろしていない船のよう……。

この世界で「私は錨を下ろしていない船」である。自我はこの世界からかき消され、原初的世界はこの社会から遠ざけられている。ＡＳＤにとっての原初的世界は解離性障害の隠蔽空間（本書第5章参照）に通じている。違いがあるとすれば、ＡＳＤではそれが切り離されておらず、意識に近いところにある。意識の連続性はかろうじて保たれている。こうした特徴は、解離型ＡＳＤにおいて典型的な時間的変容が見られず、解離症状の多くが空間的変容を中心としていることと関連しているであろう。ＡＳＤ者はあたかも人間世界から追放され、安らぎを感じる場所を求めるかのようにさまよい、記憶のなかにあるかつての原初的世界に場所を見出そうとする。症例Ｈは次のように語っている。

私は社会のなかの構成要素のひとつの部分。いつか全体を把握したい。私は粘菌アメーバのようにその場その場で変わって相手に合わせる。相手を否定しない。人に合わせるのが疲れるので透明人間になりたい。実体のないモノになりたい。人気がないところで、ひとりでいたい。私にとって蓋が名前なんです。私には蓋の力がない。何らかの生命全体に溶け込みたい。個とか私はいらない。人間を越えた、大きな生命の流れと一体化したい。生まれてきたことが嫌なんです（涙をぽろぽろと流す）。あんなに辛い、何から何まで辛い。わからないので不安だった……。

ここで言う「蓋」は言葉によって分節された人間社会を生き抜く手段である。ＡＳＤ者ではそれが十分に発達していない。そのため全体の流れを把握することや他者に包まれることが苦手で、時にそういったことに強い怯えを感じる。それは全体の流れや包むものが、彼らにとって把握しがたい、予測しがたいモノとして感じられるからである。

それでも彼女は「大きな生命全体」に溶け込みたいという。それは彼女が安心できる場所である。それは自分が休息し、立つことができる大地である。古代から大地の原初的形態は包むものであり、自分が所属できる大きな流れでもある。ＡＳＤ者もまた何かに帰属し、全体の流れに包まれることを願っていることに変わりはない。人間社会に慣れない段階では、自然の環境や人のいない物理的空間に包まれることに安心を抱き、そこに自らの場所を見つけようとする。症例Ｈは「部屋はお母さんの子宮のなか。人格のある女性の子宮ではなく、人工的な子宮のなかにいたい。まだ私は子宮から外に出る段階ではない」と述べている。症例Ｈもまた、症例Ａや症例Rと同じようにビルと同化することに安心感を抱く。それもまた場所を見出すことである。

それでもASD者は何とかして人間社会での居場所を見出そうとする。どのようにして人と触れ合う居場所を見つけていくのだろうか。

ASD者と人間社会を結びつけるには媒介者が必要である。媒介者は仮面のキャラクターであったり、ヌイグルミなどの移行対象であったり、自分と同じ体験をもつ他者であったりするだろう。媒介者は「自己（のなかの他者）」から「自己・対象」、そして「対象／他者」へと向かっていく。ASD者の無理のない歩みに配慮しながら、治療者もまたASDの自己と他者をつなぐ媒介者として機能することが望ましい。媒介者は何よりも自分に迫ってこない安心できる対象であり、自分自身のことをわかってくれ、そしてそっと手助け、後押しをしてくれる対象である。ドナ・ウィリアムズにとってのキャロルやウィリー、ぬいぐるみの「旅男」、そしてさまざまな友人たち、それらはすべて媒介者であった。媒介者は自己であるとともに他者でもあるような存在である。この世界に自らの居場所を獲得するまでのあいだ必要とされる対象／他者であり、「私」の一部でもある。媒介者はそれが必要なくなり、幼児リンボ界（本書第5章・第17章参照）に忘れ去られたあとでも、原初的世界から今の自分を見守ってくれるような存在である。

社会的関係に入るために必要なことは、他者にわかってもらい他者をわかることであり、他者に包まれ他者を包むことである。交代人格もまた他者であるとともに自己である媒介者の初期形態である。

解離の治療で重要なことは、かつて切り離した自分のなかの他者によって包まれていることに気づき、そしてそれを切り離すのではなく受け入れ、適切な距離をもってそれらを包むことができるようになることであろう（柴山 2010b）。こうした媒介者との関係を通して、患者は次第にこの世界に居場所を見つけることができるように思われる。

▼註

1――「6 感覚の洪水」のセクションで記載するウェンディ・ローソンの体験が参考になる。

14 解離性障害と統合失調症

1 解離性障害と統合失調症の症候学的差異

現代では精神疾患の表現形が従来のそれとは微妙に異なってきたように思われる。統合失調症や気分障害など精神病とされる病態の軽症化とともに、精神病やパーソナリティ障害、解離性障害など、さまざまな精神疾患のあいだの境界が曖昧で把握しづらいものになってきている。さらには自閉症スペクトラム障害など発達障害が注目され、あらゆるところでグレーゾーンが話題に上るようになった。そこでは鑑別診断よりも併存診断が重視されているように思われる。

ここではとりわけ問題となることが多い解離性障害と統合失調症の症候学的差異について、一級症状を中心に検討することにしたい（柴山 2009b, 2011）。解離性障害と統合失調症の鑑別については、もちろんそれが典型例であれば精神科医の誰も困難を感じることはないであろう。しかし近年、どちらとも診断しがたく鑑別に迷う患者が外来にやってくることがしばしばである。解離性障害と統合失調症の症候学的差異の精緻化が求められていると言ってもよい。

2 一級症状

シュナイダーの一級症状とは、考想化声（Gedankenlautwerden）、対話性幻声（dialogische Stimmen）、行動を解説する幻声（kommentierende Stimmen）、身体的被影響体験（leibliche Beeinflussungserlebnisse）、考想吹入（Gedankeneingebung）や考想奪取（Gedankenentzug）などの考想被影響体験、考想伝播（Gedankenausbreitung）、させられ体験（gemachte Erlebnisse／意志、感情、欲動領域）、妄想知覚（Wahnwahrnehmung）などである（Huber 2005；Schneider 2007 / 2007）。シュナイダーは、こうした体験様式が異論の余地なく存在し身体的基礎疾患を見出しえない場合、控えめに統合失調症と呼ぶこととした。

ところが一九八〇年代になると、こういった一級症状が解離性同一性障害にも出現するという報告がいくつか現われるようになった。ブリス（Bliss 1980）は、多重人格症例に幻聴、幻視、被影響体験、考想伝播などが少なからず見られたと報告した。クラフト（Kluft 1987）は三〇人の多重人格性障害について調査し、一級症状はすべての症例において見られ、一人あたり平均三・六個であったと報告した。ただし考想化声、考想伝播、妄想知覚は見られなかったという。パトナム（2000）は、多重人格障害で被影響体験はよく見られるが、同様に考想化声、考想伝播、妄想知覚などは稀であったという。ロス（Ross 1997）およびロスほか（Ross, Anderson and Clark 1990；Ross et al. 1994）は、いわゆる陽性症状や一級症状が統合失調症よりも解離性同一性障害においてより高頻度に見られたと報告した。また統合失調症の虐待歴のある群では、一級症状が平均六・三個であったのに対して、虐待歴のない群では平均三・三個であったとしている。

以上の報告は、一級症状が統合失調症に特異的であるとは言いがたいこと、一級症状が解離性同一性障害や外傷体験と関連していること、そのため解離性障害と統合失調症の鑑別診断がきわめて困難になる場合があることを示している。ここでの問題は、一級症状をどのように定義するかであり、また統合失調症の症候に見られる構造をどのように考えるかということである。

シュナイダー（Schneider 2007 / 2007）も言う通り、一級症状は統合失調症に特異的な症状ではなく、アルコール性精神病、てんかん性もうろう状態、症状精神病、さまざまな脳過程といった把握可能な基礎疾患を基盤とする精神病状態にも出現しうる。しかし、一級症状はこうした身体的基礎疾患があるときのみ出現するのであろうか。いわゆる「心因性」とされる疾患ではまったく出現しないのかという疑問は残る。解離性障害に一級症状が出現するという報告はこうした疑問を浮かび上がらせる。単に一級症状の拡大解釈という問題にとどまらない。もちろん詳細に主観的体験について聴取すれば、その鑑別は必ずしも困難ではないかもしれない。臨床家は経験と直観に頼らざるをえないのが現状であろう。しかし一級症状の症候学的定義は必ずしも明確ではなく、曖昧さを多く含み、拡大解釈されやすく誤診につながる可能性がある。

こうした観点からすれば、シュナイダーの一級症状を統合失調症に特異的であるという先入見をもって使用することは控えなくてはならない。したがってここでは、一級症状に含まれる諸症候を統合失調症以外にも見られうる症状として広く捉え、統合失調症の特徴的構造を有する場合のみ「統合失調症性」という言葉を付け加えることとしたい。

3 幻聴

解離性障害に見られる幻聴は頭の内から聴こえるというのがほぼ定説になっているが、必ずしもそうではない。実際には、外部空間すなわち頭の周辺や耳元、背後の空間から聴こえることも少なくない。そのため何度も背後を振り返る人もいる。背後からの幻声は解離性障害に比較的多いように思われるが、このことは気配過敏症状と関連しているであろう。解離性幻聴はフラッシュバックのように知覚的に明瞭であると言われることが多いが、囁くような声やモゴモゴと何を言っているのか判然としなかったりする声も少なくない。複数の人がざわざわと話しているようで、「頭のなかが騒がしい」という訴えはよく聞かれる。

解離性障害で見られる幻聴には二種類ある。

一つは、かつて聴いた虐待者の声のフラッシュバックである。しばしばこれが解離性幻聴であるとされがちであるが、こうしたフラッシュバックにもとづく幻聴は解離性幻聴の一部にすぎない。これは隠蔽空間における「虐待者の人格表象」に由来する幻聴であり、幼少期に聞いた虐待者の声やいじめを受けたときのクラスメートの声などがそのまま甦ったものである。

もう一つは交代人格（不全型も含む）に由来する幻聴である。交代人格の声でよくあるのは、「死んでしまえ」とか「手首を切れ」など死や自傷を促したり、「お前は駄目だ」とか「生きていてもしようがない」など中傷したりする声である。時に「こっちへおいで」とか「楽になるよ」など現実とは別の世界へと誘うような声が聞こえることもある。こうした幻聴はフラッシュバックとは異なっている。

解離性の幻聴は患者の気分や思考との連続性が見られることが多い。主に自分を攻撃する内容であったり、慰めるような内容であったりする。患者のそのときの状態と共鳴するかのように聞こえるので、幻聴の意味することがわかっている場合が多い。幻聴の主体については「誰かわからない」ということもあるが、患者自身が幻聴の主体の性別、おおかたの年齢、性格、役割をイメージできることも少なくない。こうしたことは統合失調症の幻聴との大きな違いである。統合失調症の幻聴主体は把握できない、不明の主体として現われる。

考想化声が単に自分の考えていることが声になって聴こえることを意味するなら、解離性障害でもよく見られる体験である。しかし、他人が自分の考えを声に出すのを聞いて、自分の考えが他人に漏れていると確信したり、考えようとした瞬間にそれが声になって聴こえたりするときは、統合失調症性の症状である可能性が高い。

解離性障害でも、呼びかけと応答の形の幻声などは交代人格同士の声として決してめずらしくはない。たいていは頭の内で聴こえ、程度がひどくなると大勢の人格がまとまりなく話しているということが多い。自分の行為にいちいち注釈する幻声は統合失調症に特異的であると考えられがちであるが、実際には解離性障害の患者でも稀に体験することがあり注意を要する。

統合失調症の症候には、行動を始めようとしたとき、まさにそれを他者にさとられ、他者に先回りされるという他者の先行性という構造が見られる。たとえば、本を読もうかなと思うとそれに反応して、あるいはそれを邪魔するように声が聴こえたり、「聴こえる内容のように考えさせられてしまう」などと訴えたりする場合である。

概して統合失調症の幻聴は、自分の動きに敏感に反応して、外部から唐突に聴こえる不明の他者の声である。そこには自己の意志や感情との連続性は認められない。その声は断片的であり、基本的にその幻聴主体を対象化することは不可能なものとしてある。幻聴の意図するところはつねに把握できない部分を含んでいる。したがって、その体験はある種の驚きと困惑を伴っている。それに対して解離性障害では、他者の対象化の可能性は原理的に保たれており、不意打ち、驚き、当惑などといった要素は少ない。

4 妄想知覚

解離性障害において統合失調症の一級症状が見られるといった欧米の報告は、統合失調症の一級症状の拡大解釈によるものと考えられがちである。しかし、そこでも解離性障害で妄想知覚が見られることは稀であるとされる。私の臨床経験でも解離性障害に妄想知覚が見られることはまずない。

シュナイダー（Schneider 2007 / 2007）によれば，妄想知覚とは知的あるいは感情的に了解可能な動機なしに，多くの場合，自己関係づけという方向の異常な意味づけが付与される体験である。それは「あたかも知覚から「より高い現実（eine höhere Wirklichkeit）」が語るかのよう」な体験である。つまり妄想知覚は単なる知覚に対する解釈や意味づけではなく，**意味が知覚の形式で**外部・他者から自己へと降ってくることである。このような別の次元である「より高い現実」が外的出来事と結びついて体験されるが，このような体験が解離の病態で見られることはまずない。

解離には何らかの意識変容的要素が見られることが多い。安永（1978）の言うように，こうした意識変容は統合失調症体験を成立しがたくさせているであろう。解離では外部・他者と内部・自己とのあいだの境界が曖昧あるいは並列化しているため，「より高い現実」が自己へと圧倒する妄想知覚は成立しがたい。

解離の患者は幼少時より他者や現実を怖れることが多かったが，そういった状況にあって，他者や現実などの対象極ではなく，自極を変容させることによって生き延びてきた歴史をもつ。そのため解離の精神病様症状は，実体的意識性，幻聴，自我障害などのように「自極近傍」（安永 1981）の病理が多く，対象極に見られる妄想知覚は成立しがたいという事情もある。

解離の病態では「人が怖い」など対人不安を抱え，周囲の人から変な眼で見られたり，人に危害を加えられるからと外出を怖がったりすることもある。こうした対人過敏症状は統合失調症の被害妄想としばしば誤って捉えられる。また「いっせいに周りが自分のほうを見る」とか「視線が敵意をもっている」などという訴えによって統合失調症と診断されていることもしばしばである。しかし，このようなことは解離など非統合失調症の病態でも見られうる体験であり，あくまで統合失調症の疑いにとどまり，これをもって統合失調症の診断とすることはできない。

統合失調症と診断するためにはこうした表面的な訴えではなく，むしろその構造こそ重視されるべきである。

すでに述べたように、妄想知覚は「より高い現実」、対象化を絶した他者から意味が現われる体験である。根拠が曖昧なまま、自分が解釈したり疑ったりする余裕もなく、意味が知覚として別次元から突如自分に降ってくる体験が妄想知覚である。それが指し示す意味は単に自分が不安に怯えている内容では[1]なく、外部の他者から否定できない形式で押しつけられる構造に由来する。

気づいたときには、すでに外界の出来事は他者によって先回りされ仕組まれたものでありながら、「私」にはいつも予期できず、すでに手遅れのものとして現われる。そのため「私」は出来事を不意打ちであるとともに「やはりそうだったか」という、偶然と必然の二重性のもとに体験する。こうした妄想の体験構造は、安永（1987b）の言う「パターン逆転」や「ファントム空間論」によって最も精緻な形で理解される。

5 自我障害

一級症状のうち身体的被影響体験、考想吹入、考想奪取、考想伝播、させられ体験（意志、感情、欲動領域）などは自我障害（Ichstörung）と名づけられた。これはヤスパースの自我の能動性、すなわちあらゆる心的生活に体験される根源的な能動性に関する症状であるが、シュナイダーは感情体験や一部の思考体験については能動性を論じることが困難であるとの理由から、自我・環界の境界の透過性を意味する自己所属性（Meinhaftigkeit）の障害とした。シュナイダーは、自分自身の行為や状態、すなわち身体感覚、思考、意志、感情、欲動、行動などが外部の他者あるいは外部の力によって影響・操作を受けるならば、統合失調症としての特異性がきわめて高いとして自我障害を重視した。

統合失調症では外部・他者の圧倒的な力によって遂行意識や自己所属性が影響を受けるが、そこでは自／他のパターンの逆転（安永 1977a）の構造こそが決定的に重要である。解離では自己と他者の区別が曖昧であることもあり、統合失調症で見られるような自／他のパターン逆転が成立しがたい。

「自分の考えていることが周囲に知られている」という体験は解離の病態でも見られ、さらに健常者においても児童期から思春期にかけて一過性に見られることがある。詳細に話を聴けば、解離性障害に見られる考想伝播は統合失調症のそれとは異なっていることがわかることが多い。解離性の考想伝播体験については次の第15章で詳細に検討する。

次に考想吹入についてであるが、「誰か他人の考えが入ってくるようなことがありますか」などといった簡単な質問では、解離性障害の患者であっても「あります」と答えることは多い。考想吹入は他人の考えが吹き入れられる体験であり、考想奪取とは他者に自分の考えを引き抜かれる体験であるが、解離では交代人格の存在やそれと関連する健忘などのために、こういった思考における被影響体験が語られることはしばしばある。

従来「させられ体験」は自我障害の中核に位置し、統合失調症の診断では重視されてきた症状である。しかし「させられ体験」を「自分の行動、意志、感情、欲動などを他者にさせられたと感じる体験」と広く解釈すれば、次のように解離性同一性障害でも見られることはたしかである。

●症例Ｉ［女性・二〇代後半・解離性同一性障害］

自分が斜めうしろから客観的に見ている。実際に行動しているのは自分じゃない。変なキャラクターがやっている。自分が辛いと感じていなくても、辛いと思っている女の子がいたりするとそうなっちゃう。一瞬で自分を支配している人格が切り替わる。足が勝手に動いて走っちゃう。自分自身はなんでこの人、走っているんだろうと思って見ている。

このケースでは、不本意な行動をしている「私」をなす術もなく背後から眺めている「私」が意識されている。これは「存在者としての私」と「眼差しとしての私」の構造の発展形とみなすことができる。解離性の「させられ体験」には、こうした交代人格を背後から眺めている「私」と、勝手に体が動いて行動してしまう「私」の並列的パースペクティヴが見られる。

安永（1977a）は心因性の憑依体験について次のように述べている。

> 憑依体験においては、「**自分の中に、他者**が入ってくる」のであるが、作為体験の場合には「**他者の中に自分**が入ってしまう」［…］憑依体験では「自分」（意志のＡ面）の方が常に他者（Ｂ面）よりも基盤にあり、「自分」あっての「他者」である。彼は先ず自明な「自分」の中に「自分でないもの」が入ってくるのを感じて**怪しみ、いぶかしむ**。しかしこうした自動的性格は、必ずしも全く不快なものではない。個人的な、または俗信からくる先入観念によって、これらは「人力以上の能力の現われ」と意味づけられ、すすんでその力に身を「任せる」ことさえある。程度が進行すればもはや批判も何もなく、「狐」なら「狐」に全く**なりきって**ふるまう。この場合も「パターン」としての秩序は決して変わっていないことが注意されねばならない。（強調原著者）

解離においては、自己が他者よりも基盤になっており、自己のなかに「自分ではないもの」が入り、それを対象化することができる。憑依においてはその「自分ではないもの」の力に自ら身を任せ、それになりきるのである。ここにパターンの逆転を見ることはできない。

統合失調症性の「させられ体験」では、つねに「私」に先行して外部・他者が意識される。他者は私の背後、根源、起源へと位置づけられ、一種の自明性を獲得している。私は他者によって対象化されるものとしてあり、私が他者を予測したり、推量したり、把握したりすることは構造的にできない。もちろん「怪しみ、いぶかしむ」余裕もない（安永 1977a）。意識したときにはすでに他者は私に先行している。自身の体験はすでに他者によって先回りされ決定されている。安永（1977a）は統合失調症におけるこうした「事後性」の構造を「思ったよりも先だった＝すでにそうだった」「過去にのみこまれてしか存在しない未来」「決定論のための目的論」などと表現している。このような他者の先行性は統合失調症の症状に広く認められる構造であり、統合失調症の診断には欠かすことができない。

6　実体的意識性

ヤスパース（1953, 1971）がいう実体的意識性（leibhaftige Bewußtheit）とは、人の存在などが感覚的あるいは心像的要素なく、つまり非直観的に、ありありと意識に現われることをいう。最近では〃sensed presence〃、〃vivid physical awareness〃などと表現されることもある。実体的（leibhaftig）という言葉は「触れるようにありありと感じる」という意味である。

実体的意識性は、孤独な状況、過酷な環境、宗教的体験、睡眠麻痺などの体験に加えて、解離性障害、統合失調症、てんかんなどさまざまな病態で見られる症状である。非統合失調症性の病態で実体的意識性が見られるときには、何らかの意識変容を伴っていることがほとんどである。その存在は、不安をかき立てる不気味な他者として現われることもあれば、自分を救済する守護天使のような存在、ただ自分を見ているだけの他者であったりもする。

解離性障害の患者が、背後に人がいて自分を見ている気配がすると訴えることはよくあり、私は統合失調症性の実体的意識性と区別して気配過敏と呼んできた。他者の感知はおおかた気配の範囲にとどまり、他者はたいてい自分を見ているだけの存在である。時に影や人影などの形象を伴う。刃物を持って自分を襲おうとする他者や自分を守護する他者のイメージが付加されることはある。しかし、統合失調症のようにそこから妄想へと発展することはない。たとえ他者の気配をありありと感じたとしても、振り向いて他者が実際には存在しないことを確認するとその認識はすぐに修正される。しかしその感覚はあくまで生々しい。

こうした気配過敏の一方で、自分が背後から自分自身のうしろ姿を見ていることがある。空間的変容の離隔と過敏が「私の二重化」[2]から分化・発展することを考慮すると、気配過敏における他者の眼差しと離隔における私の眼差しは表と裏の関係にあると言えよう。気配過敏における他者の眼差しは統合失調症で見られる超越的な他者の眼差しとは異なり、意識変容におけるもうひとつの自己の眼差しを感知したものと考えられる。実際、「背後に感じる他者は自分の眼差しではないか」という治療者の助言によって安心して不安がなくなる解離の患者も少なくない。解離性障害に見られる背後の他者は、統合失調症において現われる背後の他者とは異なり、自己とは隔絶されてはおらず、共鳴や共感の可能性を有しているように思われる。

ヤスパースは実体的意識性について正常と病的に分けて論じている。正常の実体的意識性では何らかの知覚や判断によって基礎を与えられているが、病的な場合は原発的に現われ、迫力があり、確実に、実体性をもって体験されるという。そこにヤスパースは一次的で了解できない疾患過程を見ている。宮本（1959）は統合失調症に見られる実体的意識性の特性として「強い実在確信」を挙げている。

しかし、このような一次性、無媒介性、実在確信などといった特徴を、統合失調症の診断の根拠とすることはできないと思われる。何よりも一次性や無媒介性という言葉は曖昧であるし、その確信の強さが統合失調症を特徴づけているとは思えない。「そのときは確実に背後にいると感じていました」という解離性障害の患者も多く、そうした場合は鑑別が困難になる。

たとえば極限状況でも、実体的意識性は無媒介的に確信をもって体験されることがある。登山家ラインホルト・メスナーは、危険きわまりない絶壁を弟と一緒に下降するなかで、次のような体験をしている。

突然、僕の隣に三人目のクライマーがいた。彼は僕の少し右の数歩後ろ、ちょうど僕の視界から隠れる位置を、一定の距離をおいて一緒にくだっていた。彼の姿は見えなかったし、集中力は保ち続けていたが、そこに誰かがいるという確信はあった。彼の存在を感じることができた。証拠など必要なかった。その人物は黙っていた。何も言葉はかわさなかった。言葉はいらなかった。その人物はメスナーとともに移動し、メスナーが歩けば歩き、立ち止まれば立ち止まり、つねに一定の距離を保っていた。

(ガイガー (2010) p.146)

この存在はメスナーの気分を楽にしてくれ、「あの〈存在〉がいるだけで、僕は平静さを取り戻すことができた」と述べている。こうした存在の特徴は交代人格の生存者および守護者、救済者へとつながっているように思われる。メスナーは集中力の低下を感じておらず、存在に対する確信があった。存在の無媒介的な出現と確信性は決して統合失調症性の実体的意識性に特有とは言えないことがわかる。

統合失調症では自らの思考・判断を修正できないことに見られる構造的特徴こそが問われるべきであろう。統合失調症性の実体的意識性もまた、まさに妄想知覚と同様の、「より高い現実」から現われる他者体験である。そこでは「…ではないかもしれない」と真の意味で疑いきることはできない(安永 1977a)。つまり、統合失調症性の実体的意識性は妄想へと発展する可能性を含んでおり、そこには「すでに決定されている」という事後性や他者の先行性が認められる。宮本の言う「強い実在確信」はむしろこうした妄想的要素との関連で把握されるべきである。メスナーの体験には、こうした妄想的要素を見出すことができない。

繰り返すが、何かが存在するという気配をありありと非直観的に感じるという意味でなら、実体的意識性は解離や統合失調症に限らず多くの病態で見られる症候である。その確信の程度は症例によってさまざまであろう。だが、統合失調症の患者の実体的意識性はそれにとどまらない。体験をふと意識するとき、そこに、他者によって自分が一方的に把握され、対象化され、先取りされるという「他者の先行性」の意識構造（安永 1977a）が見られる。そういった他者によって自己が根拠づけられ、意味づけられ、方向づけられているパターン逆転の構造こそ統合失調症に特有のものである。

7 解離性障害と統合失調症の鑑別

ここでは一級症状を広く解釈し、解離性障害と統合失調症に見られる一級症状の構造的差異について論じた。もちろん非統合失調症性の一級症状は解離の病態だけに限らない。気分障害、境界例、中毒性精神病、脳器質性疾患などにも見られうるが、解離性障害と統合失調症は一級症状が見られる頻度において際立っている。

解離性障害と統合失調症の鑑別において重要なことは、解離では「感覚としてはありありと感じるが、理性でそれを修正できる可能性がある」という点であろう。感覚が巻き込まれやすく幻覚親和性があるが、現実に関する検討はほぼ保たれており、そこに妄想親和性は見られない。それに対して統合失調症では病識に乏しく、妄想親和性が見られるが、その中核は奇妙さや確信性にあるのではなく、体験が意識されるときの特有の構造特性、すなわちパターン逆転の構造（安永 1977a）にある。パターン逆転の構造は統合失調症の症状のほとんどすべてに見ることができる体験意識の構造特性である。パターン逆転の構造が見出されない段階では統合失調症の診断は慎重になされるべきであり、経過を見ながら判断する柔軟性が必要である（柴山 2012c）。ただし安永の統合失調症論は、自／他のパターンを中心としているため、自己の主観的体験について表現できる症例において有用である。いわゆる陰性症状、独特の接触性、まとまらない奇妙な行動や会話、表出などが目立つ症例ではパターンの病理を見出すことは困難であり、そうした症状で診断せざるをえないこともある。

当初、解離性同一性障害と診断されていたが後に統合失調症の病像を呈する症例も、少数ではあるが存在する（柴山 2012c）。そうした症例は私の経験では解離性同一性障害の患者の約二－三%に見られるが、それを統合失調症が潜在していたと考えるか、あらたに統合失調症の発症に至ったと考えるかについて判断することは難しい。解離性同一性障害と統合失調症を連続したものとしてとらえる代表がロス（Ross 2004）の解離型統合失調症（Dissociative Subtype of Schizophrenia）である。

薬物治療について付け加えると、解離性障害の患者にも強い不安焦燥感、興奮状態、幻覚や過敏症状、頑固な不眠などに対して一時的に抗精神病薬が効果的なことがある。しかし、抗精神病薬の効果があったからといって統合失調症と簡単に診断することはできない。抗精神病薬は統合失調症にのみに効果があるわけではない。診断が解離性障害であれば、慎重に抗精神病薬を減量・中止にもっていく可能性をつねに念頭に置いておかなくてはならない。

▼註

1――妄想知覚の内容はこのような自己起源のもの（自己先行性）ではなく、あくまで他者が先行する意味内容であり、そこにはしばしば考想伝播が随伴する。こうしたこともすべて他者の先行性というパターン逆転（安永 1997）に含まれる。

2――「眼差しとしての私」と「存在者としての私」のどちらに片寄ることなく、主体がその間を揺らいでいる状態やこれら二つの「私」を同時に意識している状態のことをいう（柴山 2010b）。

15 解離と妄想

1 妄想について

最近のＤＳＭ－５に見られるように、現代では一般的に妄想の定義が緩くなっている印象がある。かつて歴然としていた真性妄想（echter Wahn）と妄想様観念（wahnhafte Idee）の区別についても、それが困難であるという理由からあまり言及されなくなった。ＤＳＭ－５は奇異な妄想を「妄想の内容が明らかにありえないものであり、同じ文化に属する人達に理解不能で、通常の生活体験からかけ離れている」としている。そこには訂正不能性や妄想内容に関する了解不能性といった理解が見られるだけであり、体験の形式や構造が問われることはない。シュナイダーの一級症状の多くも奇異な妄想（bizarre delusion）として分類されるようになり、妄想概念は拡大化され、素朴で平面的になった。

現代の操作的診断基準を背景とする英米圏の精神症候学は、量的側面を重視するあまり質に対する感受性を鈍くしてしまったように思われる。そのため従来自明であるかのように見えたさまざまな差異や境界が消失しつつあるように思われる。

解離性障害に妄想が見られるかどうかについては、妄想がどのように定義されるかによる。交代人格が自分の心のどこかに存在しており、それぞれが特有の部屋のなかにいるとか、自分の横や背後に交代人格の気配を感じるなどと確信をもって訴えたとき、それを妄想と呼ぶかどうかについては議論が分かれるところであろう。しかし、一般にこのような側面から統合失調症と診断されることはないであろう。しばしば統合失調症との鑑別診断上問題となるのは対人過敏症状であり、そのために統合失調症の診断される症例も多い。ここでは解離性障害に見られる対人過敏症状を取り上げることで、あらためて統合失調症との症候学的差異について検討してみたい。

2 対人過敏症状

解離性障害の症候は大きく空間的変容と時間的変容に分けられる（柴山 2007, 2010b）。空間的変容とは、簡単に言えば「私」という意識が「存在者としての私」と「眼差しとしての私」に分離し、二重化することである。「存在者としての私」はこの世界のなかに身体をもって時間・空間的な制約のもとに存在している私である。この世の中から逃避することができない当事者としての「私」である。周囲の刺激に敏感で他者の眼差しを意識している。これに対して「眼差しとしての私」は、この世界・身体から離れたところに位置し、そこから自己と世界を眺めている「私」である。ただ漠然と離れているという感覚を抱くこともあれば、身体から離れて自らの背後や上方に浮遊していると訴えることもある。自分や世界を他人事のように冷静に見ていることが多い。もちろん健康な状態では「私」は世界のなかの存在者として統合されており、この二つの「私」が分離したものとして体験されることはない。

主体が「眼差しとしての私」に引き寄せられている状態が離隔（detachment）であり、「存在者としての私」に主体が引き寄せられている状態が過敏（oversensitivity）である。

過敏症状には二種類ある。一つは家のなかや一人でいるときに他者の気配を感じる気配過敏症状である。背後空間やドアや窓のあたりに他者の気配や眼差しをありありと感じる体験である。もう一つは外出した際に人が大勢いるところで、周りに変な人だと思われているとか、危害を加えられるようで「人が怖い」と感じる対人過敏症状である。対人過敏症状は外出して他者が大勢いる場所で見られやすく、対人過敏、被注察感、知覚過敏、不安・恐怖などを伴い、時に周囲に対する自己関係づけが見られる。対人過敏症状は解離性障害全体の約八割に見られる。気配過敏症状も対人過敏症状も、共に他者の視線に対する怯えを含んでいる。

離隔は自分が「離れている」とか「浮いている」といった意識が主であるが、その背後に周囲に対する怯えの意識が窺われることがある。また過敏では、周囲から「見られている」、周囲が漠然と怖い、といった怯えの意識が前景にあるが、その背後には周囲世界から自分が「浮いている」といった感覚がある。このように離隔と過敏は一見正反対のように見えながらも、「周囲から自分が浮いている」という意識と「周囲に対する怯え」の意識が互いに他を含みつつ、どちらかが前景に」見られるといった両極性の構造をもつ。

ちなみに中安（2001）は「対人過敏症状」とほぼ同様の体験を初期統合失調症に見られる「面前他者に関する注察・被害念慮」として報告している。中安によれば、この症状は初期統合失調症症状のなかでも「自生記憶想起」の七七・五％に次ぐ初期症状であり五六・九％の症例に見られるとして重視している。しかし症候学的には初期統合失調症に見られる「面前他者に関する注察・被害念慮」と解離性障害に見られる「対人過敏症状」を区別することは実際には困難である。中安の初期統合失調症論は臨床的に優れた成果であるが、「初期統合失調症は統合失調症の初期段階である」という主張についてはさらなる検討を要する（柴山 2007, 2010b）。

対人過敏症状は比較的軽い段階から重い段階まである。比較的軽い段階では、単に「人が大勢いるところが苦手」「人に見られている感じがする」「人に何かされそうで怖い」などの恐怖症状が見られる。病態がさらに重くなると、「自分の考えていることが知られている」など統合失調症に見られる考想伝播に類似した症状を呈するようになる。ここでは、前者を恐怖症段階、後者を考想伝播段階として説明する。

3 恐怖症段階

対人過敏症状は街中や駅など人が多く集まっているところで見られやすい。多くの人がいることやザワザワした雰囲気に漠然とした不安、恐怖、圧迫感を抱く。そのために外出できなくなったり、電車に乗れなくなったりすることも多い。横断歩道で人が自分に向かってきたり、人とすれ違うときに不安と怯えを訴えたりすることもある。実際の症例を見てみよう。

●症例 g［女性・四〇代後半・特定不能の解離性障害］

五歳のときに母親が駆け落ちで家を出た。以後父親に育てられたが、父親は一五歳のときに死亡した。学校ではいじめられることが多かったという。二〇代前半で結婚したが、夫に暴力や酒乱などが見られたため二度離婚している。

四〇代後半、職場での対人ストレス状況のなかで健忘が見られたり、挿話的に退行したりするようになった。二年後に精神科を受診した。死を促す幻聴、健忘、朦朧状態、実体的意識性などが確認されるとともに、次のように対人過敏症状を訴えるようになった。

「人が多いところが駄目。だから毎日タクシーで病院に来るようになった。人込みのなかで気持ちが悪くなる。何かわからないけど人が怖い。声をかけられるのも嫌だ。いつも周りから「おかしい人」とか「頭が変な人」と思われているように思う。外出するのが怖いので、いつも帽子を被っている。お母さんみたいな人がいると嫌。見られているみたいで。人が自分のことを馬鹿にしているみたい。子どもたちも、私のことをそういう目で見ているみたい。だから一人で外出ができない。横断歩道で、前から人が一杯こちらに向かって来るのが怖い。人とすれ違うときが怖い。人が一杯いると足がすくんで前に出ない。そんなとき、うしろに誰かがいるように感じて振り返ることもある」。

●症例h［女性・四〇代前半・特定不能の解離性障害］

小学生のときにいじめがあって、衝動的に教室の窓から飛び降りようとしたことがある。三〇代前半で結婚。職場で自分のミスを指摘されて困惑状態となり、過呼吸、健忘、体外離脱体験、実体的意識性、情動不安定、全身の震えなどが見られた。対人過敏症状については以下のように述べる。

「人込みはどうしても嫌。人込みが怖い。震えてきてしまう。電車は怖くて乗れない。人がザワザワしているのが怖い。訳がわからなくなる。自分がどこにいるのか、どこへ帰ろうとしているのか、わからない。人が私のことをひそひそ言っている感じがする。電車のなかとかすれ違うときにそう感じる。だから電車には乗りたくない。怖いぐらいに不安になる。人に追いかけられるとか後からついてこられる感じもする。周りから見られている。何かこう嫌な目で見られている。「変わり者」「浮いている」という目で見られている。電車に乗っている時間が長いと耐えられない。うしろにいる人の視線が気になる。じーっとこちらを見て、ここぞとばかりに自分の洋服のこととか自分のことを言っているよう。相手への恨みは全部飲み込んじゃう。本音は怖くて言えない。その人が逃げちゃうとか、去っていくとか、嫌われるのがイヤなんです」。

解離の患者は、他者と対峙したとき相手を押し返す力が概して弱い。自己主張や自己表現が苦手で、傷ついたり不快を感じたりしても、（人格交代しない限りは）相手に抗議することができない。外界を変えようとする

（alloplastic）のではなく、自らを変容させること（autoplastic）によって困難な状況を生き延びようとする（フェレンツィ 2000）と言ってもよい。このあたりは境界性パーソナリティ障害に見られるある種の我の強さと対照的であろう。解離の患者は、自己を犠牲にして相手に過剰に合わせることによって生き抜いてきたところがある（過剰同調性――柴山 2010a）。そうしないと相手から見捨てられるのではないか、相手から嫌われるのではないかと怯えているのである。

対人過敏症状には他者に対する怯えが含まれている。自分が皆と一緒でなくなったり、相手の流れに逆らったりすると、皆から変に思われるのではないかと怯えている。単に「見られている」と感じるだけではなく、他者から「おかしな人」「浮いた存在」「変な格好」など自分が場違いな存在とみなされていると感じたり、さらには「劣った人」「醜い人」など、明らかに負の烙印を押されているようにも感じたりもする。また他者から刃物で危害を加えられるような怯えを抱き、微かな人の動きに対しても恐怖を感じることがある。

外出を怖がる点で対人過敏症状は一見、広場恐怖と似ている。通常の広場恐怖では、予期せぬ不安発作が起こるのが怖くて、人が大勢いるところや閉じ込められた状況を避けるが、解離では周囲に対する漠然とした怯えから、人込みや乗り物を避けるのである。つまり対人過敏症状には広場恐怖のような「自分がどうにかなってしまうのではないか」という内への不安ではなく、「自分が人から傷つけられるのではないか」という外への恐怖が根底にある。

うつ病でも人が怖くて外出を避けるようになることは知られている。しかし、たいていの場合、弱い自分を人に見せることに対する抵抗があり、そうしたことを人に悟られたくない、人から遅れている自分を感じたくないという意識が関係している。こうした心性は解離ではあまりない。

統合失調症では、他者が不可解さを伴った妄想的他者として現われる。また他者の動きは自分の内的動きに反応するかのようである。それは偶然でありながら必然の要素を含んでいる。こうしたことは解離の対人過敏ではまずない。対人過敏症状は「自己が皆から浮いているのではないか」「他者から傷つけられるのではないか」という通常の不安の延長線上にある。あくまで「そのように感じられる」という主観的判断の段階にとどまっており、その確信にもとづいて行動するなどといったことはない。解離の病態では、一般的に現実は夢のようなものであり、現実が実感をもって迫ってくるという体験はない。そのためこれらの体験は現実の出来事として認識されるのではなく、妄想様観念の範囲内にとどまらざるをえない。

4 考想伝播段階

解離性障害（とりわけ解離性同一性障害）では統合失調症の一級症状や自我障害が見られるという報告がいくつかある。具体的には、考想化声、対話形式の幻聴、行為を批評する幻聴、考想奪取、させられ体験などである。こういった報告は概して統合失調症の一級症状や自我障害の拡大解釈によるという印象が拭えないが、そうした報告においても解離性障害では妄想知覚や考想伝播が見られることは稀だとされている。身体被影響体験については、それが交代人格などの影響（主に運動系）であるならばしばしば見られるが、他者による物理的影響（たとえば電磁波など）であることはない。

たしかに私の臨床経験からしても妄想知覚が解離性障害で見られることはまずない。しかし「自分の考えていることが周囲に知られてしまっている」といった統合失調症の考想伝播については、対人過敏症状の延長で訴えることがある。ただしこうした考想伝播体験について患者が自発的に治療者に訴えることはほとんどないため、実態はほとんど知られていない。症例が語るところを見てみよう。

●症例i［女性・一〇代半ば・解離性同一性障害］

両親は不仲で毎日のように喧嘩をしていた。親が包丁を持ち出したり警察を呼んだりすることもあった。母親からの暴力は小学校低学年から中学一年の時に母親が病気で死亡するまで続いた。中学二年になり家から出られなくなり、以後幻聴、自傷行為、自殺企図、健忘、人格交代などが見られるようになった。気がついたら見知らぬ男性とベッドで寝ていたということもある。

対人過敏症状については以下のように訴える。「人込みはあまり好きじゃない。笑い声が自分に向けられているる感じがする。「何この人?」という視線を向けられる。人とすれ違うのが怖い。危害を加えられるのではないかと思う。相手の表情が変わったりすると、もしかして自分の内心が口に出ているんじゃないか、知らないうちに喋ったりしているんじゃないかと思ってしまう。実際にはそんなことはないとわかっている。以前自分の考えが全部人に知られてしまうというドラマがあった。そうなったらどうしようかと思う。盗聴器や監視カメラが付けられて普段の自分の行動が全部知られていたらと不安になることもある」。

この症例は、自分の考えを喋ってしまい、それが周囲に聴こえているという独語恐怖について語っている点で特徴的である。盗聴器や監視カメラに対する不安や怯えが強く、全体的に恐怖的色彩が見られている。妄想的要素はあまりない。

●症例O［女性・二〇代前半・解離性同一性障害］

幼少時からアルコール依存症の母親から暴力を受けることがあったという。性的外傷についての記憶は曖昧だが、その断片的な記憶は生々しく残っている。小学校高学年から、イライラすると自傷行為が見られるようになった。中学二年のときに摂食障害で入院したこともある。二〇歳頃から幻聴、幻視、フラッシュバック、健忘、人格交代がはっきりしてきた。大学はなんとか卒業し、仕事をするようになってから病像は安定するようになった。対人過敏症状については以下のように訴える。

「周りに笑われている感じはする。電車のなかで見られていると思う。見た目が「変な子」とか「おかしい子」と見られる。醜い劣った存在として見られている。世界全体がそういった目で見ている。自分の側にいる人は全部、私が何を考えているかわかる。知らないうちに独り言を言っているんじゃないかと思う。電車のなかで「あの子こんなことを考えている」と笑われている。実際には独り言を言っていないのに電車のなかで周りの人が自分の考えを聞いちゃうというか知っちゃう。自分が次に降りる駅を車内の皆が知っている感じがする。自分が考えていることが垂れ流しになっていると思う。こういうことはずっと前からあった。だから外に出ることは怖い」。これらの考えのすべては「そんな感じがする」といった範囲にとどまっているという。

この症例も症例ｉと同様に、独語恐怖を訴えている。「わかる」「笑われている」「知っちゃう」「垂れ流し」などといった表現からすると、体験の切迫性が強いように思われるが、あくまで主観的体験であると認識しており、自らの体験を反省することが可能になっている。ちなみにこの症例は一〇年以上の治療経過があるが、現在は結婚して就労している。服薬は少量の抗うつ薬と抗不安薬で安定した状態にあるといってよい。

●症例ｊ［女性・三〇代後半・特定不能の解離性障害］

小学校三年頃、皆が私の心を見透かしていると思っていた。特に母親や家族に私の心が読まれていると思っていた。親は自分が考えていることを読み取って、すべて知っていると思っていた。世の中の全員が、私の考えていることがわかっていると思っていた。大人は全部お見通しだった。成人してからもこうした見透かされる怯えがあった。

小学校五年のときに転校してグループのいじめがあった。そこで自分を飛ばすことを覚えた。階段から突き飛ばされたときにフッと浮いた。これはヤバイと思って自分を飛ばした。すると、着地した瞬間から、もう怖くない感じない人間になった。寒いときにベランダに立っていると、感覚が弱まって意識が遠くなっていくのと同じ感覚です。

この前、人が私の心を読んでいるということを先生に言ったら、先生が驚いていた。そのことに自分がビックリした。今まで人と人とのあいだの境目が曖昧だった。猫や犬も人の気持ちがわかる。その延長上で、人は人の心がわかると思っていた。長い年月生きてきたけど、私は人に心を読まれていたと勘違いをしていたことがわかった。人は私の心を読むことができないのに自分は人の心を読み取ろうとしていた。

考えを知られるのは上下関係と関係している。強い人間はそれができる。上下関係がないときには、考えを知られるということもなかった。でも社会に出て上下関係が生まれると知られるようになった。知られるというのは負けたとか支配されるということ。相手は自分のことを見下ろしていて軽蔑している。力がある。それは陰湿な暴力です。

この症例ｊは、幼少時から長年にわたって自分の考えが他者に知られている、読まれていると考えてきた。思春期に心を閉じて引きこもり状態にあったとき、彼女はそうしたことはあまり体験しなかった。ところが社会に出て働くようになってから、ふたたびそのことが気になりだしたという。また治療者の言葉でこうした捉え方に変化が生じている。こうしたことからすると、彼女の考想伝播体験は心因的要素が強いように思われる。

解離性障害における考想伝播体験はこれまでほとんど知られていなかったため、このような訴えが見られれば統合失調症と診断される可能性はきわめて高い。しかし詳細に検討すると、統合失調症で見られる考想伝播とは微妙に異なっていることがわかる。

第一に、解離では、自分の考えが知られてしまうと感じる対象は、同居している両親やその場に居合わせている友人、電車のなかで乗り合わせた人たちなど現前する他者にほぼ限られている。統合失調症の考想伝播のようにその場を越えて見知らぬ第三者にまで自分の考えが筒抜けになっているということはまず見られない。症例iは盗聴器や監視カメラに不安を抱いている。こうした不安は統合失調症のみならず一般健常人にも見られるが、解離でも意外に多く見られる。ただそれを操っていると想定されるのは身近な他者に限られている。

第二に、解離では考想伝播体験があっても、そのことで実際に行動を起こしたり他者と対立したりするようなことはなく、あくまで「自分がそのように感じている」といった主観的判断の範囲にとどまっている。「他者がすでに自分の考えを知っている」という自明性が前提とされておらず、行動には結びつくことはない。統合失調症ではそれを裏づける根拠が乏しいにもかかわらず、行動を伴った被害妄想へと発展しがちである。

第三に、統合失調症の考想伝播では、心のなかで発語する以前の思考の微かな動きさえもすでに他者に先取りされてしまって、筒抜けになっているという「他者の先行性」がある。他者はあらゆる自分の動きに先行していると意識される。自分の動きが意識されるたびごとに他者が先回りしている。他者の動きが先にあってその後に自分の動きがあると意識する「させられ体験」もまたそうした構造をもっている。

こうした「他者の先行性」は安永（1977a）の言うパターン逆転によってもっと精錬された形で説明されるであろう。時間性のパターン逆転について、安永は「過去としてのみ体験される予定」「本来在るのが「決定」であり逆にそれに支えられてのみ非決定の余地がある」「「果」が「因」を支配する」「過去にのみこまれてしか存在しない未来」（安永 1977a）などさまざまに表現している。統合失調症の診断に際しては、このような自由を奪い取られた時間性の矛盾的構造が重要な指標となる。こうした統合失調症の基本構造は妄想知覚にも同様に見ることができ、考想伝播に限った構造特性ではない。

解離ではこうした構造は見られない。時にそれらしき訴えをすることもあるが、基本的には自分は劣った、場違いの存在であり、「お前の考えはお見通しだ」といった他者の力に対する怯えが主流となっている。自分の考えに対してたまたま他者が何か意味ありげにそれに反応する、といった統合失調症の構造は見られない。

以上のように解離の考想伝播体験は「他者の現前性」「行動の抑制」「他者の先行性の欠如」などの点で統合失調症に見られる考想伝播とは異なっている。

考想伝播体験は解離の病態に限らず健常者においても小学生から中学生にかけて一過性に見られることがある。こうした体験に対して一級症状に含まれる考想伝播という言葉を使用することには異議があるであろう。しかし統合失調症に見られる考想伝播と非統合失調症性の考想伝播体験を区別することは時に困難であり、統合失調症以外にもこうした体験と類似したものがあることを認識していない場合、安易に統合失調症という診断が下される危険性がある。特定の症状の確認がそのまま診断に直結することは診断的にも危険である。症状のまとまりと経過があってこそ診断がなされるべきなのは、どの疾患でも同じである。

5 解離と妄想

ヤスパースは妄想の外面的標識として主観的確信、訂正不能性、内容の不可能性を挙げたが、近年スピッツァー(Spitzer 1988)は妄想的信念について、「形式的には自己の心的状態についての発言のようではあるが、その内容は心的状態ではなく間主観的に接近できる(客観的)事実である」と定義した。これについては熊崎(2008)の詳細な検討がある。妄想は自己と他者によって構成される間主観的領域に関する誤った自明的な判断であるが、ここには、間主観的領域に関する自明的判断の異常性と自己と他者の対立的関係がある。この二つは密接に関係している。後者は前者を背景として発展する可能性がある。しかし、解離性障害においてはこういった問題は概して見られない。

解離の患者にとって過去は現在でも持続して流れており、現在は夢のように過ぎ去った過去と重なる。こういったことは彼／彼女らの多くが既視感や予知夢を報告することと関連している。夢は覚醒時と同じようにリアルで日常的である。想像の世界もまた現実よりも鮮明で、容易にそのなかに没入することができる。それに対して現実の世界は夢のように実感がなく、儚いものに感じられる。現在と過去、覚醒と夢、現実と想像、知覚と表象の境界は曖昧となり、あたかも同じ水準で互いに引き寄せられ、並列化しているかのようである。ここには「パースペクティヴの並列化」が見られる（柴山 2006b／本書第11章参照）。つまり「私はここにいながら同時にそこにもいる」という体験である。こうした構造のなかでは間主観的領域における自明性自体が成立しがたく、一般的に妄想は抑制されることになる。

このことはブランケンブルク（2003）がヒステリー性の人格について述べた「パースペクティヴの過剰な多様性」と関連している。妄想をパースペクティヴの固定化やアスペクト硬化とみなすならば、解離に見られる「パースペクティヴの並列化」は統合失調症の妄想とは対極的な位置関係にあると言えよう。

また、過剰同調性に見られるように、解離の患者は他者に過剰に気を遣い周囲の他者に合わせる傾向が顕著である。他を変形するのではなく、自を変形することによって直面する状況を乗り越えようとする。そのため自己と他者の対立的関係は成立しがたい。こうした「我の弱さ」は解離性障害の妄想形成に対して抑制的に働く要因のひとつになっている。

以上、解離性障害と統合失調症の違いについて、間主観的領域における自明性の判断と自己と他者の関係の観点から比較検討した。ただし妄想形成と統合失調症は切り離して考える必要がある。統合失調症の妄想には、妄想的意味の直証的な確信性とその背後に漂う常識的な意味の無意味化の矛盾的両立が見られる。こうした「割れたる共存」（安永 1987b）や「体験の割れ目」（内沼 1967）、さらには他者の先行性（本書第14章参照）こそ統合失調症の妄想を基礎づけるものとして理解すべきであろう。それに対して妄想形成は、ある種の自他の対立的性格、現実世界に密着した**我の強さ**と関連しているように思われる。

一見交代人格をもつ解離性障害のように見えても、実際には精神病の病態とみなしたほうがいい症例がある。こうした症例は一般的に思い込みが激しく、そのため身近な人たちと日常のさまざまな面で対立する傾向がある。一方的に強引に決めつけるところがあるため、周りとの軋轢が生じ、時に被害妄想を発展させることもある。過去の出来事や交代人格に関して壮大で空想的な世界を構築する傾向もある。薬物治療においても解離性障害の患者と異なり拒薬しがちであり、服薬の説得に応じないこともしばしばである。解離性障害と同様に、幼少時に不幸な養育環境が見られることも多い。

こうした患者はパラノイア傾向ないしはミトマニー（空想虚言）傾向を基礎に発生した空想妄想病とも言え、その場合の交代人格の発生はボヴァリスム[1]が関与していると考えることもできる。従来のヒステリーがこうした空想虚言や空想妄想病、パラノイアとの親和性を獲得していると考えるならば、今日の解離性障害はこうした空想や妄想の対極に位置づけられよう。ヒステリーと解離では、自己のあり方が大きく異なっているように思われる。

▼註

1――ボヴァリスム（bovarysme）とは、現実の自分とは異なった自分を思い描き、それになりきろうとすること。それが実現できないと無力感にいらだつことがある。フロベールの小説『ボヴァリー夫人』に由来する。

V
解離の治療論

16 段階的治療論

1 回顧

一九八〇年、私が研修医になって初めて受け持った入院患者は「解離型ヒステリー」の女性だった。治療は長引いて泥沼状態となり、明らかに悪化して閉鎖病棟に転院になった。解離症状はあるが、実際にはその中核は当時話題になっていた境界例であった。初めての患者でうまくいかなかったことで挫折感を味わったが、そのおかげで境界例に関係する論文はかなり真剣に読んだ。しかし、ヒステリーや解離の論文はその内容が旧態依然としており、あまり参考にならなかった記憶がある。

ふたたび解離の症例に出会ったのが一九九〇年頃である。しかし、今度は境界例ではなく、典型的な解離性障害であった。面接ではそれまで聞いたことのなかった体験が多く語られた。教科書や文献を調べても、そうした症状についてはほとんど書かれていなかった。「われわれはヒステリーや解離性障害のことをわかったつもりになっているが、実はほとんど知らないのではないか」と思い、その患者からは多くのことを教えてもらった。今度は治療関係に振り回されることなく、落ち着いて患者の主観的体験世界について聴くことができた。最初の症例もこうしたこちら側の理解があれば、経過も多少は違っていたかもしれないと今になって思う。

私は解離性障害の患者がどのような体験世界にいるかという主観的体験について考えていた。安永（1977a）のパターン逆転やファントム理論が統合失調症の患者の体験世界を見事に説明するのに魅せられていたこともある。当時は治療者がヒステリー症状に注意を向けると、疾病利得のために症状がますます顕著になると考える風潮があった。今でもそういった考えの治療者はいるだろう。しかし、実際に解離性障害の体験について詳しく聴いても、患者の症状が悪化することはなかった。患者の隠れた意図や目的が存在するとしてそれを探るような接近をせず、症状や主観的体験を中心に聴いたからであろうか。ただひたすら体験世界を患者から教えてもらい、その全体像を把握しようと努めていた。

こうして解離性障害の主観的体験とともに症候学を身につけるようになると、それまで診断が困難だった患者のなかに解離性障害が意外に多いことに気がついた。当時、多重人格は稀で、ほとんどの患者は、交代人格が出現することはないが、幻聴など統合失調症に類似した症状を呈する「特定不能の解離性障害」であった。解離の患者の多くが抱えている怯えを理解し、なんとか安心できる方向へと導くことが治療の中心だったように思う。交代人格の出現にはあまりとらわれず、まずは不安、恐怖、幻覚、健忘、意識変容の体験について細かく体験を聴き、なるべく患者の全体像を自分の心に描き出そうとしていた。疾病利得を患者に感じることはなかった。詳細に主観的体験について理解しようとして、病気の構造についてわかりやすく説明しながら面接を続けるだけで、多くの患者が安定した。患者は「これまで誰に言ってもまともに聴いてくれなかった。ちゃんと理解してもらえてよかった」と言うことが多い。解離性障害が「まったくわからないもの」あるいは「すでにわかっているもの」とされると治療はうまく進まないであろう。

しかし、典型的な解離性同一性障害の紹介患者が多くなるに従って、従来の対処法では間に合わなくなった。大量服薬と自傷を繰り返す患者や慢性の病態に苦しむ患者に対しては、治療者がもう一歩踏み出すことが必要になった。つまり交代人格と直接会話したり、その存在を前提として患者と会話したりする必要が出てきたのである。本人との関係だけを面接の中心としていると、治療が前に進まない症例があることに今さらながら気づかされた。本人だと思ってずっと面接していた人格が実は交代人格だったと気づかされることもあった。交代人格と対話することで、それまであまり改善することがなかったケースが劇的に改善することも経験した。

当たり前のことのようではあるが、治療は患者の状態に合わせて行なわなくてはならない。解離の病態水準が軽度である場合、治療は患者の体験にしっかりと耳を傾け、病気の説明や簡単な対処法などを助言するだけで改善してしまうことが多い。しかし、症状がある程度以上に重くなってくると、それなりの治療が必要になってくる。解離でも他の病態でも精神療法は同じだという主張は軽度の病態で言えることであり、やはり治療は患者の状態に合わせて工夫しなくてはならない。

2 治療の前提としてのアセスメント

治療開始前にはさまざまな面でのアセスメントが必要である。全体的な症候学的把握は言うまでもない。診断は治療に大きく関係してくるので軽視してはいけない。意識消失発作や痙攣などが見られると、てんかんとの鑑別が困難になる。とりわけ統合失調症との鑑別は重要である。統合失調症との鑑別が困難な場合には、物質乱用の既往にも注意すべきである。自閉症スペクトラム障害については、解離との鑑別というよりも、解離との併存について注意する。境界性パーソナリティ障害の併存については、操作的診断基準を満たすか否かよりも、治療構造の維持がどの程度可能であるかについて判断しておく必要がある。これらの詳細は本書第Ⅳ部で述べた。

診断の際にまず気をつけるべきことは、患者が相手や状況によって異なった姿を見せる点である。家族、医師、カウンセラーなどによって、それぞれ現われる人格、状態像、態度が異なることはよくある。患者はこうしたことをとりわけ意図してやっているわけではないが、治療者は患者の全体像にいつも注意していなくてはいけない。そうした理解がないと治療者と患者の関係、治療者同士の関係、治療者と家族との関係などにいずれ齟齬を来たすことがある。

3 段階的治療論

解離性障害の治療としては段階的治療（Phase-Oriented Treatment）が一般的に受け入れられている。これは複雑性ＰＴＳＤ（Complex Posttraumatic Stress Disorder）や解離性障害など外傷関連の病態の治療モデルである。幼少時に外傷を受けた患者の人格構造は脆弱でしっかりと統合されていないことが多い。準備ができていないまま外傷記憶に触れたりすると、外傷想起によって不安定になりやすく、再外傷の危険が高まるため、この段階治療モデルの考え方は重要である。

ハーマン（1996）は心的外傷からの回復を三段階に分けて論じている。すなわち、①安全の確立、②外傷的記憶の想起と服喪追悼、③通常生活との再結合である。また国際トラウマ解離研究会（International Society for the Trauma and Dissociation : ISST-D）のガイドライン（2011）も解離性同一性障害（ＤＩＤ）の治療について、①安全、安定化、症状軽減の確立、②外傷記憶の直面化、徹底操作、統合、③同一性の統合とリハビリテーション、という三段階に分けて論じている。ハウエル（Howell 2011）もまたＤＩＤの治療について、①安全の確立、②外傷記憶から物語記憶へ、③日常生活との再結合、という三段階モデルで説明している。

段階的治療はあくまで基本的モデルであって、治療が第一段階から第三段階まで直線的に進むことを意味しているのではない。実際には、第一段階から第三段階までを行ったり来たりしながら治療が進むことがほとんどである。患者の不安や恐怖、状態像の「全体」を評価しながら治療を進めなくてはいけない。解離性同一性障害の患者の場合、ある適応的人格が治療の第三段階に向かっているように見えても、他の交代人格が第一段階にとどまっていることもあるため、そういったことにも注意すべきである。

ここでは治療段階を、①安全と安心の確立、②交代人格部分との交流、③外傷記憶の物語記憶化、④日常生活の回復、という四段階として紹介することとしたい。交代人格部分との交流は通常、第一段階に含まれるとされることが多いが、治療においてそれなりの時間を要するため、今回は独立させ第二段階とした。

4 第一段階――安全と安心の確立

第一段階の主眼は安全と安定の確立である。進行中の虐待、不安、恐怖、自傷行為や過食などさまざまな行動、物質乱用などが見られる場合には、まずこれらの問題に対処する。十分な睡眠の確保、必要ならば薬物など適切な治療手段を講じること、生活習慣の立て直し、不安定になったときの対処方法を教えること、さらに診断を確定し、治療や見通しなどについて説明する。かつての虐待者が身近にいるなどの状況にも配慮が必要である。要するに、第一段階の課題は、安全な環境を整え、無駄なエネルギーの放出を控え、安心感をもたらすことにある。その前提として受容（acceptance）や共感（empathy）が必要であることは言うまでもない。

そもそも患者は安心できない状況のなかで解離を引き寄せたところがある。安心できない状況は出来事の不意打ちを含んでいる。患者は不確実で、一貫性に欠け、予測できない状況に対して脆弱性をもっている。とりわけ愛着対象が急に怒り出したり、いつもとは違う顔を見てしまったりすること、意味がわからない姿を見てしまうことが外傷となる。したがって治療者は、患者が世界の先を予測できるように振る舞ったり、自分たちの言動が不意打ちにならないように配慮したりすることが必要になる。そのためには治療についての限界や枠組みを設定することも重要である。(1) 急な治療方針の変更もまた不安をかき立てる。

もうひとつ大事なことがある。それは患者が「いま・ここ」から離れないようにすることである。解離の患者は容易に「いま・ここ」から心が浮遊してしまう。「いま・ここ」の体験へと意識を向けることは治療の基盤を形成することである。そこに治療者を含む治療の場が関係していることは言うまでもない。

　こうした基盤の形成のためには「安全な場所（safe place）」や「グラウンディング（grounding）」などが役に立つ（Kluft 1989）。これらの技法は治療の第一段階から第四段階のすべての経過において重要である。

　誘導イメージ法（guided imagery）に含まれる「安全な場所」は、リラクセーションや安全感を促進するために利用される。治療の初期に、患者に完全に安心できて安全な場所を想像してもらい、それを視覚化してもらう。こちらがイメージを先行させるのではなく、あくまで患者個人がそういったイメージを作り出すように促す。よくあるのは、美しい森の空き地、陽の当たる庭や砂浜、海、安全な部屋などである。こういった場所のイメージは、患者や交代人格が症状に圧倒されそうになったときに、そこに逃げ込む緊急避難場所として有効である。そこには安全のために鍵をかけることもできる。

　解離性障害の患者は、不安になったときに周囲環境との接触を失ってしまいがちであるため、「グラウンディング」は役に立つ。これは意識的に呼吸をしたり、光を点けたり、体を動かしたり、足を踏み鳴らしたり、唄ったり、音楽を聴いたり、匂いをかいだり、硬いものを握ったり、顔に触れたり、部屋を見回して何があるかを心のなかで言葉にしたりして、五感をフルに利用する方法である。感覚を通して「いま・ここ」での自己身体や周囲環境に意識を向け、「いま・ここ」での「私」に気づき、そこから離れないようにするのである。これはいわば覚醒方向での治療（柴山 2007）である。とりわけ面接の終わり際にはこのような「グラウンディング」が有効であるとされている。

ただし現実感の獲得は諸刃の剣である。十分に期が熟していないときに現実感を獲得しようすると、さらなる症状を引き出す危険性もある。離隔の裏側に過敏があることを忘れてはならない。時にあえて現実感のなさにとどまることも、その保護機能ゆえに必要であろう。

5 第二段階——交代人格部分との交流

第二段階の主眼は、交代人格との協力関係の形成であり、この段階を通して次の外傷記憶を扱う段階へと向かうことになる。

交代人格の存在に気づく手段としては、フレーザー（Fraser 1991）の「テーブルテクニック（dissociative table technique）」やシュスタ＝ホックバーグ（Shusta-Hochberg 2004）の「ブラインドテクニック（window-blind technique）」などの方法がある。これらは共に誘導イメージ法にもとづく技法である。テーブルテクニックとは、机と椅子が置いてある安全な部屋をイメージし、そこに解離された部分人格を呼び出し、関心事について皆で共有する技法である。ブラインドテクニックでは、ブラインドが下ろされている窓を思い浮かべ、その向こう側に他の人格がいると告げられる。ブラインドを少し挙げたところで、そこに何が見えるかを報告する技法である。このようにして交代人格の存在に気づき、交流のきっかけとする。

しかし、つねにこのような技法が必要というわけではない。解離の症候のなかにはすでに交代人格との交流の契機となりうる症候がいくつかある。たとえば背後、窓のカーテンやドアの隙間に浮かび上がる気配、鏡のなかに浮かび上がる映像などである。こうした気配や像が交代人格につながっていることもある。交代人格との対話・交流はこうした体験から入っていってもいいだろう。しかし、つねに反応があるわけではない。働きかけにまったく反応がなければ、時期尚早であるか交代人格が十分に形成されていない段階にあるものと思われる。重要なことは、こうした気配としての他者に対する怯えや恐怖などの抵抗を弱めることである。

交代人格は主人格、迫害者人格、救済者人格、保護者人格、子ども人格、異性人格、動物人格など多彩である。交代人格の起源は犠牲者人格であるが、表面に現われて目立つのは患者自身に対して攻撃的に振る舞う迫害者人格ということが多い。そのような迫害者人格の背後には、保護者ないしは救済者の要素が感じ取れることが多い。迫害者人格が治療過程において保護者や救済者人格に転じることはしばしば体験する。このことは、元来迫害者人格の起源が保護者人格ないしは救済者人格だったことに由来する。当初は患者を保護する役割を担っていた攻撃的で自己主張する存在が、いつの間にか患者を攻撃する迫害者になってしまうのである。だから治療者は迫害的人格に対して、そもそも彼／彼女らが出現したときには**虐待者に対する**怒りをもっており、保護者的な役割を担っていたことに気づかせる必要がある。

また保護者機能をもつ人格の陰には犠牲者人格がいる。保護者ないしは救済者人格は犠牲者人格が夢見て呼び出した人格である。この犠牲者人格こそ外傷記憶を一人で抱え込んでいる子ども人格である。このような人格に治療者は気づくことが望ましい。患者は次第に治療者にそうした子ども人格の存在を示唆するようになる。

解離における諸人格は他者の言動や眼差しによって大きく姿を変える。そのため他者が交代人格に外に出てきてほしいと頼めば彼／彼女らが出てくることも多いし、他者の言動に反応して自傷行為が激しくなったり攻撃性や不安が高まったりすることもある。また周囲の他者が幼い交代人格を世話すればますます退行し、攻撃的な交代人格に怯えたりすればますます攻撃的になることもある。他者の対応によっては一時的に憑き物が取れたように安定したり、交代人格の性格や役割が徐々に変わっていったりすることもある。

このように他者は患者の心にさまざまな影響を与えてしまう。治療者はそれを自覚していなければならない。治療者は、患者の「私」を飛び越して交代人格と交流するのではなく、患者の「私」を支える機能をもつべきであろう。あるいは自分の全体を視野に収める「私」の眼差しを支え育てる必要がある。

治療者は交代人格の一部と対立したり、特定の交代人格に肩入れしたり、交代人格の過度な依存を満たしたりすることは控えるべきである。治療者にとって重要なことは、一部の人格と交流することではなく、患者の人格全体につねに注意を払っていることである。治療者が交代人格の全体を意識して対応することを通して、患者のなかの諸人格の交流を促すといってもよいだろう。いわゆる「トーキングスルー（talking through）」にはそういった意味が含まれている。

たびたび問題となるのは、毎回面接のたびに交代人格である子ども人格が登場するようなケースである。もちろんさまざまな要因が絡んでいることが多く、一概に論じることはできない。治療者や家族はこのような子ども人格を直接的に慰めたり、世話をしたり、遊んだりするといった対応をしがちである。しかし、先に述べた観点からすれば、治療者がこうした行動を続けることは控えたほうが望ましい。もちろん治療者が子ども人格を世話したり、愛着願望を満たしてあげたりすることがいけないというわけではない。私自身も子ども人格と話をするし、周囲にそれを止めるように指示することもない。しかし、そうした対応はあくまで患者が自分自身を世話するときのモデルを提供するためである。治療者が特定の交代人格と対立的になったり彼らの願望を満たしたりするのではなく、患者の「私」と交代人格の関係をより共感的方向へと促すことが重要である。つまり「私」が、傷ついた子ども人格を切り離したり追放したりしないことである。「いま・ここ」という大地に足を下ろした「私」（あるいは他の大人の人格部分）が犠牲者人格を切り離さないで、彼らを慰め、共感し、認め、世話をすることができるようにすること。再養育（reparenting）の過程は、本来治療者と子ども人格との間ではなく、患者の内部でこそ起こらなくてはならない。必要なのは内的再養育であることを忘れないようにしたい（パトナム 2000；Chu 2011；Shusta-Hochberg 2004）。

患者の「私」は「いま・ここ」という現実とのつながりを保持しつつ、交代人格たちと適切な距離を保ちながら、彼／彼女らが安心していられる場としての機能を果たす。こうしたことによって、かつての記憶が「私」に次第に流れ込んでくる。

6 第三段階——外傷記憶の物語記憶化

第三段階は、過去の外傷体験を想起し、それに耐えることを通して、それらを受け入れ、自らに統合する段階である。しかし、精神病状態、悪性の退行、ひどく不安定な生活態度、物質乱用、頻回の人格交代などが見られたり、自己反省能力や自己制御能力にかなりの限界が見られたりする場合には、第三段階に進むことはできない（Howell 2011）。治療者は、統合の準備ができる前に第三段階に向かってはいけない。そのような段階で統合を試みることは患者に苦痛を強いる可能性がある。治療者と患者はさまざまな人格に気を配り、慎重に事を進めていくことが必要である。

この段階ではフラッシュバックの危険性が高まるが、つねに「いま・ここ」の安全と結びついていなくてはならない。過去の出来事、過去の恐怖は「いま・ここ」の出来事ではなく、すでに終わっているという保護的文脈において語られるのがよい（Howell 2011）。

患者の状態に動揺が見られる場合には、治療はゆっくりと進み、第一段階や第二段階に頻繁に戻ることになる。つねに患者のペースに配慮し、治療者が先走りしてしまい、患者が置き去りにされることがあってはならない。そのためにも第一段階の安全・安心、「いま・ここ」という大地への根づきが重要になる。

外傷体験を扱う際に知っておいてよい技法としては、「細分化除反応（fractionated abreaction）」や「消音技法（muting technique）」などいくつかある（Fine 1993；Howell 2011）。これらは外傷記憶とそれにまつわる感情の噴出に圧倒されないための方略である。細分化除反応とは、患者が圧倒されないように外傷記憶を細分化することである。消音技法とは、テレビのスクリーンに映し出された恐怖の記憶を手元のリモコンで、音を小さくしたり、画像を遠くにあるように小さくしたり、スイッチを切ったりしてコントロールすることである。

患者はしっかりと「いま・ここ」に錨を下ろし、その保護のなかで外傷記憶との距離を調整していく。焦って外傷記憶に接近して除反応や情動解放が起こると、再外傷という結果を招きかねない。そうならないためにも、「いま・ここ」の大地への根づきと「私」の安定が要請される。「私」は「いま・ここ」から能動的に、適切な距離と場所を外傷体験に与える必要がある。それは「私」が主体としての眼差しを獲得することでもある。

こうしたことによって外傷的出来事は過去の体験として時間的場所にしっかりと位置づけられ、自己の基盤としての来歴が形成され、自伝的物語記憶（autobiographical narrative memories）となる。過去を再現するように「そのとき・そこ」から「いま・ここ」に向かって交代人格が語るのではなく、「いま・ここ」から「そのとき・そこ」を「私」が語り出すことによって、交代人格は過去の物語の記憶になる。このことは「いま・ここ」の「私」が外傷体験の記憶を切り離すのではなく、それに自伝的記憶としての場所を与えることを意味する。

治療者として注意すべきことは、患者の部分としての交代人格と治療者が関係するのではなく、あくまで患者の「私」が「いま・ここ」を基盤として交代人格の「全体」とつながり、それらと共感できるように「私」を支えることである。そのためには治療者もまた患者の人格全体に注意を払い、それらに共感しなくてはいけない。こうした治療者の理解を取り入れながら、患者はさまざまな人格につながっていく。交代人格は患者と治療者の関係によって変容する存在なのである。

7 第四段階——日常生活の回復

「いま・ここ」に合わない自分の部分を切り離すことで自分自身を変容させてしまっていた患者は、この段階であらたに日常生活と関わりをもたなくてはならなくなる。患者は人生に絶望し、他者に対する不信感をもち、自己評価が低いという問題を抱え込んでいる。患者が「いま・ここ」から離れて彷徨うのではなく、日常生活や過去の苦しみに耐えられるように、人生に価値を見出してさまざまに自分を表現でき、未来へと希望をつなげることができるように、治療者は患者に寄り添い、支え、共感するべきである。

治療者は、患者の言う過去の出来事が真実か否かについて知ることはできない。治療者はそうした過去の外傷的出来事について患者が悲しむことを支えるべきである。過去を埋め合わせることはできない。治療者はそうした認識を区切りとして一歩を踏み出そうとする患者の心に共感すべきである（Van der Hart et al. 2006）。

マインドフルネス（mindfulness）は呼吸法を中心として、心に浮かぶさまざまな表象や知覚に十分に意識を向けつつ、それを追い払うことをせずそのままにしておき、ふたたび自分の呼吸へと意識を向ける技法である。これは覚醒意識を保ちながら「いま・ここ」にとどまることであり、治療の各段階において有用であるように思われる。

ブロンバーグ（Bromberg 1998）は次のように語っている。

> できるだけ簡潔に言うと、ひとつの統合された自己——「現実のあなた」——というものは存在しない。自己表現と人間関係は必然的に衝突するだろう［…］しかし健康とは統合することではない。健康とは、さまざまな現実のあいだの空間に、それらのうちどれをも失うこともなく立つ能力である。これこそ私が考える自己

受容の意味であり、創造性は実際にすべてこのことと関連している。すなわち多数でありながら一人の自己であるかのように感じる能力のことである。

統合が治療の最終目標ではない。患者にとって回復とは、「いま・ここ」の「私」が断片化した自己を切り離すことなく包み込む場所、大地、基盤として生成することである。

▼註

1――解離性障害では、治療関係の開始によって症状の増悪や退行が引き起こされることがあるが、枠組みの共有にはそうした現象を防いでくれるところがある。

17 身代わりと鎮魂

1 了解図式の共有

治療者が解離の患者に対して投げかけるイメージが、患者の状態と経過に大きく影響を与えるであろうことは十分に考えられる。たとえば治療者が養育者のような眼差しを向ければ、患者はまるで子どものように退行するだろうし、治療者が罪悪感や不安を強く抱けば、攻撃的な人格が引き出されるかもしれない。交代人格や身体症状に注意や関心を向ければ、さまざまな人格が現われ出たり、身体症状を執拗に訴えつづけたりするだろう。

患者は治療者が抱く欲望や不安、恐怖をすばやく読み取り、それに対してさまざまに反応する。自らが治療者の欲望の対象になろうとしたり、治療者の恐怖をますますかき立てようとしたり、時には宥めようとしたりする。患者はあたかも治療者の心を映し出すスクリーンのようにその姿を変容させる。治療者もまた患者のこうした言動に魅惑されたり、困惑したり、嫌悪したりする。

このような相互関係のなかでは、治療者と患者の関係から現実という確かなものが失われ、面接のプロセス自体が夢のようにどこへ行き着くか定まらなくなる。現実と夢、真実と虚偽を区別する境界線が弛んでしまい、その中間領域が膨らんでしまう。こうしたことは解離の治療関係ではしばしば見られる。治療者が現実や真実といったことにとらわれれば、患者の言動は虚偽とみなされ関係が破綻しかねない。治療者が夢や想像の方向に傾けば、治療者と患者は共に物語を作り上げかねない。

必要なことは、患者と治療者が解離の病態や主観的体験について広く理解し、治療の進む道筋を共有し、「いま・ここ」という現実に結びつけることである。患者や治療者にとって了解しやすい、まさに「腑に落ちる」了解図式を探らなければならない。

ここでは古代からの日本人の心性とりわけ霊魂観について取り上げ、それらと解離の病態との構造的連関について考えてみたい。このことは日本人の患者にとってより「腑に落ちる」病態理解と治療の道筋を探るひとつの試みである。さらにこうした視点から交代人格の治療を論じることとしたい。

2 霊魂の発生

梅原（1989）は沖縄やアイヌの文化から推測される縄文時代人の死生観について、あの世とこの世は共に仮の宿であり、生死は循環、往還するものと考えた。諏訪（2010）もまた、古代日本人にとって他界と現世は連続しており、それらを構成する要素は同一であり、往還が自由であったと指摘している。

死者の身体から分離した霊魂の観念は、縄文後期にタマとして成立した。縄文時代の住居は広場をめぐる環状集落の形態を取っていた。広場の中心は墓であった。中央に死者を葬る墓域をもち、それを生者の住居が取り巻くという重層構造である。それが縄文後期になると、墓が集落から飛び出して、独立した場所に位置を占めるようになる。これによって生者の世界と死者の世界の間に境界線が入ることになった。こうしたことはイザナギ・イザナミやトヨタマヒメの神話の「見るなの禁止」にも象徴的に表われている。弥生時代には集落と墓地、この世とあの世がはっきりと分離されることになり、生者から離れた死者だけの世界、すなわち他界が成立するようになった。他界すなわち死者の世界の発見は、肉体が滅びてもなお継続する霊魂の発見でもあった。まさに霊魂の発生は、死の観念の発生と同時的であったと言えよう。

3 霊魂の諸相

古代日本人も中国人も個体がもつ霊魂は複数であると考えていた。中国では、陽の働きをして精神をつかさどるものを魂といい、陰の働きをして形骸をつかさどるものを魄《はく》といった。身体から離れる魂と身体にとどまっている魄は共に霊魂である。そこから諏訪（2010）は、人類の霊魂は普遍的に「動く霊魂（自由霊）」と「動かない霊魂（身体霊）」に分けられると論じている。

益田（1983）によれば、タマがカラから抜け出すことを認める霊肉分離の思想、すなわち遊離魂の思想が日本人の霊魂観の底流には流れているという。もちろん類似した考え方は古代エジプトの時代から見られており、必ずしも日本固有のものではない。

『古事記』には、鶴や鷹などの鳥が人間の霊魂を保有する遊離魂として描かれている。生きている人間の魂が身体から離れてしまうために病にかかったり、時には死に至ったりするのである。肉体に内在する魂が離脱して帰ることができなくなった状態が死を意味する。そのため魂の離脱を防ぐ「魂結び」など多彩な風習が存在したことが知られている。沖縄では、子どもはマブイ（霊魂）が抜けたりそれを落としたりしやすいと言われる。そのためユタがマブイを身体に戻す儀礼を行なう。これはマブイグミ（魂籠め）と言われる。

このように魂が分離しやすいものとしてあるということは、古代の日本人にとって馴染みのある考えであった。

折口（1967a）は「原始信仰」のなかで次のように述べている。

> 我々の古代人は、近代において考えられた様に、たましいは、肉体内に常在して居るものだとは思って居なかった様である。少なくとも肉体は、たましいの一時的仮の宿りだと考えて居たのは事実だと言える。即、たましいの居る場所から、或期間だけ、仮に人間の体内に入り来るもの、として居た［…］

ここで言う「たましい」とは外来魂のことである。折口によれば、「たましい」は本来身体と一体化したものではなく、外からやってきて体内にある期間だけ入り込むような存在であり、そのため容易に体から離れてしまう。魂に宿られた人はその威力をもつことができるが、魂が身体から遊離するとその威力も落としてしまう。このように、魂と身体についての古代日本人の観念には、内在した魂が身体から離れたり戻ったりすることと、外来魂が身体に入ったり外へと返ったりすることという二つの要素が含まれていた。

こうした構造はシャーマンにも見られる。シャーマンの研究者であるシロコゴロフ（Shirokogoroff 1935）は、自分自身のなかに諸精霊を導き、自分の身体を精霊の「宿り場（placing）」とする憑霊（possession）をシャーマンの特性として重視した。宗教学者のエリアーデ（1974）は、シャーマンの身体から霊魂が離脱する脱魂（ecstasy）／トランス（trance）を特性として重視し、憑霊をそれの二次的現象であるとした。それに対してルイス（1985）は、シロコゴロフを受けて、自発的ないしは統御された憑霊をシャーマンの本質とした。こうしたシャーマンに見られる霊魂との関係は古代日本の霊魂のあり方と響き合うところがある。

西平（2013）は、日本列島の人々の生活実感の古層について次のように述べている。

> アルカイックな古層における「めぐる時間」は可逆的であった（戻ってくる・繰り返される・入れ替わる・

反復する)。魂が「附着する」こともあれば「遊離する」こともあり、それが入れ替わる。循環というひとつの連続ではなく、振り子のように、反復していた。

輪廻のように連続性や一貫性を保った魂が円環的にめぐるのではない。あるときは遊離魂のように「こちらの世界」から「あちらの世界」へと彷徨い出る。あるときは憑霊のように、「あちらの世界」から魂が憑着して威力が増し、そして突然離れる。魂は内と外の世界、こちらとあちらの世界、生と死の世界を往還するものとして思い描かれた。境界が曖昧なこれら二つの世界を、同一性を欠いた複数の魂が往還するのである。こうした脱魂(=遊離魂)や憑依(=魂の附着)は鎮魂という言葉とも密接に関連している。折口(1967b)は鎮魂について次のように述べている。

鎮魂(たまふり)が、後には、鎮魂(たましずめ)と言はれる様になった。威力ある外来魂を付着させる義が忘れられて、単に、人の魂が或時期に於て遊離し易くなるので、それを防ぐ為の儀礼と考へる様になったのである。

第一義の鎮魂は、遠い彼方の常世国から来る外来魂=マナを身体に付着させ、魂の切り替えをして、内在魂とする鎮魂(タマフリ)である。それによって「人の生命をあらたにし、威力を付加する」のである。それに対して第二義の鎮魂とは、魂が身体から離れて浮遊してしまうと病や死など危機的状態になるため、魂を身体に密着させるために魂を呼び戻し、身体に結びつける鎮魂(タマシズメ)である。霊魂とはまさに生命の原動力であった。

つまり鎮魂で大事なことは、威力ある外来の魂を内在化することであり、また浮遊しやすい魂を呼び戻すことである。鎮魂という言葉に含まれるこうした二つの意味、すなわち外にあるとされる交代人格を取り入れることにより力を奮い立たせ、また安易に魂が身体から離れないようにするという鎮魂の意義は、そのまま解離の治療において重要な要素となっている。前者の鎮魂は解離からの回復と関連し、後者の鎮魂はあらたな解離形成を予防することにつながる。これらは共に魂を身体に結びつけることによってなされる。

4 解離と霊魂

解離性障害の患者が幼少時から「霊的体験」をしていることは多い。自分の背後やドアやカーテンの隙間に誰かがいる気配を感じる、幽霊のような人影が窓や物陰に見える、背後から自分を呼ぶ声が聞こえる、自分が体から離れてしまい、そこから自分の姿が見える、などといった体験である。時に予知感や予知夢など超自然的能力を自分がもっていると漠然と感じていることもある。

解離性障害の患者が「霊的体験」を訴えることは多いからといって、霊魂という概念によってその病態が説明できるわけではない。私が「アルカイックな古層」に注目するのは、日本人の底に横たわる自己と他者、心と体についての了解図式の古層を考えることによって、より「腑に落ちる」解離の病態理解と治療の糸口を見出そうとするからである。そうした糸口は西洋の文献にも見出せる。

一九世紀末に英国人類学者のタイラー(1962)が、アニミズムを宗教の起源として論じたことは有名である。彼はあらゆる宗教の根源に霊的存在への信仰が存在すると考え、これをラテン語のアニマ(霊魂)という言葉からアニミズムと呼んだ。

タイラーは、人間が霊的存在を認知するきっかけとしての夢や幻に注目した。古代エジプト、北米、ヨーロッパなど広い地域にわたって、夢を見ているあいだに魂が体から抜け出したり、夢のなかで人の魂が外から訪れたりすると考えられていた。そこから「影・霊魂・像」という概念が生じたことは十分に推測できる。

これらは意識変容が見られる解離の病態と深く結びついている。解離の病態では、覚醒状態と夢や幻との境界が明確に区別されておらず、此岸と彼岸を行ったり来たりするように、可逆的で、入れ替わり、往還可能な関係にある。解離性障害の患者が見る夢で最も特徴的な夢は、入眠時に見られる体外離脱体験、気配過敏、幻覚などであることも興味深い（柴山 2013c）。解離は現実と夢のあいだに位置する意識と密接な関係にある。

空間的変容は、生きている「私」の魂、すなわち自己の意識が複数に分離することである。一つは「いま・ここ」という現実に位置し、もう一つは「いま・ここ」から離れて浮遊する。そのため主体としての「私」が現実の世界のなかにいるという実感が変容してしまう。空間的変容では、遊離した魂を受け容れる本来の器がまだ存在していることが特徴である。

時間的変容は意識の突然な切断であるが、憑霊はこれに相当する。一般に、憑依する霊は精霊、神、死霊、動物などであるが、その本質は「いま・ここ」という現実の身体をもたない死んだ霊魂である。すでに死んでおり本来の器は存在しないため、自らの容器を求めて彷徨っている。

解離の文脈からすれば、かつて現実の「私」から切断されたにもかかわらず、いまだ過去の記憶に納められることなく、「いま・ここ」の現実に現れようとする魂が交代人格である。時が過ぎ去ったにもかかわらず、過去の感覚、感情、思考を抱え込んだままの魂が今も生きており、自身を受け容れてくれる器を求めて彷徨っている。

遊離魂や憑霊などの文化的現象と解離の病態とはもちろん同じではない。遊離魂では、魂の遊離を体験する人と人影や像を見る人はたいてい異なっており、それらが一人の体験として語られることはあまりない。また憑霊においては憑依する魂とそれを受け容れる人はまったく異なった出自をもつ。しかし、解離の病態では一人の個人が、あるときは離隔、別のときには過敏を体験し、依り憑く魂と受け容れる身体は一見異なっているように見えても、あくまで連続性のある一人の個人のなかでの現象である。

要するに遊離魂や憑霊といった現象は集団としての共同体の現象であり、それに対して解離の病態は個人のなかで起こる病理現象である。伝統的行事や共同体活動の衰退によって、不安や恐怖を共同体の支えなく個人が処理せざるをえなくなった。こうした現代社会の状況がこのような病理の背景にあると思われる。

5 うつし身

切り離され飲み込まれたものは隠蔽空間に包まれているが、それが眼の前のヴェールに映し出される。像と存在の場所が異なっていることで、こうしたことは現実的に制御できないものとして体験される。たとえば、夢において眼の前に自分が現われたり、眼の前の表象空間にありありと幻覚が浮かんだり、外部空間に影や幽霊などの幻視が現われたり、鏡に映った自分の背後に人影が視覚化されたりする。夢空間、表象空間、外空間、鏡空間などさまざまな空間にヴェールが現われて隠蔽空間を映し出すのである。それが解離の主観的体験や表象幻視、影の幻視などの症候の核となっている。

こういった事態は、「うつる」という言葉によっていくらか了解が進むように思われる。ここでは坂部（1976）の「うつし身」という論文を援用しながら、隠蔽空間と「うつる」ということについて考えてみることにしたい。

『岩波古語辞典』（大野ほか 1993）によると、「映る」「移る」「写る」などは、「物の形や内容がそのまま他の所にあらわれる」とか「そのままの形が別の所に投影される」「（もののけなどが）乗り移る」ことを意味している。坂部は次のように述べている。

〈うつつ〉は、たんなる〈現前〉ではなく、そのうちにすでに、死と生、不在と存在の〈移り〉行きをはらんでおり、目に見えぬもの、かたちなきものが、目に見え、かたちあるものに〈映る〉という幽明あいわたる境をその成立の場所としている。

坂部の指摘は病的な心について述べたものではないが、こうした現（うつつ）の私のあり方は、「夢うつつ」の意識変容を共通基盤とする解離の病態においてより明瞭に見ることができる。隠蔽空間は通常「いま・ここ」の意識からヴェールによって閉ざされている。ヴェールは現（うつつ）の心的空間を構成している。それは内と外を区切る境としてあるが、通常はことさら意識されることがない。前方のヴェールには「私」と世界のあいだに張られ、後方のヴェールは「私」と隠蔽空間とのあいだに張られている。見ることができるのは前方のヴェールであり、後方のヴェールは見ることができず、感じるだけである。張り巡らされた現（うつつ）のヴェールに、隠蔽空間が包んでいる「かたちなきもの」が映し出される。解離性の幻覚などはこのような意識変容における体験であり、幻視は前方のヴェールに、幻聴は背後のヴェールに映し出され、感じられる。

坂部はさらに次のように述べている。

うつせみの身とうつせみの世、うつし身とうつし世とは、目に見えないものたちの世界を背景としそれと境を接しながら、たがいに〈うつし〉〈うつり〉あいながら、いわばたがいの自己同一性を保証する〈うつつ〉の境位において、ひとつのおもて（surface）として構成され、立ちあらわれてくる。

〈うつつ〉と〈ゆめ〉のあいわたるこのようなはざま、現実（うつつ）の世のうすい皮膜を破ってそのかげにおおわれていたいわば超現実（surréalité）の世界がおもてに立ちあらわれてくるはざま、このような境位こそ、本来の仮面（おもて）の成立する場面にほかならない。

ここで言われている「おもて＝仮面」は憑依に通じている。解離の文脈においてみるならば、交代人格の出現に類似している。もちろん坂部の論は文化的事象としての仮面であり、解離は個人の病的事象という違いはあるが、その構造はきわめて類似していると言えよう。解離において、隠蔽空間の「かたちなきもの」は「うつし世」の「かげ」として〈うつり〉、「私」はそれへと〈うつり〉込む。このことはまさに「かたちなきもの」が「うすい皮膜（後方のヴェール）を破って」仮面（おもて）へと顕われることを意味する。解離の病理にはこうした〈うつり〉という要素が大きな働きをしている。

解離の病態では、あたかも映画館の映写機が観客の背後から目の前にあるスクリーンにフィルムの映像を映し出すように、現（うつつ）のヴェールに隠蔽空間が〈かたち〉としてうつしだされる。同一性がうつろな魂はその〈かたち〉のなかへと容易に没入する。

解離性の意識変容においては、夢と同じような構造をもつ。「私」の心が世界に映し出されるとともに、その映し出された世界が「私」に影響を及ぼしてしまう。こうした夢の世界と「私」の循環的関係は、「うつし身」と「うつし世」が「たがいに〈うつし〉〈うつり〉あ」うさまと同じである。ここでは「うつし身」としての「私」は同一性を欠いた存在、器を失って漂う魂としてある。

坂部は、今日では〈うつせみ〉〈うつつ〉という言葉がもとの意味を離れ、「かつての多元的に分散して多義性をはらみ、豊かにひびき合いうつり合う〈うつつ〉の境位」「元来〈うつつ〉という語のもっていた〈ゆめ〉とあいわたる微妙な境位」はその生命力を失い、かろうじて「うつつをぬかす」とか「ゆめうつつ」という語として生き残っていると指摘する。こうした意味の変質の背景には、解離の世界が、奥行きの豊かな〈うつつ〉の陰性面として関与していた可能性がある。しかし、陰と陽という違いはあるにせよ、坂部の豊かな〈うつつ〉には、陰を陽に転換する道筋が含まれているようにも思われる。

治療的観点からすれば、ヴェールに映し出された〈かたち〉に取り込まれて、そこに没入してしまうのではなく、あえて「いま・ここ」の現（うつつ）にとどまり、「かたちなきもの」をうつしつつ、それからほどよい距離を取る眼差しが重要である（柴山 2007）。そのことは、表象化された現実を本来の現実へと引き戻し、あたかも現実であるかのような隠蔽空間を表象空間へとふたたび引き寄せることで、あらためて「覚醒」することを意味する。

6〈身代わり〉ということ

救済者は、道に迷ったとき、体調が悪いとき、頭が混乱したとき、死にたくなったときなどに突然現われて交代してくれたり、導いてくれたりする存在であり、治療にとってはきわめて貴重な存在である。なかでも内的自己救済者（Inner Self Helper : ISH）は、患者が窮地に陥ったときに助けてくれる究極の存在である。

● **症例 k ［女性・二〇代前半・解離性同一性障害］**

暗い表情で入室する。とにかく死にたい、生きていても意味がないと言う。以前、飛び降りや大量服薬で入院治療をしたことがある。腕には数本の切傷が見られる。家族に聞くと、大学にもほとんど行けていない状態のようだ。家では死にたいと訴え、大騒ぎをしたらしい。「辛い。今まで明るい存在が近くにいたけど、それが遠くに行ってしまった。その子は明るい人格部分で体重を気にする子です。私は体重を気にしないけど死にたい。以前、私は部屋のなかで寝ていた」と言う。これは自傷行為を行なう交代人格である。治療者が「今は危険な状況だからあなたには眠っていてもらい、援助的存在がいればそれに交代してほしい」と依頼した。すると別の人格が現われて、「私はうしろにいた。学校に行こうと思っても一回行けなくて休んでしまった。私は完璧主義なので一度ダメだと行けなくなる」と言う。救済者的存在としてはMがいると彼女が言うので、Mに交代してもらう。人格交代した途端よく笑う。「自分はずっと眠らされていた」と言う。治療者が「今は死にたい人格が出ていて危険な状態だから、しばらく交代してくれないか」と依頼した。「私は明るいから周りからはドジなことをしていると言われるけど、わかりました。私は完璧主義ではないので大丈夫です」と応えた。それ以降は安定した状態になり、ふたたび大学へも行きはじめた。

この症例では、死にたい人格で入室し、次に一回学校を休んでどうしても行けない完璧主義の人格に交代したが、これは不安の強い意識に近い人格であった。そこでさらに救済者人格に交代してもらい、しばらく援助してほしいと依頼した。彼女にまさに本人の身代わりとなって日常生活を送り、大学にも行きはじめた。

身代わり的機能はこうした救済者な人格だけがもっているのではない。犠牲者人格もこれに通じる身代わり的要素をもっている。犠牲者は虐待のたびに出て行って患者の身代わりとなり、その外傷記憶を自分だけで抱え込んでいることがある。それによって「私」は苦悩を免れているところがある。犠牲者人格は外傷的出来事にまつわる感覚、感情、思考の記憶を一人で包み抱え込むような「幻の身」をまとっている。しかしこの人格は、実際には「幻の身」などではなく、「いま・ここ」という「現（うつつ）の身」を求めている。「幻の身」では身＝実を結ばないのである。

次の症例は、過去に性的外傷体験や学校での重度のいじめを経験しており、幻聴や自傷行為、希死念慮などに悩まされた解離性同一性障害の患者である。次に掲げるのは病像が安定してから語った言葉である。

● 症例f［女性・二〇代半ば・解離性同一性障害］

時々、三歳の自分が「寂しい」という。三歳は現実のお母さんを求めている。三歳は私のことを怖がっているというか、私に怯えているところがある。ちょっとした行事があって昔通学していた学校に行った。そのとき、「どうしてそんなところに行くの？」と三歳が私に言う。実際に私自身もやや不安を感じていた。だから三歳と私はどこかでつながっていると思う。夜に商店街を歩いていると、三歳が「お母さんが私を置いていった」と寂しがる。これも現在の私とつながっているのがわかる。三歳の言葉が私の口からも出る。そうなると自分が何歳なのか、わからなくなって混乱してしまう。

「三歳は私のことを怖がっているというか、私に怯えているところがある」と言う。なぜ三歳の自分が「私」を怖がるのであろうか。三歳の自分が「寂しい」から母親を求めるのは、かつて「私」が三歳の自分を切り離したことがあるからである。三歳の自分が「私」に怯えるのは、つながってもふたたび「私」に切り離されるかもしれない不安があるからである。

彼女が三歳の人格とどこかでつながっていると感じるとき、「いま・ここ」の「私」は不安で混乱しつつも、三歳の人格の「身」になることができる。三歳のときの思いが次第に「いま・ここ」の場所とのつながりを獲得していく。かつて身代わりを押しつけられ、切り離された交代人格に対して、「いま・ここ」の「私」が主体的にその「現（うつつ）の身」になり、それらをうつしだし、〈身代わり〉となること。つまり身代わりの〈身代わり〉になること。

こういったことを通して「現の私」が「いま・ここ」から過去の出来事を自分の記憶として想い起こすようになる。過去は交代人格が語るのではなく、あくまで「現の身」であるところの「いま・ここ」の「私」が語り出さなくてはならない。こうした〈身代わり〉のあり方は、〈むすび〉すなわち「掬び」「結び」という鎮魂の作法に通じている（柴山 2010b／本書第18章参照）。

7 子どもの死

幼いうちに切り離された記憶から発展する交代人格の魂は死んだ子どもの魂に似ている。子どもの魂は、大人のように自らの体験を振り返り消化することができないでいる。体験に圧倒され、それを口にすることもできない。地蔵菩薩は、観音菩薩や不動明王とならんで、わが国の民衆に広がった守り本尊である（山折 1993）。子どもは死ぬと賽の河原に集まり、そこで親に先立って死んだ親不幸のために苦役を受けるという。賽の河原とは、此岸と彼岸の境にある三途の川の河原（境の河原）のことである。子どもは父母供養のために石で回向の塔を積み上げるが、そのたびに鬼が来て崩してしまう。そこに現われて幼児を救済するのが地蔵菩薩である。

我を冥途の父母と　思うて明け暮れ頼めよと
幼きものをみ衣の　裳のうちにかき入れて
哀れみ給うぞありがたき　未だ歩まぬみどり子を
錫杖の柄に取り付かせ　忍辱慈悲のみ肌に
抱き抱へて撫でさすり　哀れみ給ふぞありがたき
（伝空也「西院河原地蔵和讃」）

ここには、子どもを自分の衣の内に入れて守護する、慈悲深い母親のような地蔵菩薩の姿が見られる。地蔵信仰の源泉はインドのバラモン教の神話に出てくる地天や地神である。これは大地を擬人化した女神である。梵天が上方天空を守護するのに対して、地天は下方の大地を守護するとされている。地蔵は原名の梵語でキシチ＝ギャルバという。キシチとは地であり、ギャルバは胎、あるいは子宮である。つまり地蔵とは大地の如く万有の母体であり、万有を平等に育成し、成就せしめる力の働きを所有するものであるとされる（真鍋 1969）。

地蔵は、生命を脅かす疫病や禍災から子どもを守護し、その成長を見守る保護者のような存在であった。母胎にいるときからその身を守る「子安地蔵」、子どもの成長を助け、見守る「子育て地蔵」、百日咳を止める「咳止め地蔵」、子どもとよく遊ぶ「遊び地蔵」、幼児に代わって流行の疫病を一身に負う「身代り地蔵」などがある（桜井 1977, 1983／和歌森 1983）。とりわけ危険な状況で、自らが身代わりになる地蔵の自己犠牲的性格が注目される。こうした身代わり性は子どもに地蔵が乗りうつる「地蔵遊び」や「地蔵憑け」にも見ることができる。また女性を救済する「地蔵講」[1]なども注目される。さらに道祖神との関わりも深く、地蔵は冥界六道において迷えるものを引導し、現実界に引き戻す働きが重視されており、幽明の境や現実の境を守る働きをしているとされる。

以上より、地蔵の特徴は次のようにまとめられる。つまり、①子どもの守護者、②身代わり性をもつ救済者、③境界の守り神、という三つである。地蔵は現実から切り離されて生と死のあいだを彷徨う幼い子どもの魂を癒す象徴である。

賽の河原に類似したものとして、西洋ではカトリックでいうリンボ界（limbo／辺獄）が有名である（本書第5章参照）。ダンテの『神曲』は地獄の第一の谷にリンボを位置づけている。リンボ界は地獄を円形に取り巻くアケロン川の内側に沿って広がる場所であり、三途の川の河原に類似している。

そこには有徳の異教徒や賢人、洗礼を受ける前に死んだ子どもたちが住んでいる。とりわけ幼児リンボ界は洗礼を受ける前に死んだ幼児の霊魂が住む場所である。リンボ界にいる死者たちは、悪いことはしておらず罰を受けることはないが、キリストによる洗礼を受けていないために天国には行けない状態にある。

救済はキリストの恩恵と慈悲によってのみ実現されるわけである。キリストは十字架の上で人々の身代わりになって死んだ。そして復活するまでのあいだに、冥界を降りていき、この地下の拘留所に捕われていた人々を解放し、天国へと導いたとされる。ここでも地蔵と同じように、救済者は自らが身代わりとなって幼い魂を救い出すのである。

リンボ（limbo）には、辺獄のほかにも拘留所、刑務所、忘却の意味もある。さらに"in limbo"というと、宙吊りの、中途半端な、中間状態にあるといった意味がある。精神分析では、幼児のリンボ界についてウィニコット（2001）が触れている。彼によれば、幼児のリンボ界とは、かつて自己を支えてくれていた移行対象が忘れおかれている、外界と内界のあいだ、現実と幻想の中間領域のことである。

幼くして死んだ子どもの魂は、自ら犯した罪がないにもかかわらず、救われることなく天国と地獄のあいだ、生と死のあいだといった境の領域に**浮かばれることなく**彷徨っている。そこで登場するのが救済者である。地蔵とキリストを同一視することはもちろんできないが、ここでわれわれが注目するのは、共に自らが身代わりとなって幼少時に現実の世界から切り離された霊魂を救済する点である。地蔵は幼い幼児の霊魂を優しく包むように慰め、キリストは魂の覚醒を通して救い出す。

キリストは死と復活のあいだにある。つまり人であるとともに神であり、死んでいるとともに生きている中間者としてある。中間的存在が「私」の意識の世界と隠蔽空間を媒介することで、隠蔽空間の人格は解放される。患者は治療者という媒介者を通じて、自らがこのような中間者としての役割を果たすことになるだろう。

次にこうした宗教的側面から民俗的側面に目を転じてみよう。幼くして死んだ子どもの霊魂と関連するものとしては念仏踊りがある。踊り念仏とは僧が踊る念仏のことであり、平安時代や鎌倉時代に空也や一遍によって広められた。この踊り念仏が民俗的要素を取り入れるなかで、念仏踊りが生み出されたと言われる。念仏踊りは宗教行事であるとともに芸能演技である。ここでは念仏踊りと子どもの魂について、折口（1967c）の「民族史観における他界観念」を参考に述べてみたい。

念仏踊りのなかには祖霊、未完成霊、無縁霊の信仰が見られるという。ここでは未完成霊に注目してみたい。古代日本では、霊魂の完成は年齢の充実と完全な形の死が備わっていないといけないと考えられた。不完全な死というのは横死、不慮の死、呪われたための死などであるが、これらは償うことができないという。しかし年齢不足のために成人式以前に死んだ霊魂はある期間の苦行によって贖われるとされた。煉獄（浄罪所）の苦役を強いられ、その後他界に往生して完成霊になるという。

折口は念仏踊りについて次のように述べている。村から離れた墓地なる山などから群れをなして、新盆の家あるいは部落の大家の庭に姿を現わす。他界に入るべき未完成の霊魂が念仏踊りをする若者とともに浄め鍛えられる。ここでは拝まれるものと拝むものが一致しており、死者の供養は現世に生きる人々を救済することを意味している。苦行・鍛錬する若者が未完成霊の〈身代わり〉となることで、未完成霊と結ばれつつ共に浄化される。

このように見ると、念仏踊りもまた鎮魂のひとつのあり方であることがわかる（川村 2013）。威力ある霊魂（外来魂）を生者の身に依り憑かせることで、その威力を新たに生者の側に取り返すことが魂振りであった。死者の霊を弔う際に行なわれる祭りや追善供養などにも同様の〈身代わり〉の構造を見ることができる。身とは器であり、場所である。心のなかに「いま・ここ」の「私」が交代人格のための「身＝器＝場所」を作って、そこに霊魂をうつして受け容れ、〈身代わり〉になること。こうすることで魂の生命力を奮い立たせることができる。

以上のことを解離の文脈に置き直してみよう。幼少時に現実の世界から切り離された幼子の魂は、「私」の背後の、ヴェールで隔てられた空間に閉じ込められ、幽明の境を彷徨っている。犠牲者も生存者も、他者からの虐待を生き延びるために「私」の身代わりとして切り離された魂である。こうした身代わりとしての交代人格を救済するのもまた、〈身代わり〉性を有した存在でなくてはならない。交代人格の身代わり性は衝撃を受け容れて自らが犠牲となることであった。それに対して交代人格を救済する〈身代わり〉性は、その身体や行動を通して自らとともに交代人格も同時に救済することである。こうした救済する者は他者ではなく、あくまで「いま・ここ」に覚醒した「私」でなくてはならない。
最後に、解離性同一性障害と診断された三〇代後半の女性の言葉を掲げておこう。

祖母に嫌なことを言われて、いつものように攻撃的な人格が出てきて祖母に怒鳴ろうとしたけど、私が「大丈夫。自分で言うから」と声をかけたら、他の二、三人の人格の声が聴こえて、「大丈夫だよ、まかせて」というようなことを言ってくれ、攻撃的な人物を抑えてくれた。私自身が自分の言葉でちゃんと話せた。そしたら祖母と揉めることもなかった。こういうことは初めての経験で、「できた」と思った。気持ちがすごくスッとして、明るくなった……。

▼註

1――地蔵菩薩の功徳をたたえ、信者が集まって営む法会のこと。

18 場所と眼差し

1 安心できる居場所

かつて私は解離性障害の外傷と居場所について次のように書いたことがある（柴山 2007）。

解離性障害の外傷として特徴的なことは、それらが共通して〈安心していられる居場所の喪失〉に結びついていることである。本来、そこにしかいられないような場所で、逃避することもできないような状況に立たされ、きわめて不快な圧力や刺激が反復して加えられること、このような場の状況が解離を発生させ、増悪させるのである。

もちろん「居場所がない」と訴える人は解離性障害の患者に限ったことではない。摂食障害、境界性パーソナリティ障害、適応障害、対人恐怖など、現代を代表する多くの病態に共通して見られる訴えである。これらの病態は共通して、居場所のなさと同時に他者の眼差しへのこだわりや怯えを有し、まとまりをもって安定した自己像が形成されがたいという病理が見られる。

ただ解離性障害の「居場所のなさ」とは、「本来、そこにしかいられないような場所で、逃避することもできないような状況に立たされ、きわめて不快な圧力や刺激が反復して加えられる」場の状況のことであり、他の病態に見られる「居場所のなさ」とは若干意味合いが異なっている。

また重要なことだが、解離性障害では、単に自己の外部の対人関係を中心とした場所、すなわち現実の他者との対人関係の前提・基盤となる場所が成立しがたいだけでなく、交代人格など自己内の他者との関係の土台となる内部の場所が成立しがたい。交代人格の苦悩は、彼／彼女らが患者自身や主人格から切り離され、彼／彼女らが「置き去りにされた」「見捨てられた」「無視された」、さらには「消されてしまう」という絶望や怒り、不安である。彼／彼女らは時に「安心できる居場所がない」と訴える。

安定した自己像の形成には、幼少期の「安心していられる居場所」や「愛着対象からの受容的な眼差し」が少なくとも必要であろう。場所や眼差しは当初、他者によって受動的に与えられるものであるが、いずれ「私」は自らのなかにこうした場所と眼差しをもつようになることが望ましいであろう。眼差しと場所は、移りゆく心的現象の背後にあって、不変性、連続性、同一性を持った「私」を支える機能を果たしている。

場所とは心のなかの諸現象が展開する土台、大地、基盤、身体であり、「私」という意識が成立する舞台である。また眼差しとは対象や世界を広い範囲で認識する意識の機能である。西洋においてこれまで主体（subject）という言葉によって表現されてきたもの、すなわち物事の本質をなす基盤や土台としての基体（hypokeimenon）や対象を認識する超越論的統覚（transzendentale Apperzeption）などは、ここでいう場所や眼差しに相当するであろう。解離性障害の発症の背景には、単に「居場所がない」にとどまらず、場所や眼差しが自己像や主体を形成するほどに安心感をもたらすことができなかったという歴史があるように思われる。ここでは解離の病理と治療について、あらためて場所と眼差しの観点から考えてみたい。

2 解離における場所と眼差し

ここで解離の病理について簡単に復習しておきたい。解離の病理の中心は「私」の分離（空間的変容）と切断（時間的変容）、すなわち「私」の切り離し（離断）とその交代にある。分離と切断（＝離断）はまったく独立したものではなく、ある程度の連続性をもったスペクトラムを形成している。分離には切断が萌芽的に含まれており、切断は分離の発展形である。空間的変容の代表格である解離性離人症では離隔と過敏の交代が見られることが多く、こうした空間的変容は時間的変容の萌芽であり、その基盤となっている。

空間的変容と時間的変容は共に「私」の切り離しのために、心の場所の狭小化[1]が見られ、体験の全体を見通すことが困難となっている。すでに繰り返し述べてきたように、空間的変容は「眼差しとしての私」と「存在者としての私」の分離である。

「眼差しとしての私」は現実の大地からあたかも自分が浮遊しているかのように体験する。こうした浮遊感の底には、大地が自分を支えてくれず、存在の基盤がなくなるという怯えがある。そうした怯えから空想的世界を自らの居場所として作り出し、そこへと没入していく。空想的世界を見渡すことができても現実世界の全体は見渡しがたく、現実の場所は狭小化に向かっている。「眼差しとしての私」は眼差しをもつが、それは現実の場所を失くした「私」が見る夢の体験のようなものである。

それに対して「存在者としての私」は「眼差しとしての私」が分離してしまった「私」であり、「いま・ここ」に縛りつけられ、周囲からの刺激に困惑する「私」である。周囲の他者からの眼差しに圧倒され、周囲に自らの眼差しを向け、見渡すことができなくなっている。内外の刺激に敏感で、現実が悪夢のように迫ってくるため、さまざまな体験を受け容れる余裕がなく、安心できる場所を見つけることができない。「存在者としての私」は現実の世界にかろうじて場所をもつが、自らの眼差しを失くした「私」のようなものである。

このように空間的変容は、「場所を失くした眼差し」と「眼差しを失くした場所」という矛盾した構造をもつ「私」が切り離された体験である。解離はこうした空間的変容を基盤として時間的変容へと向かう。時間的変容は人格状態の連続性の切断とそれによる時間的交代劇を基本とするが、そこには人格状態全体を見渡す「私」の眼差しがない。時に全体を俯瞰する救済者的存在が現われて治療を援助する役割を果たすことは、心の全体に眼差しを向け、受け容れることの重要性を物語っている。また隠蔽空間は交代人格の住む場所であるが、ここは現実とつながっておらず「私」から切り離された、閉じられた場所である。このように時間的変容においても、空間的変容と同じように、「私」は眼差しと場所を失った存在としてある。解離は眼差しと場所の病理を含んだ舞台としてであると言ってもよいであろう。

発症の要因としての外傷体験の多くは、事態が予想できず対処不能であるという不意打ちという要素をもっている。愛着を求める他者が急に別の顔を見せる、怒り出す、襲ってくる、その場が凍りつく。こういった事態はいつも不意打ちのようにやってくる。解離性障害の治療にはなによりも安心・安全の確保が必要であるが、安心・安全は危険な状況を先取りして予期することによって獲得される。不測の事態に圧倒されないためには、危険を予想する冷静な眼差しが必要なのである。これは安心・安全の時間的機能である。また安心・安全は侵害的ではない場所の確保によって得られる。かつて虐待されていた人物との同居やそれを想起させるような状況のなかでは、回復にはなかなかつながらない。安心できる場所は安心・安全の空間的機能である。不意打ちという事態は、こうした見通しという時間的ゆとりと安全な場所という空間的ゆとりが奪われたときに生じる。解離の患者はこうした不意打ち状況のなかで、自己を切り離し、目の前の他者や状況にかろうじて合わせることで切り抜けてきた。しかしそのために時間的・空間的ゆとりを失くし、さらに不意打ちに弱くなるという悪循環に陥ることになる。

もちろん外傷体験にはこうした不意打ちのみが見られるわけではない。「やはりまた同じことが起こってしまった」とか「いずれまた同じことが起こるであろう」といった反復の意識が背後にある。こうした意識は、不意打ちに見られる緊張と警戒とは逆の、弛緩と虚脱によって特徴づけられる。解離の病因となる外傷はこうした両極性からとらえる必要がある。

3 媒介者

治療初期において、安心・安全はさしあたって病態の全体に眼差しを向ける媒介者との関係によって形成されるであろう。

●症例d〔女性・三〇代前半・特定不能の解離性障害〕

ネコを飼ってから、解離の症状はずいぶん減ったように思う。一度、ネコの前でおかしくなったことがある。そのときにネコが自分に摺り寄ってきて、舐めたりしてくれた。それで解離の症状が収まったことがある。ネコの純粋な眼、人間のように「こいつ、おかしい」という眼ではなく、全部を見透かしているような眼。背後から誰かに見られているという体験が自分にはあるけど、それごと全部の自分を見ている、それでいて懐いてくれる。それがネコ。お互いの行動が読めている関係です。

患者にとってネコは自分の心の全体を読んで、理解し、包む込み、受け容れてくれる存在としてある。そのような媒介者との関係を通じて、患者自身が自分を受け容れていく過程が回復には欠かせない。

治療者もまたそのような媒介者のひとつである。全体が見えなくなって困惑している患者に対して、患者の体験に耳を傾け、病態の全体像を理解し、経過、治療などについてきちんと説明してくれる存在である。こうすることで患者は不意打ち状況に圧倒されない視点と安心できる足場を手に入れることができる。

患者にとって必要な場所と眼差しは、いったん治療者など媒介者との関係を通して獲得されるだろう。われわれは幼少時から他者に見守られ、安全な場所を与えられることで成長してきた。そうした眼差しは他者の眼差しであることもあれば、動物の眼差しであることもあろう。木、山、岩、雲、星などといった自然の眼差しであったり、時にはビルや建物の眼差しやその存在感であったりするであろう。

しかし、いずれはそうした眼差しを自分のなかに見出していかなくてはならない。自分で自分を守り、自分を冷静に観察し、安心できる空間や場所を獲得していかなくてはならない。このような回復の過程は自然治癒力も後押ししてくれるであろう。媒介者はそのための橋渡しの機能を果たすのである。

もちろん他者との関係が解離の要因として大きいことは否定できない。それゆえ他者との関係に配慮することは当然である。しかし解離の病理の中核はあくまでも「私」の「切り離し」にある。それが自動的ないしは受動的になされたように体験されても、それを自らの能動性へと転換する必要がある。解離の治療においては、この切り離した自己とのつながりを修復しようとする能動的な意志が最低限必要であろうと思う。

4 俯瞰する眼差し

次に、眼差しと場所から見た解離性障害の治療についてより具体的に述べてみたい。以下では便宜的に眼差しと場所について分けて論じるが、治療はこの二つが相互に交錯しながら進んでいくのが実状である。こうした過程を経て自己は支えられ、まとまり、さらなる現実の行動へと向かう。

解離性障害の治療を論じるなかで、かつて私は次のように書いたことがある。

患者は、患者の全体と経過をどこかでじっと眼差している存在、それは内的な自己救済者(inner self helper)と呼ばれるが、そのような眼差す者を媒介にして回復していくことはたしかに多い。このような内的な救済者の起源こそ離隔における「眼差しとしての私」であると私は思う。それゆえに私は病態理解において離隔を重視してきたし、私からずれて後ろにいるとされるこの「眼差しとしての私」について面接でとりあげ、その「私を眼差すしっかりとした存在」というイメージを膨らませていくことが治療的に意義のあることであると感じている。

(柴山 2007, p.214)

自分自身を見つめる眼差しは解離の病理であるとともに、回復への道筋でもある。治療においては「眼差しとしての私」からしっかりと「心の全体を俯瞰する私」へと向かうことが必要になる。(2)

多くの交代人格は、現実に表に出て活動している人格を観察しうるが、現実に活動している当事者人格は背後から見ている観察者人格のことを認識していないのがほとんどである。しかし、人格交代が起こっても、それまで前面に出ていた人格が人格交代をしっかりと観察することができれば、いずれは相互認知が可能になるであろう。別の人格の存在に気づき、相互認知への道を探ることが人格統合のはじまりであるといってもよい。こうした相互認知を促すことによって、交代人格との間をむすびつけ、体験の共有や記憶の回復が可能になる。もちろんその際には安全や安定がそれなりに確保されていなくてはならない。

別人格への気づきについては、内的に交代人格に働きかける方法と、外的空間に現われる気配や人影などを媒介にして交代人格に気づく方法とがある。「頭のなかから声が聞こえる」など幻聴が見られる場合には内的交流を、外界に対する怯えや不安、幻視などが見られる場合は外的交流を行なうことが容易であるが、患者自身の抵抗が少ない方法から始めるのがよい。

回復を目指すには、いずれ能動的、主体的に交代人格との接触を図ることが重要である。患者は、自分の心を大きく拡げて、内的空間の気配に意識を向け、別の人格に対して呼びかける。頭のなかから聞こえる声に耳を澄ませる。あるいは背後空間や部屋の隅などの人物の気配や人影の幻視に注意を向け、それに意識を集中する。すると孤独な子ども人格、自分を守って盾のようにふるまう人格、攻撃的で自分を責めるような人格の気配が感じられる。

次に、その見かけの姿に惑わされないようにして、そういった存在がもっているであろうと思われる苦悩や願望などの心情に焦点を合わせるようにする。するとさまざまな人格の奥には、傷つけられた記憶、孤独な心情、愛情を求める欲望などが隠れていることがわかる。また攻撃的な人格の奥には患者を守り助けようとした記憶があり、盾のように守る人格は苦悩に満ちた犠牲者人格とつながっている。

さまざまな交代人格が、虐待や外傷の犠牲となり絶望した心を中核として、それを守護しようとする心、さらにはそこから発展する怨みや怒りの心をもとにしていることに気づく。こうした心情は患者自身とどこかで共通しており、人格とのつながりを感じはじめる。患者の「私」は、さまざまな人格を見渡し「心の全体を俯瞰する私」へと向かう。

ただし、何度も繰り返すが、こうした存在が強い不安や恐怖を呼び起こすならば、その存在に耐えられるための適切な距離を取る必要がある。あるいは治療者が間に入り、そうした人格と直接に会話することもある。もちろん時期尚早であると判断されれば、そうした試みを中断しなくてはならない。

こうして表面的な迫害者像の背後にある「身代わり」としての交代人格を認識する。患者は、迫害者などの交代人格が自分にとって敵対する存在ではなく、むしろ自分を生き延びさせようとする身代わりとしての他者であったこと、さらにそれが自分の一部分であったことに気づいていく。

その際に「私」にとって大事なことは、目を閉じる、閉じこもる、眠るなどといった回避的なことをせず、交代人格たちとの距離を保ちながら、はっきりと覚醒した状態を保つことである。焦って距離を保持できなくなると、そうした人格へと幻想的に没入してしまい、冷静に俯瞰することができなくなる。

解離性障害の患者は何者かに追いかけられる夢を見る。追いかけられる夢は解離に特有ではないが、彼／彼女らはそれを週に数回見ることが多い。追いかけられている者の視線のみならず、その追いかけられている者を見ている視点（時に追いかけている者の視点）、さらにはそれら夢全体を大きく俯瞰している視点を感じることがある（パースペクティヴの多重化）。解離性障害の患者は夢のなかでも複合的な視点をもち、それぞれの覚醒度が異なっている。なかでも大きく夢全体を俯瞰する眼差しは最も夢世界への没入度が低く、かつ覚醒度が高い（本書第11章参照）。

治療においては、夢のなかで俯瞰するこうした眼差しと同じように、覚醒した状態での俯瞰するまなざしが必要である。それは「眼差しとしての私」に見られる意識変容の眼差しではなく、自分の状態をしっかりと把握する、覚醒度の高い、全体を俯瞰する観察者としてのまなざしである。

ここで内的自己救済者（Inner Self Helper：ISH）（アリソン 1997）の重要性について述べておきたい。ＩＳＨは主体が危機に追い込まれたときに突如現われる究極の人格である。その存在は最も背後の空間に位置しており、主人格を含めて多くの交代人格の心情や行動をほぼ見渡している冷静で知的な人格である。ＩＳＨは治療者に有益な情報と無理のない方針を示唆してくれるが、この人格がいつでも現われるとは限らない。患者や治療者はこの人格の存在可能性を念頭において、患者のなかの「心の全体を俯瞰する私」のイメージを膨らませておく必要がある。こうして、さまざまな人格の視点を自らの心の場所に含み込んで、「心の全体を俯瞰するまなざし」を育てることが必要である。

5 〈むすび〉の場所

現実の「いま・ここ」に立って解離の回復へとつなげるためには、「俯瞰者としての私」に加え、「場所としての私」が必要となる。この二つの「私」は回復の過程における不可欠な両輪となっている。

すでに述べたように、解離の患者は心を広く見渡すことができず見通しがきかない状態にある。いわば心の空間が狭窄しているのであるが、患者自身はそうした狭窄をしばしば自覚していない。切り離しによって心的視野が狭まり、ところどころに闇があり、穴が空いている。このような闇や穴が身体領域に転換されると視野狭窄や麻痺、感覚脱失となり、記憶領域に転換されると健忘症状となる。また外的対象や内的表象に置き換わると恐怖や強迫など、多彩な症状を生み出すもとになる。また疼痛、けいれん、幻覚、思考促迫、フラッシュバック、交代人格などの症状は切り離された心的断片の回帰であるが、それが意識野の闇や穴を通して雪崩のように押し寄せることもある。こうしたことからも、解離の治療においては意識野をあらためて拡大し、闇や穴に張られたヴェールに目を向ける必要がある。

交代人格は「いま・ここ」から切り離された心的断片が、思考、感情、物語、同一性をもつ人格として幻想的に発展したものである。解離の治療で重要なのは、たとえば幻想的ヴェールの向こう側でひとり震えている子どもの存在を救うことである。それはかつて自らが切り離した自分自身の姿である。あるいは攻撃的な交代人格の背後に、虐待に晒されて怯えた心情が見えることもある。こうした存在に注意を向け、あらためて暖かい毛布で包み、誰にも邪魔されない部屋を与え、それらを肯定・承認する。そのために心のなかに居場所を与えることが必要である。

交代人格の多くはすでにそれぞれの部屋をもっていることがしばしばであるが、犠牲者人格はまったく何もない暗闇の空間をひたすら歩いていたり、孤独に佇んでいたりする。彼／彼女らは「私」の心の場所ではなく隠蔽空間に置かれている。しかし隠蔽空間ではなく、意識的自己である「私」の心のなかの場所が必要である。治療者は患者が自らの心のなかに切り離された交代人格のための場所をもてるように支えていくべきである。

その際に注意すべきことは交代人格との距離である。治療者はむやみに犠牲者人格を呼び寄せたり、接近しすぎたりしてはいけない。適度な距離を取らなければ、交代人格は「私」の心のなかの場所を獲得することができず、患者の「私」と入れ替わってしまう。あるいはそれまで交代人格が抱えていた苦悩が一気に流れ込んできてしまう。

重要なことは交代人格を「いま・ここ」においてむすぶことである。〈むすび〉とは「掬び＝結び」である（柴山 2010b）。「掬ぶ＝結ぶ」とは、「一カ所の中心点において事物や状態を集める意」であり、「離れているものをつなぎとめる」「手のひらを組んで水をすくい飲む」「形をなす」「結束する」ことである（新村 1979）。また〈むすび〉は産霊に通じている。産霊の「むす」は「産す」「生す」の意味であり、「ひ」は霊力のことである。古来、産霊とは神の恵みや働きである天地万物を産み出す生命の力であり、産出力のこととされてきた（折口 1967a／柴山 2010b）。こうした〈むすび〉によって「私」は心の全体を包み、つなぐことができる。

そのためにも「いま・ここ」という心の場所が必要である。それは器、身体、子宮などによって象徴される場所である。彷徨っている生、自己、現実を足下の「いま・ここ」の大地にむすび、根づかせること。こうした場所は「いま・ここ」に覚醒した「私」の場所であり、多くの交代人格たちが帰るべき場所としてある。**「心の全体を包む私」や「心の全体を俯瞰する私」は解離の回復のために必要な場所と眼差しであり、連続性、一貫性、同一性など主体性をもった「私」を構成するための基盤となる。**これらの「私」を形成し育むことによって、過去の外傷体験は結びなおされ、「いま・ここ」からあらためて自伝的記憶へと組み込まれていく。

6 自責の念——自己否定の意識

解離の患者の多くは自尊心が低く、自責的である。「攻撃者への相補的同調」があり、自分を生きている価値がない存在、罪深い存在、弱い存在であるとみなす想念が身に浸透している。これは意識的な「私」のみならず、交代人格全般にわたって見られる心的傾向である。患者が呪われているのはこうした想念であり、患者はこうした想念からなかなか脱却することができないでいる。自己否定の意識からどのようにしたら解放されるかは解離臨床の大きな課題である。

●症例 f［女性・二〇代後半・解離性同一性障害］

面接当初から怒りに満ちた交代人格が現われがちであった。Oというその男性人格は「今まで二〇年近く自分は存在していたのに無視されてきた。あいつ（患者のこと）は怒りをすべてオレに押しつけてきたので、自分は苦しんでいた。悪いのはすべて弱いあいつのせいだ。自分をひどい目に遭わせた連中をオレは許さない」と鋭い目つきで言う。家では時々この人格が現われて物を叩いたり、雑誌を破いたりしているらしい。衝動的に自分の首を締めることもあった。

男性人格Oは患者に対する迫害者人格であるが、それは生存者に由来する迫害者である。攻撃性は患者自身へと向かっている。この存在Oが自傷行為、自殺企図、抑うつ的気分変動、幻聴などの背景にあって、患者をつねに苦しめてきた。これまでの治療者は患者に対して「こうした交代人格には注意を向けず関わらないようにしなさい」と助言してきた。交代人格Oは単に患者を攻撃しているのではなく、こうした患者が自分の存在を切り離そうとする態度に強い怒りを抱いていた。

治療者は患者に対して「OはBにとっては必要な存在だった」と繰り返しメッセージを送った。するとある日、面接でふたたびOが現われて、「自分はずっとひとりだった。自分はあいつのような弱虫じゃない。暗いところで一人ぼっちでいる」という。そこで治療者が「Bが抱えきれない感情を君が抱えてくれたおかげでBはなんとか生き抜いてこられた。辛かったね」と応じると、それまでの怒りに満ちた表情から一転して、Oは「悲しいんだよう」と下を向いて沈んだ表情になる。「自分は置いてけぼりで、寂しいんだよ」という。どうやらOは、寂しさ、苦しさ、孤独、怒り、罪悪感などさまざまな負の感情を自分に押しつけられ、切り離されたことで、Bに対して強い怨みを抱いているようだ。

人格Oは以後、周囲の人にはもちろんのこと患者本人に対しても、切り離すのではなく自分の存在を認めてほしいと繰り返すようになった。患者が交代人格のそうした傷つきの心情を汲み取るなかで、Oは次第にその迫害性を減じ、無邪気な人格へと変容し、さらには患者を支える仲間になっていった。つまり迫害者から生存者・犠牲者的存在へと起源を遡り、まなざしと場所のなかで自分が切り離された体験を修復し、患者の同伴者のような存在へと変容した。

患者自身を責める迫害人格はしばしば「攻撃者との同一化」によるものと解釈される。交代人格は虐待者をそのまま取り入れたことに由来するというわけである。しかし、交代人格が迫害者から救済者へと性質が変容しうることを考えると、攻撃者と同一化することで交代人格が発生するとは考えにくい（柴山 2010b）。虐待者との関係に目を向けると、むしろ生き延びるために攻撃者に相補的に同調することで、虐待状況における自分のさまざまな感情、たとえば怒り、恐怖、絶望、孤独、自責などを切り離してしまったと考えたほうが自然である。患者が虐待者の属性をそのまま人格として取り入れたのではない。虐待状況のなかで自然に生じたであろうと思われるさまざまな自分の感情を、その場をなんとか生き延びるために、患者自らが切り離したのである。その切り離した自分の感情、記憶、思考などが交代人格の核となるのである。

すでに患者はさまざまな交代人格たちとの交流ができるようにはなっていたが、それでもなかなか自尊心の低下は解消されなかった。そこで治療者は次のような提案を行なった。

「あなたはいまだ、「全部お前が悪い」とか「死んだほうがいい」といった父親や級友たちの言葉に縛られ、それから解放されないでいる。自分の周辺にいるさまざまな仲間たちと合体して、それらの呪いの言葉を粉砕するイメージを自分の頭のなかの劇場で試みてはどうか」という提案である。かつて迫害者だった人格のいくつかはすでに守護天使的要素を強めていたので、合体は容易であった。目を閉じて下を向いている。しばらくして、患者はすっきりした表情で目を開けた。呪いの幻想を破砕する経過を報告してくれた。「皆、生き生きとしています。合体すると皆の力が漲って、協力してパンチを食らわした。黒い言葉のようなものを粉砕すると、どこからか力が出てくる」という。その後は良好な経過をたどった。

まず交代人格と交流するなかで、迫害者人格は救済者や仲間のような存在へと引き寄せられていく。そうした存在を「いま・ここ」の「私」を中心に合体させ、前へ進むのを阻んでいる呪いの言葉を粉砕するイメージ誘導を試みる。ここでの呪いの言葉の背景に交代人格は存在しない。それは過去の外傷体験を象徴する言葉であり、患者を長年縛ってきたものである。逆に言えば、一塊の言葉でしかないとも言える。それをイメージのなかで繰り返し粉砕することで、そこからの解放を目指すのである。犠牲者は過ぎ去った時間を、生存者は前進する時間をもたらす。彼／彼女らとの合体は「ここ」という場所を通して「いま」という時間を開く。合体することは患者に疲労をもたらすため、ここでは完全な合体を目標とするわけではない。そうした構え・動きを繰り返すことで〈むすび〉が促進されるものと思われる。解離患者の特徴である表象と知覚の接近はここでは有利に働くだろう。安易な催眠の一種のように思われるかもしれないが、こうした些細なイメージ誘導が患者の経過に大きな影響を及ぼす。

ただしこうした試みがうまくいくためには、信頼関係の形成などそれまでの準備が必要である。そうしたことを無視してむやみに試みても、かえって混乱を招くことにあるだろう。あくまで患者のペースに配慮することが必要である。ここでも治療者が治すのではなく、あくまで治すのは患者自身であることを忘れてはいけない。

過剰な依存が見られるときには時機を得てそれを指摘し、自覚と自己信頼を促し、希望を捨てずに目標を設定する覚醒志向的アプローチも必要であろう（柴山 2007）。

7 流すこと

解離の治療においては、「交代人格－治療者」ないしは「患者－治療者」という「自－他」の水平軸での関係よりも、患者が自分自身に関わる「自－自」という垂直軸の関係のほうが重視される。治療者も患者も水平軸にとらわれすぎると、幻想領域が増大し、病像が悪化することがある。治療者と患者は適度な距離を保つことが必要である。

交代人格を「いま・ここ」につなげるのは原則的に治療者ではなく、あくまで患者である。いずれは患者自身が心を拡げて、「心の全体を包む私」や「心の全体を俯瞰する私」を形成していかなくてはならない。治療者は、患者自身が自らの〈むすび〉や〈まなざし〉を形成し、「いま・ここ」で生きていくことができるようになるために、患者を支える媒介者である。治療者は、患者に安心感、全体性、共感、共有など、「結び」「掬び」を促進する媒体として機能しなくてはならない。

「私」は「いま・ここ」にとどまりつつ、交代人格のもとにある身代わりの心情を自らの「場所＝身＝器」にうつし、その身になり、それを〈むすぶ〉ことで回復への道を進む。しかし、いずれどこかに区切りを入れ、交代人格がもつ「人格という形」を流し、手放す必要がある。そこには交代人格が自然な形で眠ることも含まれてくるであろう。最終的には「人格という形」は眠りにつく必要がある。もちろん強引に眠らせるのではない。交代人格の眠りは目的ではなく、あくまで回復の結果である。

「眠り流し」という言葉がある。水浴をしたり祓《はらえ》の形代《かたしろ》(3)を川や海に流したりして、睡魔を払う夏の行事のことである。解離の回復への道のひとつは、この「眠り流し」のように「人格という形」をあたかも眠らせるように流すことである。こうすることで患者は交代人格との区切りをつけて、あらためて覚醒へと向かう。

小泉（1975）は『日本瞥見記』において次のような説話を書きとめている。

> 橋の上のわたくしのそばに立って、なにか低い声で呟いている女の人がある。見ると、女の人の指の先から、なにやら白い小さなものがひらひらと散っては、それが水の流れに落ちて、流れて行く。この女の人は、亡くなった自分の子供のために祈願をしているのである。川の中へ落しているその小さな紙きれには、小さな地蔵の絵と、それに何か小さな字が書いてあるらしい。これは子どもが死ぬと、その母親が地蔵の版木を買って、その版木で、百枚の紙切れに地蔵の像を刷る。なかには、その紙へ、何がしの菩薩のためという意味の字を書くこともあるが、このばあいには、俗名はけっして書かずに、かならず戒名を書く。戒名というのは、坊さんが死んだものにつけてくれる名前で、家の仏壇のなかに飾ってある位牌にも、それと同じものが書いてある。やがて、定めの日に（埋葬後四十九日というのが普通だ）、母親は近所の流れ川へ行って、この小さな紙を、川のなかへ一枚ずつ落とすのである。

死んだ子どもの魂はいつまでもこの世界に残っていてはいけない。その魂は俗名とは異なる名前をつけられて、地蔵と一緒に彼岸へと流れていく。これもまた、母親にとっても子どもにとっても、区切りのひとつと言えるであろう。ここでいう彼岸とは自他の起源であるとともに、自他がそこへと還っていく場所の表象であるかもしれない。彼岸は此岸の「私」と他者を根底から支えている土台であり、大地であり、場所である。治療者がこの彼岸の形成に関与していることは言うまでもない。

交代人格が自らの起源に気づき、奥にある心情を「私」に掬ってもらうこと、そして「私」が「いま・ここ」に目覚め、大地につながり、主体的に一歩を踏み出し、自らの空間を作り出すこと。こうしたことを通して交代人格はようやく眠りにつくことができ、そして「私」は交代人格の心情をあらためて自らの記憶として語り出すことができるようになる。こうした一連の流れは、身につけることと身を削ぐこと、覚醒と眠り、生と死、取り入れと吐き出しといった境界における生命の活性化に触れている。

▼註

1——このことは視野狭窄や意識狭窄の要因にもなっている。

2——「眼差しとしての私」と「心の全体を俯瞰する私」は一見似ているが、両者はそれぞれ眠り(夢)と覚醒(現実)に譬えることができる。前者は離隔体験に相当し、後者は世阿弥の「目前心後」により近縁の体験と言えよう。

3——本物の形の代わり、神霊の代わりとして据えたもの、身代わりのこと。

19 交代人格の精神療法――「私」の生成

過去の人間たちを救済し、一切の《そうあった》を《われはそう欲した！》に創り変えること――これがはじめて、救済と呼べるものなのだ！
（ニーチェ 1982, p.207）

1 解離の精神療法

解離の患者は見通しのきかない世界のなかで困惑している。解離性障害の精神療法を始めるにあたっては、患者がどのような世界のなかでどのような体験をしているのか、治療者がおおかたの見通しをもっていなくてはならない。それをある程度患者に納得ができるように説明できなくてはならない。そうすることで、それまで居場所がなかった患者は自らの場所の手がかりを得ることができる。支持的精神療法とともにこうしたことを繰り返し行なうことで、解離の患者をある程度は回復へと導くことができる。解離性障害であるからといって特別な精神療法がつねに必要であるわけではない。

しかし解離性障害の患者のなかには、自傷行為が反復して見られたり、希死念慮を繰り返し訴えたり、慢性化して回復の目途が立たなかったりする症例もある。こうした症例では、治療者が交代人格と直接に話をする必要が出てくる。交代人格の出現は回復への試みである。生きられなかった自己部分が自己と他者に認められようとする。このようなケースであっても治療者があえて直接交代人格と話をしようとしないのは治療的ではない。こうした治療者側の態度は解離性障害をかつてのヒステリーへの眼差しで捉えることに重なり、「症状に注目したり交代人格を相手にしたりすることは、かえって状態を悪化させる」という誤った考えにしばしばもとづいている。ここでは交代人格との接触を要するケースを想定して、交代人格の精神療法について具体的に述べることにしたい。

ここでは交代人格の治療にあたって重要と思われることをいくつか挙げておこう。

まず第一に、なによりも安全や安心感の確保が必要である。患者の状態は生活の安心感によって大きく影響を受ける。かつての虐待者が身近にいる環境ならば、精神療法はなかなか進まないのは当然である。

第二に、自らの体験について他者に理解してもらうことである。多くの解離患者は周囲に自分の体験をわかってもらえないと嘆く。解離患者の訴えることを聴くとかえって状態が悪化すると考え、あまり患者の症状や訴えに耳を傾けようとしない治療者もいる。しかし、治療者が患者の体験を共感的に受容することは治療の基本である。このような関係に齟齬が見られると、解離の患者はさまざまな病的行動を呈してくるかもしれない。未熟で自分勝手な行動が頻回に現われるとき、治療関係に問題がないか考えてみる必要がある。解離では、関係の修復によってこうした行動がすみやかに消退する傾向がある。

第三に、治療者は時に交代人格と接触し、さまざまな人格間の交流を促す必要がある。こうした媒介者との関係を通して、いずれ患者自らが交代人格とのあいだをつなげるようにすることが基本である。治療の主体が患者自身であることは忘れてはならない。ただし交代人格との接触を焦ると、回復過程は回り道を強いられることにもなりかねない。つねに患者の全体のペースに合わせることが必要である。

第四に、患者自身が現在の自分の状態について把握することである。治療者を通して一定の病態理解を獲得することは意識の覚醒度を上げることにつながる。

第五に、自分のさまざまな思いや気持ちを表現することである。患者は幼少時から自分の感情や思考を把握できなかったり、それを表現することに制止がかかっていたりする。そのため自己を絵画、音楽、対話などさまざまな手段によって表現することは回復の役に立つ。概して解離の患者は芸術的方面の才能があるように思われる。

第六に、状態がある程度落ち着いてきたら日常生活の目標を設定することである。目標なくして漫然と日常生活を送っていても、なかなか回復に結びつかない。きちんと目標を設定することで、生活にめりはりが付き回復へと向かう。

以上が回復のためのおおよその指標である。ここでは第三に挙げた、治療者を媒介として患者自身がいかに交代人格と接し、人格同士の交流を促進するかといった点を中心に述べてみたい。

2 交代人格の現われ

解離性離人症、解離性健忘、解離性遁走、解離性同一性障害と並べられるスペクトラムにおいて、自己は現実から離れて非現実の場所へと離れがちになるとともに、現実の場では実感のない人格部分が自分勝手に行動するという構造的特徴が見られる。離人症においても「私」は背後へと向かい現実感を失う。それとともに前方に見えるもう一人の「私」の行動は自分で制御することが困難であり、どこか他人が行動しているようにも思える。解離性健忘では、記憶が人格的要素を伴って背後世界へと切り離されている。遁走が見られるときには人格状態の変容が窺われることもしばしばである。解離性同一性障害では、幼少時に外傷体験を被った人格がすでに隠蔽空間へと引き寄せられている。さまざまな人格が想像的な隠蔽空間で増殖し、それが表の世界へ自らの存在の承認を求めて現われ出る。

交代人格が表に現われるときは、その多くは患者自身ができないことや苦手なことを本人に代わって行なうためである。日常生活をなんとか維持するために現われることが多いが、周囲に怒りを表現したり、恨みをぶつけたり、甘えたり、愛されようとしたり、時には自らを傷つけるために現われることもある。その背後には外傷的出来事の記憶を患者の代わりに抱え込んでいる諸人格が潜んでいる。こうしたあり方を「身代わり性」と呼ぶならば、交代人格の基本特徴は身代わり性にあることがわかる。

犠牲者は患者の「私」が生き延びるために、身代わりとして苦痛を押しつけられた存在である。そうした犠牲者の魂は非現実的空間（隠蔽空間）で癒されることはない。そこで癒されるならば解離性障害として発症することはない。隠蔽空間の成立には、遮蔽、忘却、休息、眠りが重要な要素となっている。しかし、過去の外傷が癒されるためにはもう一度、遮蔽は露呈され、忘却は想起され、眠りは覚醒へと転じなくてはならない。交代人格の想像的世界は自己や現実の他者によって受け容れられる必要がある。そのため何度も彼／彼女らは現実の世界へと現われ出る。彼／彼女らは眠り入ることができない。解離性障害には、現実と想像、遮蔽と露呈、忘却と想起、眠りと覚醒といった両極的構造が窺われる。

患者の自傷行為にもまた、こうした構造的特徴を見ることができる。自傷行為は単に自分の身体を傷つけるということではない。皮膚を切ることで血液を出し、痂皮《かひ》が形成されると今度はそれが傷口を塞ぐ前にふたたび切る。それは遮蔽と露呈、忘却と想起、眠りと覚醒の反復劇である。そこに膜を張ることにもそれを切り裂くことにも、安住できないでいる。

非現実の場所はあくまで現実の覚醒から離れた眠りの場所であり、想像が増殖する夢の世界であり、反復の場所である。想像空間へと切り離された犠牲者は、現実世界での救済を求めて叫びはじめる。現実世界は他者に自分を表現し、間主体的な交流ができる生の可能性をもった場所でもある。現実の世界は外傷記憶を癒す救済の可能性を保持している。交代人格の現われはこうした救済への叫びでもある。

3 交代人格との出会い

交代人格にはさまざまな種類がある。代表的なものとしては、過去の虐待の記憶を一人で抱え込んでいる犠牲者人格、なんとか生き延びようとする生存者人格、主人格を激しく非難する迫害者人格、窮地に立たされたときに突如現われる救済者人格などの四つの人格である。

そのほかにも拒食人格や過食人格などさまざまな人格が現われることがある。ただし、これらは解離の病理とは直接的には関係しておらず、むしろ摂食障害の併存を考えたほうがよい。こうした症例は一般的に非併存例と比較して予後が良くないように思われる。精神療法的観点からすれば、そこに行動療法的アプローチを含めるのが効果的であることも多い。

もちろん治療者は交代人格のすべてに直接接触する必要はない。軽症なケースでは、交代人格と一切会わなくとも治療が問題なく進むことは多い。こういった軽症症例の交代人格は断片的で、反復性に乏しく、病理も深くはない。病態の説明、日常生活の指導、支持的精神療法、時に状態像に合わせた少量の向精神薬の処方だけで回復する。しかし冒頭で述べたように、いつもそれが通用するわけではない。

まず交代人格の存在が想定されたら、それがどのような性質をもっているのか、おおよその把握をしておく必要がある。それが虐待の記憶をそのまま抱える犠牲者なのか、そこから距離を取って生き延びようとする生存者なのか、あるいは患者に危害を加えたりして追いつめようとする迫害者なのか、窮地において救いの手を差し伸べようとする救済者なのか。そして彼／彼女らが抱いているさまざまな思いなどについて考えてみる。そのために交代人格と直接会って話をしたり、あるいは患者自身が媒介者となって治療者に交代人格の意思を伝えたりすることもある。ある程度の信頼関係ができれば、交代人格との直接的会話が可能になることもある。信頼関係が築かれる以前に早急に交代人格と会おうとすることは好ましくない。

信頼関係とともに、まず必要なのは患者の安心・安全の確保であろう。「いま・ここ」が安心できる居場所となってこそ、そこを基盤として主体の回復は始まるといってよい。そこを拠点としてさまざまな人格がつながれていく場所こそ必要である。グラウンディングやマインドフルネスの技法はその点で参考になる。ただし、性急に心を「いま・ここ」につなげようとすると、過去を背負った人格部分が、置き去りにされたり切り離されたりする恐怖を感じ、彼／彼女らの怒りや抵抗を強める危険性がある。あくまで交代人格たちや「私」の受け容れや抵抗に配慮して、段階的に慎重に治療を進める必要がある。

ある程度「私」の安定度が高まったら、次に交代人格との接触に取りかかる。患者に対して「どこかにもう一人の自分がいる気配を感じることはありませんか。たとえば背後や近くの空間にそういった感じがすることはありませんか」と問いかける。たいていの患者はそういう気配を日常的に感じているという。そういった存在に対して患者は「怖いので、あっちへ行ってほしい」と遠ざけていることがほとんどである。不安や恐怖が強く過敏な状態であれば、さしあたってそのことには触れないでおく。

患者に対して「あなたのなかには浮かばれない身代わりのような存在がいるかもしれません。彼／彼女らが過去の外傷記憶を抱え込んでくれたおかげで今の自分が存在しているのかもしれない。そうであるなら彼／彼女らに感謝し、ねぎらう気持ちをもつこともいいでしょう」などと言うこともある。犠牲者人格は実際に現われなくとも、患者の背後でこういった治療者の言葉を聴いている。気分が安定しており治療への意欲が認められれば、「そういった存在と話をするのもいいかもしれない」と交流を促す。そして「それらの存在はあなたにとって必要な存在だと思う。昔からあなたをさまざまな形で支えてきたところがある」と説明を加える。交代人格に対するこちら側の姿勢をある程度伝えておく必要がある。

こうした治療者側の言葉に対して交代人格はすぐに反応することが多い。患者が急に落ち着かなくなったり、頭のなかでザワザワと騒ぎ出したりするのがわかったりする。そういった気配をはっきりと感じるようになることもある。ここでも、こうした促しによって不安が掻き立てられるようなことがあれば、焦らないで、ふたたびそれが可能になるまで時期を待つ。

交代人格たちは基本的に「私」が生き抜くために「私」が切り離さざるをえなかった心の派生態である。「私」は状況に絶望して、苦悩を希望とともに、一切を自分から切り離してしまう。その範囲は部分的であることもあれば、全体に及ぶこともある。しかし、切り離されたものは消滅しているわけではない。生と死のあいだをさまようかのように存在している。孤独で絶望の淵にいるとともに、救済への希望も失っていない。怒りと怨みを抱えているが、それとともに愛情欲求や甘えの願望もある。これらは基本的に互いに反転しうる関係にある。

回復への道は、基本的に、死の不安や孤独、絶望、怒り、怨み、願望などの感情を、「いま・ここ」の「私」がその身になり、包み、掬いとることで、甘え、愛情欲求、生や救済への希望へとつなげることである。交代人格は怒りや恐怖など、比較的単純な情動を抱えている。そうした情動の背後に、そしてその周辺に、どのような情動や思いを抱えているのかを、患者や交代人格、治療者が一緒になって探っていき、心を広げていく作業がそのまま人格の統合につながる。

交代人格は幼児の姿を取ることもあれば大人の姿で現われることもある。それぞれで対応の仕方が若干異なるため、ここでは子どもの交代人格と大人の交代人格（ここでは思春期以降とする）に分けて説明することにしたい。

4 子どもの交代人格

小さな幼児の人格は外的空間に見えたり、心的空間にイメージや気配として現われたりする。声が聞こえることもある。時に治療者の眼の前に現われて、さまざまな訴えをする。幼児の交代人格のほとんどが犠牲者人格あるいは生存者人格である。軽症の場合を除いて、こうした犠牲者人格や生存者人格が治療初期に出現することはあまりない。犠牲者人格がまったく表に出てこない場合もあるが、時期が来れば次第に表に現われるようになる。

犠牲者は虐待や外傷の記憶を抱え込んでいる人格である。現実に絶望し、そこから引きこもり、周囲に対する不信感をもった存在である。それに対して生存者は苦悩から解放されて生き延びようとする生命力をもった人格部分である。明るく、浮き足立った情動表出をすることがある。これらは反応性愛着障害など愛着に障害をもつ人が他者と接触するときに見せる二つの側面に相応する。つまり過度に抑制され警戒した愛着様式と、脱抑制的な馴れ馴れしさを特徴とする愛着様式である。DSM－5では、これらの愛着様式は反応性愛着障害（Reactive Attachment Disorder）と脱抑制性社交障害（Disinhibited Social Engagement Disorder）に分類されている。

犠牲者人格はうつむきがちで暗く、苦しそうな表情をして現われ、低い声で話す。彼らは誰にも保護されることなく、暗い闇のなかにひとりでいることが多い。迫害者的な役割はいまだもっていない。複数の犠牲者人格がいることもある。それぞれが異なった年齢であったり、それぞれが外傷体験を部分的に抱え込んでいたりする。

そういった犠牲者人格に対しては、たとえば「これまで辛いことがあるたびに、自分ひとりの身に受けて大変だったね」と声をかける。次第にその重い口を開いて、自分がどのような記憶をもっているのか、どのような辛い体験をしてきたのかを語りはじめる。

犠牲者が現われてこうした訴えをしているあいだ、患者の「私」は背後の空間にいて、なるべくそれを聴いているように指示しておく。「私」はこうした人格と一定の距離を取りながら、共感的に交代人格の語りを聴くようにする。犠牲者がさまざまな思いを現実の関係のなかで吐き出して、緊張を解くことができるようにする。

そのためには「私」が日頃から安定している必要があり、自分なりの「安心できる場所（safe place）」をイメージしつつ、リラックスして呼吸をする習慣を付けさせる。また「私」が想像を駆使して、安心できる部屋など保護的な空間を犠牲者人格に与え、安心して眠ることができる環境を整える。部屋には暖かい毛布やヌイグルミなどを置いてあげる。他の保護的ないしは守護的人格に、犠牲者を世話してもらうよう依頼することもある。最終的には、犠牲者がその思いを吐き出し、患者自身がそれを受け容れることができるようになれば（そのためには一定の時間が必要である）、犠牲者に眠りについてもらうことがひとつの区切りになる。想像の世界は際限がないため、「私」自身が、いずれ交代人格が十分に思いを伝えたと判断した時点で関係を区切る必要がある。犠牲者人格は自分が消滅する不安を訴えるが、十分に役割を終えたこと、その心情は十分に掬いとったことを感謝の意とともに伝える。幼児の「人格という形」は本来存在しないものであり、その心は記憶として生きていくと説明することもある。

次に幼児の生存者人格について述べたい。彼らは基本的には明るく楽観的な存在であることが多い。生存者人格は虐待の記憶を自分のものとしてあまり実感していないため、どちらかと言うとあっけらかんとした力強さがある。想像空間のなかで自由に遊んでいることも多い。時に年上のお姉さん的人格が彼らの遊び相手になってくれていることもある。生存者人格は、「存在者としての私」にとっての「眼差しとしての私」がそうであるように、犠牲者人格が見る夢であり願望をもとにしている。

治療者がこうした生存者と話をするなかで、患者のさまざまな人間関係やそれにまつわる葛藤について知ることができる。患者自身の意外な本音に気づかされることもある。

時に甘えたがる幼児人格が繰り返し現われることがある。軽症であれば、周囲がそれに合わせて、甘えさせることで治療が進展する場合もあるだろう。こうしたことは広い病態で見られる転移の効果に含められるであろう。

しかし、治療者が子ども人格と遊んだり、慰めたり、甘えを満たしたりすることには限界があることも忘れてはならない。幼児の人格といえど、患者自身は大人の人格である。患者は大人の状態では甘えられず、子どもにならないと甘えられないという図式に縛られることになりかねない。大事なことは治療者との関係よりも、他の交代人格たち、さらには患者の「私」自身との関係である。彼らが幼児の世話をしてあげたり、甘えさせてあげたりすることで、生存者人格の夢や願望に気づき、それを受け容れていくことが望ましい。多くの著者たち（パトナム 2000／Shusta-Hockberg 2004；Chu 2011）は、治療者が幼児の人格と再養育的な関係をもつことに警鐘を鳴らしている。傷ついた子ども人格の心を癒すのは周りの現実の大人たちではなく、あくまで患者自身ないしは内部の大人の人格たちである。

幼児の人格が迫害者や救済者の役割をまとって現われることもある。迫害者といっても攻撃性は激しくなく、それほど深刻ではない。治療者や「私」の働きかけによって、比較的容易に幼児の犠牲者や生存者、救済者へと変容する。たとえば乱暴に見えた幼児人格が治療的働きかけによって一転して幼い天使になるなどして、幼い犠牲者人格を優しく抱きしめたり守ったりするようになる。

5 大人の交代人格

大人の交代人格については、犠牲者人格や生存者人格も存在しないわけではないが、圧倒的に迫害者人格であることが多い。この場合の迫害者とは自分自身に攻撃性を向ける迫害者である。迫害者人格は虐待者という人格をそのまま取り込んだ結果ではなく、彼らは自己に向ける虐待者の攻撃性に対して相補的に同調しているのである。

こうした迫害者が出現せずに保護的な人格である救済者のみが現われる場合もあるが、そうした場合でも、治療者は迫害者に配慮しておくことが望ましい。そうした迫害者への眼差しが迫害者との関係を変容させ、治療を後押しする可能性が大きいからである。もちろん患者のペースに合わせることは言うまでもない。ここでは迫害者人格の対応を中心に述べたい。

最初にすべきことは、治療者が何とか迫害者と接触して関係を結ぶことである。決して対立的になってはならない。迫害者人格は大きなエネルギーをもっており、患者の回復にとってきわめて重要な存在である。迫害者にもこのことは伝えておいたほうがよい。

稀ではあるが、その迫害性や攻撃性が目に余るときがある。そうした場合は、毅然と「このままでは事態は改善しない。危険な状態だからあなたには眠ってもらうしかない」と宣言し、催眠で眠りにつかせることもある。しかし、こうしたことはあくまで一時的な応急措置であり、そのことを迫害者にもはっきりと伝えておく。目標はあくまで迫害者が自らの身代わり性について自覚することにある。そのために迫害者が最初に現われたときのことを話題にするとよい。するとかつて患者が苦境に立たされたり外傷に晒されたりした状況で、迫害者人格がかつて患者の身代わりになっていたことを想起する。生き延びるために別の「私」が「私」の代わりにその苦痛を軽減すること、これが身代わりの機能である。

迫害者が本来そのような身代わりの機能をもって生まれたということに気づくと、その攻撃性は大幅に低減し、「私」にとってより受け容れやすい存在へと変容していく。このように解離の病態では、復讐や迫害の背後に、かつて受けた愛着の挫折や心的外傷体験を透かし見ることができることが多い。自らの身代わり性に気づくことで、迫害者はかつての外傷体験を想起していく。

迫害的交代人格の多くは想像的な隠蔽空間のなかで迫害的同一性を形成してきた。そこには患者自身の迫害的イメージへの没入がある。治療にあたってはまずこのようなイメージの枠組みを変える必要がある。迫害者は周囲にそのような攻撃性に満ちた存在として扱われると、ますます迫害者としての同一化を強化する。しかし彼らに対して、周囲がそれとは異なった眼差しを向けるならば、迫害者はその姿を変えるであろう。

迫害者人格の起源は二つ考えられる。一つは犠牲者人格が迫害者の起源になっている場合である。この交代人格は「いま・ここ」の「私」に対して、「自分ばかりが辛い目に遭わされ、忌まわしい記憶を、苦しみ、痛み、怒りとともに押しつけられ、最終的には切り離された。それなのに切り離した本人はのうのうと生きている」という怨みを抱いている。

こうした迫害者人格に対しては、「いま・ここ」の「私」が、これまで自分に代わって忌まわしい記憶と感情を抱えてきてくれたことの労をねぎらい、深い感謝の念を伝えることが有用である。そして以後なるべく不快な感情や記憶を彼らに押しつけないようにし、そういった感情を自分自身で抱え込めるようにすることを心がける。こうした認識を通して迫害者の攻撃性は減じられるであろう。

もう一つの迫害者人格の起源は生存者人格である。生存者人格は虐待から距離を取っており生き延びようとする力をもつため、本来守護的な性質をもっている。しかし、あまりにも患者の逃避的で不甲斐ない態度に嫌気がさし、患者に激しい言葉を投げつけ、迫害者の様相を呈するようになる。患者本人が死にたがっているから、それを手助けしていると平然と主張することもある。このように当初保護的であった存在が迫害者に転ずるということは、交代人格の文脈に限らず通常の親子関係でも見られうる過程であろう。

そもそも生存者には、虐待を受ける犠牲者をなす術もなく他人事とみなし、自分だけが逃避して生き延びてきたという咎の意識がある。そのため犠牲者に対して負い目や罪悪感をどこかで抱いている。迫害的な生存者にこうした負い目に気づかせ、かつて自分が守護的存在であったことを指摘し、「私」との関係の変容を図る。生存者はそもそも患者の生き抜く力を体現しているため、こうした守護的役割を受け入れることへの抵抗は少ない。

大人の交代人格には迫害者人格のほかに救済者人格もいる。この場合の救済もまた自分に向けられたものである。アリソンの言う内的自己救済者はこの代表であり、生存者にその起源をもつと言えよう。苦境から自己犠牲的に救ってくれる救済者も存在するが、こうした救済者は犠牲者を起源にもつ。

救済者人格に対しても「いつ頃から存在するようになったのか」「どのような役割をもっているのか」「どのような記憶があるのか」などについて質問することで、外傷体験の概略について比較的容易に知ることができる。

救済者は患者の心的世界の全体を俯瞰する場所に身を置き、窮地においてさまざまに援助してくれる貴重な存在である。彼らは、記憶を失って道に迷ったとき交番に行ったり、激しい自傷行為のさなかにそれを止めようとして入れ替わったりしてくれる。さらには各々の人格がどのようなことを感じ、どんなことを考えているのか、これからどのように生きていけばいいのかなどについて助言してくれる存在である。患者のみならず、治療者が困ったときにも頼りになる重要な存在である。彼らと協力しながら治療を進めることが必要である。

6 迫害者から救済者へ

迫害的存在が守護的ないしは救済者的存在へと変貌を遂げる物語は世界的にも多く見られる。たとえばアイスキュロスによるギリシャ悲劇『オレステイア』の三部作がある。[1] オレステスの母親クリュタイメストラは、深い仲になったアイギストスと共謀して、夫のアガメムノンを殺害した。それはアガメムノンが自分の娘であるイピゲネイアを、戦争のために生贄として捧げたことからくるクリュタイメストラの悲しみも関連している。アガメムノンの息子オレステスは成長して、母親クリュタイメストラとアイギストスを殺害し、父親アガメムノンの仇をとった。その後、オレステスは復讐の女神エリニュスに付きまとわれ、精神的に不安定になる。この復讐の女神はクリュタイメストラの怨念である。しかし、復讐の女神エリニュスはアテナイ神に「神殿を新しく建てて、慈しみの神としてアテナイ市民に崇められるようにするから」と説得され、慈しみの心で人間の不幸を癒し、国土の豊穣を護る女神エウメニデスへと変貌した。

こうした迫害神から守護神への移行は、日本における御霊信仰にも見ることができる。怨霊とは、非業の死を遂げた霊が、人に危害を加えるようになった霊のことである。世に災厄をもたらす怨霊を神として祀り上げる御霊信仰は平安時代の初期に起こったとされる。日本では、こうした祟る怨霊を邪霊として祓ったり駆逐したりするのではなく、神とみなして供物を捧げて祀り上げ、この世の外部の他界へと送り返したり、社に鎮座させたりしてきた。怨霊は歓待の返礼として後利益を授けるようになり、さらには共同体の守り神となる。このように生者は怨霊との関係を変容することによって、怨霊の活力を内在化させるのである。沖縄のユタの成巫過程にもこれと同様の流れが見られることがある。

迫害的な存在から守護的な存在への変容は、迫害的存在が本来守護的要素をもっていたことを示唆している。非業の死や生贄などの犠牲者の心には、何かを守るために自分が不当に身代わりにされたという思いがある。怒れる迫害神の原初には、この自己犠牲的な身代わり意識があることが多い。

共同体を「私」に移しかえて考えてみよう。犠牲者（人格）は「私」（＝共同体）を救うために切り離された。彼／彼女らは「私」の身代わりであった。その身代わりが後になって「私」に対する迫害者へと変貌を遂げる。その迫害者を救うためには、物語を起源へと遡り、「私」が迫害者の奥にある身代わりにされた心情を掬い上げるとともに、迫害者の「人格としての形」を流すことが必要である。「私」は身代わりの〈身代わり〉になることを通して、荒ぶる迫害者は救済者へと変貌する。そうした関係の変容によって交代人格の力を取り入れ、「私」の生命が活性化される。

7「私」の生成

解離の治療において、患者の能動的な主体性が重要であることはこれまでに何度も述べてきた。治療者はあくまで患者の助言者であり、媒介者であるにすぎない。基本的には、患者自身がかつて自ら切り離したものに気づき、それらと交流し、受容しなくてはならない。

隠蔽空間へと切り離された人格部分や外傷記憶は、聴覚、視覚、体感などの感覚要素を伴って表象空間や夢空間、さらには外空間に現われる。また感情や衝動などとして内部から湧き起こることもある。こうした体験を自分から切り離してしまうのではなく、それでいてそれらに飲み込まれることもなく、一定の距離を保ちつつ受容していく。あるいはそれに軽く触れたり触れなかったりするなかで前に進む。こうした体験に怯えたりそれらを消してしまいたいと思ったりすると、解離症状が慢性化しやすくなる。ほどよい距離を保った受容のためにはいくつかの工夫が必要になる。

一つは、上方空間から見るように、自分の体験の全体を俯瞰する冷静な目をもつことである。これは救済者の代表である守護天使の眼差しの取り入れである。もう一つは、苦しんでいる犠牲者（身代わり天使）に心的空間のなかで居場所を与えて安心させることである。そうすることで彼／彼女らは、本来自分がいた場所へと帰還することができる。時に孤独と不安を癒すために「私」がイメージのなかで犠牲者を抱きしめることもある。そのことで不安や恐怖が喚起されるときには、適度な距離を取って、意識から排除せずそれに場所を与える。こうしたことによって犠牲者は安心して眠りにつくことができる。

交代人格は基本的に患者自身の身代わりであった。このことに気づくことで「いま・ここ」の「私」が交代人格の心情を受け容れ、その「身になる」ことが可能になる。つまり、「私」が身代わりの〈身代わり〉になることで、自らの〈身〉を回復することなのである。しかし、いずれはこうした関係にも区切りを入れなくてはならない時が来る。回復への過程は単なる融合や統合ではない。むしろ融合と分離のドラマと言うにふさわしい。

ある程度回復が進むと、患者は安心できる環境に「包まれる」存在から次第にシフトし、自分が依って立つ大地＝器を求めるようになる。この大地は少しずつ自分が主体的に作り出していかねばならない。この時期にはなるべく身代わりの人格交代はしないようにと柔らかく患者に伝える。人格交代しなくても生きていける道を探っていかなくてはならない。交代人格が抱え、担ってくれたものを、今度は自分が抱え、担い、表現し、「私」の芯を形成していかなくてはならない。

犠牲者である身代わり天使は「私」に気づかれ、受容されることを通して、次第に過去の怨恨とともに「人格という形」を流して、記憶表象へと変容する。守護天使もまた「私」に取り込まれることを通して、背後にあって「私」を守り導く内的な知恵と力として位置づけられ、「人格という形」を流していく。隠蔽空間へと切り離された感覚や感情、記憶、交代人格たちにつながることで、それらがもっていたエネルギーは「私」へと注ぎ込まれる。それは痛みを伴っているが、生きるための大きな力と喜びになる。こうした過程を経て「私」は自らの居場所である心的空間を形成し、自らの過去と未来の表象を獲得していく。そして現在(いま)の瞬間を大地(ここ)に立って生きるところの、覚醒した「私」へと生成することができる。そのとき「人格たち」は役割が終わったという思いとともに眠りにつくだろう。

▼註

1———古代からギリシャ悲劇は人々の魂を癒してきた。演劇において俳優は、自らを器として、異なる魂を呼び寄せる。その魂は多くの人々の葛藤、絶望、嫉妬、怨念などと関係しており、観客の心を揺さぶる。解離の患者は演劇を経験していることが多いことは知られている。解離の患者は回復過程において、脚本や役割によって枠づけられたなかで、異なる魂を自らの器に招き入れる。それは切り離しを修復する舞台体験である。

あとがき

ヒステリーが時代や地域、他者の眼差しによって大きくその姿を変えてきたように、解離もまた周囲の眼差しに合わせてその姿を大きく変える。そういった意味で、本書で記述してきた解離性障害への理解と治療は、あくまで患者と治療者である私との関係によって生み出されたものである。もちろん、だからといって単なる私的な見解にならないように、患者にとっても治療者にとっても腑に落ちる視点を求めてきた。解離という病態の理解と治療について、患者と治療者が一緒になって考えていくことは実り多い体験であった。

現代の精神医学から「神経症」という言葉が消えようとしている。たしかに「神経症」という言葉はすでにその役割を終えたように思われる。しかし、このことはかつて時代が抱いていた「神経症」という表象が消えたことを意味しているにすぎない。「神経症」という言葉が表舞台から消え去っても、ヒステリーがかつてそうであったように、それにまつわる問題はさまざまに形を変えながら今後何度も立ち現われることになるだろう。

これまで精神病理学は精神病圏の病態や内因性の問題に熱い視線を向けてきたが、いまだ説得力のある論を展開できていないように思われる。精神病理学は、今後「神経症」や心因性といった問題を広く射程に入れることになるであろう。「神経症」や「心因性」は、意識、自己、共感（とその破綻）など人間存在の基本的問題と大きく関係している。近年こういった問題については脳科学などさまざまな領域でも広く取り上げられるようになっている。精神病の解明に先立って、健常人の心の発達や「心因性」さらには「神経症」の構造や脳科学などの土台こそ、まずは構築されるべきだと思う。

その際、解離は避けて通ることができない刺激的な病態となるであろう。今後さまざまな視点から解離が活発に議論されることを願っている。

本書は二〇一二年から二〇一四年にかけて雑誌『臨床心理学』（金剛出版）に連載した原稿をもとにしている。第3章「解離の舞台」と第8章「交代人格の系譜」は書き下ろしであり、第19章「交代人格の精神療法」は国際トラウマ解離研究学会（ＩＳＳＴＤ）日本支部解離研究会で二〇一四年一二月に行なった講演「解離の精神療法」をもとにしている。第2章、第12章、第13章、第15章の初出は以下の通りである。今回出版にあたって重複部分はなるべく削り、大幅に加筆・修正を行なった。

- 第2章「仮面からヴェールへ」
  「現代社会と解離——仮面とヴェール」『こころのりんしょう à la carte』28 ; 311-317（2009）
- 第12章「解離性障害と境界例」
  「境界例と解離」『精神医療』76 ; 39-47（2014）
- 第13章「解離性障害と自閉症スペクトラム障害」
  「成人の自閉症スペクトラムにおける解離」『精神科治療学』27 ; 611-616（2012）
- 第15章「解離と妄想」
  「解離と妄想」鹿島晴雄ほか＝編『妄想の臨床』新興医学出版社 pp.220-233（2013）

雑誌『臨床心理学』連載のお話をいただいたときから、金剛出版編集部の藤井裕二氏には随分お世話になりました。原稿を丁寧にチェックしていただくとともに、多くの助言をいただきました。記して感謝致します。また日頃から解離について多くのことを教えていただいている患者さんにも深く感謝したいと思います。最後になりましたが、本書を故郷に住む母親に捧げたいと思います。

二〇一六年 盛夏

柴山雅俊

文献

市川 浩（1983）『精神としての身体』勁草書房
内沼幸雄（1967）「妄想世界の二重構造性」『精神神経学雑誌』69；707-734
内海 健（2006）『うつ病新時代――双極II型障害という病』勉誠出版
梅原 猛（1989）『日本人の「あの世」観』中央公論社
老松克博（2014）『人格系と発達系――〈対話〉の深層心理学』講談社
大野 晋・佐竹昭弘・前田金五郎＝編（1993）『岩波古語辞典』岩波書店
大橋秀夫（1988）「対人恐怖」土居健郎・笠原 嘉・宮本忠雄・木村 敏＝責任編集『異常心理学講座V――神経症と精神病（2）』みすず書房 pp.1-72
大矢 大（1992）「全生活史健忘の類型化とその治療的意義について」『精神神経学雑誌』94；325-349
岡田温司（2010）『半透明の美学』岩波書店
岡野憲一郎（2007）『解離性障害――多重人格の理解と治療』岩崎学術出版社
岡野憲一郎（2010）『続 解離性障害』岩崎学術出版社
岡野憲一郎（2015）『解離新時代』岩崎学術出版社
折口信夫（1967a）「原始信仰」『折口信夫全集 第20巻――神道宗教篇』中央公論社 pp.196-210
折口信夫（1967b）「古代日本人の信仰生活」『折口信夫全集 第20巻――神道宗教篇』中央公論社 pp.235-244
折口信夫（1967c）「民族史観における他界観念」『折口信夫全集 第16巻――民俗学篇（2）』中央公論社 pp.309-366
川村邦光（2013）「鎮魂のゆくえ――折口信夫のタマフリ・タマシヅメ論から」苅部 直・黒住 真・佐藤弘夫・末木文美士＝編『岩波講座 日本の思想 第5巻――身と心』岩波書店 pp.265-292

北山 修（1996）「物事と言葉――「つながり」の錯覚」新宮一成＝編『意味の彼方へ――ラカンの治療学』金剛出版
熊崎 努（2008）「妄想と一人称特権」『臨床精神病理』29 ; 61-71
小泉八雲［平井呈一＝訳］（1975）『日本瞥見記（上）』恒文社
坂部 恵（1976）『仮面の解釈学』東京大学出版会
桜井徳太郎（1977）『霊魂観の系譜』筑摩書房
桜井徳太郎（1983）「本邦シャーマニズムの変質過程――特に地蔵信仰との習俗について」桜井徳太郎＝編『地蔵信仰』雄山閣 pp.225-253
柴山雅俊（2000）「意識変容を呈した解離性障害の一症例――解離性意識変容の主観的体験構造について」『臨床精神医学』29 ; 1385-1392
柴山雅俊（2006a）「合体型と分離型の気分障害について」『精神科』8 ; 112-116
柴山雅俊（2006b）「解離性障害にみられる夢と現実の区別困難について」『精神医学』48 ; 1293-1300
柴山雅俊（2006c）「解離性障害にみられる「夢や自己像視」――解離性意識変容の病態構造について」『精神医学』48 ; 1053-1060
柴山雅俊（2007）『解離性障害――「うしろに誰かいる」の精神病理』ちくま新書
柴山雅俊（2009a）「入院の診立て・判断――境界性人格障害の場合」『精神科治療学』24 ; 471-475
柴山雅俊（2009b）「解離性障害とSchneider の一級症状」『臨床精神医学』38 ; 1477-1483
柴山雅俊（2009c）「解離の症候にみられる眼差しとヴェール」『精神療法』35 ; 150-156
柴山雅俊（2010a）「解離と不安」『臨床精神医学』39 ; 411-414
柴山雅俊（2010b）『解離の構造――私の変容と〈むすび〉の治療論』岩崎学術出版社
柴山雅俊（2011）「解離性障害と統合失調症の鑑別診断」『精神神経学雑誌』113 ; 906-911
柴山雅俊（2012a）「現代社会と解離の病態」柴山雅俊＝編『解離の病理――自己・世界・時代』岩崎学術出版社
柴山雅俊（2012b）「成人の自閉症スペクトラムにおける解離」『精神科治療学』27 ; 611-616
柴山雅俊（2012c）「現代社会と解離の病態」柴山雅俊＝編『解離の病理――自己・世界・時代』岩崎学術出版社 pp.163-192
柴山雅俊（2013a）「解離性障害」日本発達心理学会＝編『発達科学ハンドブック第7巻――災害・危機と人間』新曜社 pp.121-130

柴山雅俊（2013b）「解離における離隔の諸相」木村 敏・野家啓一＝監修『臨床哲学の諸相――「自己」と「他者」』河合文化教育研究所 pp.176-208
柴山雅俊（2013c）「解離と夢」『催眠と科学』28；13-19
新村 出＝編（1979）『広辞苑』岩波書店
鈴木國文（2009）「「解離」概念とアスペルガー障害」『臨床精神医学』38；1485-1490
諏訪春雄（2010）『霊魂の文化誌』勉誠出版
世阿弥（2001）「花鏡――連歌論集・能楽論集・俳諧集」『新編 日本古典文学全集88』小学館 pp.293-350
津田 均（2014）『気分障害は、いま――うつと躁を精神病理学から問い直す』誠信書房
土居健郎（1971）『「甘え」の構造』弘文堂
中安信夫（2001）『分裂病症候学』星和書店
西園昌久（1970）「対人恐怖の精神分析」『精神医学』12；375-381
西田博文（1968）「青年期神経症の時代的変遷――心因と病像に関して」『児童精神医学とその近接領域』9；225-252
西平 直（2013）「めぐる時間・めぐる人生――「輪廻とは異なるめぐる時間」の諸相」苅部 直・黒住 真・佐藤弘夫・末木文美士＝編『岩波講座 日本の思想第5巻――身と心』岩波書店 pp.149-175
西山 詮（1968）「入（出）眠時の実体的意識性」『精神神経学雑誌』70；1127-1145
西山 詮（2012）『詐病と精神鑑定』東京大学出版会
野間俊一（2012）『解離する生命』みすず書房
広沢正孝（2010）『成人の高機能広汎性発達障害とアスペルガー症候群』医学書院
益田勝美（1983）「古代人の心情」相良 亨・尾藤正英・秋山 虔＝編『講座 日本思想1――自然』東京大学出版会 pp.3-42
真鍋廣済（1969）『地蔵菩薩の研究』三密堂書店
見田宗介（1995）『現代日本の感覚と思想』講談社
見田宗介（2004）『新版 現代日本の精神構造』弘文堂
見田宗介（2006）『社会学入門』岩波新書

宮本忠雄（1959）「実体的意識性について――精神分裂病者における他者の現象学」『精神神経学雑誌』61 ; 1316-1339
安永 浩（1977a）『分裂病の論理学的精神病理――「ファントム空間」論』医学書院
安永 浩（1977b）「分裂病者にとっての「主体他者」――その論理、二重身のファントム論的考察」安永 浩＝編『分裂病の精神病理6』東京大学出版会 pp.53-95
安永 浩（1978）「分裂病症状の辺縁領域（その1）――意識障害総論と神秘体験」湯浅修一＝編『分裂病の精神病理7』東京大学出版会 pp.275-316
安永 浩（1980）「境界例と社会病理」岩井 寛・福島 章＝編『現代臨床社会病理学』岩崎学術出版社
安永 浩（1981）「分裂病と自我図式偏位――擬遊戯（演技）性、擬憑依、幻聴」藤縄 昭＝編『分裂病の精神病理10』東京大学出版会 pp.135-174
安永 浩（1987a）「離人症」土居健郎ほか＝編『異常心理学講座 第4巻』みすず書房 pp.213-253
安永 浩（1987b）『分裂病の症状論』金剛出版
安永 浩（2003）『「宗教・多重人格・分裂病」その他4章』星和書店
安永 浩（2009）「「パターン」と意識障害のアトラス――解離の理解のために」『こころのりんしょう à la carte』28 ; 355-366
山折哲雄（1993）『仏教民俗学』講談社
和歌森太朗（1983）「地蔵信仰について」桜井徳太郎＝編『地蔵信仰』雄山閣 pp.45-71

Ainsworth, M.D.S., Blehar, M.C., Waters, E. and Wall, S.（1978）Patterns of Attachment : A Psychological Study of the Strange Situation. Hillsdale, NJ : Elbaum.
American Psychiatric Association（2013）Diagnostic and Statistical Manual of Mental Disorders. 5th Edition. Washington D.C. : APA.（日本精神神経学会＝監修＋高橋三郎・大野 裕＝監訳（2014）『DSM－5 精神疾患の分類・統計マニュアル』医学書院）
Arzy, S., Seekck, M., Ortigue, S. et al.（2006）Induction of an illusiory shadow person. Nature 443 ; 287.
Barach PM（1991）Multiple personality disorder as an attachment disorder. Dissociation 4 ; 117-123.
Barrett, D.（1996）Dreams in multiple personality disorder. In : D. Barrett（Ed.）Trauma and Dreams. Harvard University Press, pp.68-81.
Blanke, O., Ortigue, S., Landis, T. et al.（2002）Stimulating illusiory own-body perceptions. Nature 419 ; 269-270.

Bliss, E.L.（1980）Multiple personalities : A report of 14 cases with implications for schizophrenia and hysteria. Arch Gen Psychiatry 37 ; 1388-1397.

Bromberg, P.M.（1998）Standing in the Spaces : Essays on Clinical Process, Trauma, and Dissociation. London : The Analytic Press, p.186.

Carlson, E.A., Yates, T.M. and Sroufe, L.A.（2009）Dissociation and development of the self. In : P.F. Dell and J.A. O'Neil（Eds.）Dissociation and the Dissociative Disorders. NY : Routledge.

Chu, J.A.（2011）Rebuilding Shattered Lives : Treating Complex PTSD and Dissociative Disorders. New York : John Wiley and Sons Inc.

Claridge, G.（1997）Theoretical background and issues. In : G. Claridge（Ed.）Schizotypy : Implications for Illness and Health. Oxford University Press, pp.3-18.

Dell, P.F.（2009）Understanding dissociation. In : Dell, P.F. and O'Neil, J.A.（Eds.）Dissociation and the Dissociative Disorders. New York : Routledge, pp.709-825.

Fine, C.G.（1993）A tactical integrationalist perspective on the treatment of multiple personality disorder. In : R.P. Kluft and C.G. Fine（Eds.）Clinical Perspectives on Multiple Personality Disorder. American Psychiatic Press, pp.135-153.

Frankel, J.（2002）Exploring Ferenczi's concept of identification with the aggressor : Its role in trauma, everyday life, and the therapeutic relationship. Psychoanalytic Dialogues 2 ; 101-139.

Fraser, G.A.（1991）The dissociative table technique : A strategy for working with ego states in dissociative disorders and ego-state therapy. Dissociation 4 ; 205-213.

Frith, U.（1991）Autism : Explaining the Enigma. London : Basil Blackwell.（冨田真紀・清水康夫＝訳（1997）『自閉症の謎を解き明かす』東京書籍）

Gabel, S.（1989）Dreams as a possible reflection of a dissociated self-monitoring system. Journal of Nervous and Mental Disease 177 ; 560-568.

Gabel, S.（1991）Dreams and dissociation theory : Speculations on beneficial aspects of their linkage. Dissociation 3 ; 38-47.

Gerland, G.（1997）A Real Person : Life on the Outside. London : Souvenir Press.（ニキ・リンコ＝訳（2008）『ずっと「普通」になりたかった』花風社）

Hesse, E. and Main, M.（1999）Second-generation effects of unresolved trauma in non maltreating parents : Dissociated, frightened and threatening parental behavior. Psychoanalytic Inquiry 19 ; 481-540.

Holmes, E.A., Brown, R.J., Mansell, W. et al.（2005）Are there two qualitatively distinct forms of dissociation? : A review and some clinical implications. Clinical Psychology Review 25 ; 1-23.

Howell, E.F.（2011）Understanding and Treating Dissociative Identity Disorder. Routledge.

Huber, G.（2005）Psychiatrie : Lehrbuch für Studium und Weiterbildung 7. Auflage. Stuttgart : Schattauer.

International Society for the Study of Trauma and Dissociation（2011）Guidelines for treating dissociative identity disorder in adults, third revision. Journal of Trauma and Dissociation 12 ; 115-187.

Janet, P.（1901）The Mental State of Hystericals : A Study of Mental Stigmata and Mental Accidents. New York, London : G.P. Putnam's Sons.

Jaspers, K.（1913）Über leibhaftige Bewu ßtheiten（Bewu ßtheits äuschngen）. Ein psychopathologisches Elementarsymptom. Zs f Pathopsychologie 2 ; 151-161.（藤森英之＝訳（1971）「実体的意識性（意識性錯誤）について――精神病理学的要素症状」『精神病理学研究２』みすず書房 pp.359-373）

Kluft, R.P.（1984）Treatment of multiple personality disorder : A study of 33 cases. Psychiatric Clinics of North America 7-1 ; 9-29.

Kluft, R.P.（1987）First-rank symptoms as a diagnostic clue to multiple personality disorder. Am J Psychiatry 144 ; 293-298.

Kluft, R.P.（1989）Playing for time : Temporizing techniques in the treatment of multiple personality disorder. American Journal of Clinical Hypnosis 32 ; 90-98.

Kluft, R.P.（1998）Reflections on the traumatic memories of dissociative identity disorder patients. In : S. Lynn and K. MaConkey（Eds.）Truth in Memory. New York : Guilford, pp.304-322.

Koffel, E. and Watson, D.（2009）Unusual sleep experiences, dissociation, and schizotypy : Evidence for a common domain. Clinical Psychology Review 29 ; 548-559.

Lawson, W.（1998）Life behind Glass : A Personal Account of Autism Spectrum Disorder. London and Philadelphia : Jessica Kingsley Publishers.（ニキ・リンコ＝訳（2005）『私の障害、私の個性』花風社）

Liotti, G.（1992）Disorganized/disoriented attachment in the etiology of the dissociated disorders. Dissociation 5 ; 196-204.

Lyons-Ruth, K.（2001）The two-person construction of defenses : Disorganized attachment strategies, unintegrated mental states and hostile/helpeless relational processs. Psychologist Psychoanalyst 21 ; 40-45.

Lyons-Ruth, K,（2003）Dissociation and the parent-infant dialogue : A longitudinal perspective from attachment research. Journal of the American Psychoanalytic Association 51 ; 883-911.

Lyons-Ruth, K. (2006) The interface between attachment and intersubjectivity : Perspective from the longitudinal study of disorganized attachment. Psychoanalytic Inquiry 26 ; 595-616.

Main, M. and Solomon, J. (1986) Discovery of an insecure-disorganized/disoriented attachment pattern. In : T.B. Brazelton and M.W. Yogman (Eds.) Affective Development in Infancy. Norwood, NJ : Ablex, pp.95-124.

Meehl, P.E. (1962) Schizotaxia, schizotypy, schizophrenia. Am Psychologist 17 ; 827-838.

Merckelbach, H. and Giesbrecht, T. (2006) Subclinical dissociation, and traumatic distress. Personality and Individual Differences 40 ; 365-374.

Merckelbach, H., Horselenberg, R. and Muris, P. (2001) The creative experiences questionnaire (CEQ) : A brief self-report measure of fantasy proneness. Personality and Individual Differences 31 ; 987-995.

Merckelbach, H., Rassin, E. and Muris, P. (2000) Dissociation, schizotypy, and fantasy proneness in undergraduate students. Journal of Nervous and Mental Disease 188 ; 428-431.

Pope, C.A. and Kwapil, T.R. (2000) Dissociative experiences in hypothetically psychosis : Prone college students. Journal of Nervous and Mental Disease 188 ; 530-536.

Putnam, F.W., Guroff,j.j., Silberman, E.K., & Post R.M. (1986) The clinical phenomenology of multiple personality disorder : Review of 100 recent cases. Journal of Clinical Psychiatry 47, 285-293.

Rado, S. (1953) Dynamics and classification of disordered behavior. American Journal of Psychiatry 110 ; 406-416.

Rhue, J.W. and Lynn, S.J. (1987) Fantasy-pronemess : Developmental antecedents. Journal of Personality 55 ; 121-137.

Ross, C.A. (1997) Dissociative Identity Disorder : Diagnosis, Clinical Features and Treatment of Multiple Personality. 2nd Edition. New York : Wiley.

Ross, C.A. (2004) Schizophrenia : Innovations in Diagnosis and Treatment. New York : The Haworth Press.

Ross, C.A., Anderson, G. and Clark, P. (1994) Childhood abuse and the positive symptoms of schizophrenia. Hospital and Community Psychiatry 45 ; 489-491.

Ross, C.A., Miller, S.D. Bjornson, L., Reager, P., Fraser, G. A., & Anderson, G. (1990) Schneiderian symptoms in multiple personality disorder and schizophrenia. Comprehensive Psychiatry 36, 97-101.

Ross, C.A., Miller, S.D., Reagor, P. et al. (1990) Schneiderian symptoms in multiple personality disorder and schizophrenia. Comprehensive Psychiatry 31 ; 111-118.

Ross, C.A., Norton, G. R. & Worzney, K.（1989）Multiple personality disorder : An analysis of 236 cases. Canadeian Journal of Psychiatry 34, 413-418.

Sapp, M.（2000）Hypnosis, Dissociation, and Absorption. Charles C Thomas Publisher.

Schneider, K.（2007）Klinische Psychopathologie. 15. Aufl. mit einem aktualisierten und erweiterten Kommentar von Huber, G. und Gross, G. Stuttgart : Tieme.（針間博彦＝訳（2007）『新版 臨床精神病理学』文光堂）

Schultz, R.K., Braun, B.G., & Kluft, R.P.（1989）Multiple personality disorder : Phenomenology of selected variables in comparison to major depression. Canadian Journal of Psychiatry 39, 442-445.

Shirokogoroff, S.M.（1935）Psychomental Complex of the Tungus. Kegan Paul.

Shusta-Hockberg, S.R.（2004）Therapeutic hazards of treating child alters as real children in dissociative identity disorder. Journal of Trauma and Dissociation 5 ; 13-27.

Spitzer, M.（1988）Karl Jaspers, mental states, and delusional beliefs : A redefinication and its implications. In : M. Spitzer, F.A. Uehlein, and G. Oepen（Eds.）Psychopathology and Philosophy. Berlin : Springer-Verlag, pp.128-142.

Van der Hart, O., Nijenhuis, E.R.S. and Steele, K.（2006）The Haunted Self. W.W. Norton and Company.

Watson, D.（2001）Dissociations of the night : Individual differences in sleep-related experiences and their relation to dissociation and schizotypy. Journal of Abnormal Psychology 110 ; 526-535.

Williams, D.（1992）Nobody Nowhere : The Extraordinary Autobiography of an Autistic. New York : Times Book.（河野万里子＝訳（2000）『自閉症だった私へ』新潮社）

Williams, D.（1994）Somebody Somewhere : Breaking Free from the World of Autism. New York : Times Book.（河野万里子＝訳（2001）『自閉症だった私へII』新潮社）

Williams, D.（1996）Like Color to the Blind : Soul Searching and Soul Finding. New York : Times Book.（河野万里子＝訳（2005）『自閉症だった私へIII』新潮社）

Williams, D.（1998）Autism and Sensing : The Unlost Instinct. London and Philadelphia :Jessica Kingsley Publishers.（川手鷹彦＝訳（2009）『自閉症という体験――失われた感覚を持つ人々』誠信書房）

Wilson, S.C. and Barber, T.X.（1983）The fantasy-prone personality : Implications for understanding imagery, hypnosis and parapsychological phenomena. In : A.A. Sheikh（Ed.）Imagery : Current Theory, Research, and Application. New York : John Wiley, pp.340-387.

ラルフ・アリソン［藤田真利子＝訳］（1997）『「私」が、私でない人たち』作品社
ルードヴィッヒ・ウィトゲンシュタイン［中村昇・瀬嶋貞徳＝訳］（1997）『色彩について』新書館
ドナルド・ウィニコット［舘直彦＝訳］（2001）「精神分析的探求1――精神と身体」『ウィニコット著作集6』岩崎学術出版社
ミルチャ・エリアーデ［堀一郎＝訳］（1974）『シャーマニズム――古代的エクスタシー技術』冬樹社
ジョン・ガイガー［伊豆原弓＝訳］（2010）『奇跡の生還へ導く人――極限状況の「サードマン現象」』新潮社
ルードヴィッヒ・クラーゲス［赤田豊治＝訳］（1991）『性格学の基礎』うぶすな書院
アルフレート・クラウス［岡本進＝訳］（1983）『躁うつ病と対人行動――実存分析と役割分析』みすず書房
パウル・クレー［土方定一・菊盛英夫・坂崎乙郎＝訳］（1973）『造形思考（上）』新潮社
ピエール・ジャネ［高橋徹＝訳］（1974）『神経症』医学書院
ピエール・ジャネ［松本雅彦＝訳］（2011）『解離の病歴』みすず書房
ピエール・ジャネ［松本雅彦＝訳］（2013）『心理学的自動症』みすず書房
エドワード・タイラー［比屋根安定＝訳］（1962）『原始文化――神話・哲学・宗教・言語・芸能・風習に関する研究』誠信書房
フリードリヒ・ニーチェ［薗田宗人＝訳］（1982）「ツァラトゥストラはこう語った」『ニーチェ全集第1巻』白水社
ジュディス・ハーマン［中井久夫＝訳］（1996）『心的外傷と回復』みすず書房
フランク・パトナム［安克昌・中井久夫＝訳］（2000）『多重人格性障害――その診断と治療』岩崎学術出版社
フランク・パトナム［中井久夫＝訳］（2001）『解離――若年期における病理と治療』みすず書房
ロナルド・フェアベーン［山口泰司＝訳］（1992）『人格の精神分析的研究』文化書房博文社
シャーンドル・フェレンツィ［森茂起＝訳］（2000）『臨床日記』みすず書房
シャーンドル・フェレンツィ［森茂起・大塚紳一郎・長野真奈＝訳］（2007）『精神分析への最後の貢献――フェレンツィ後期著作集』岩崎学術出版社
ウォルフガング・ブランケンブルク［山岸洋・野間俊一・和田信＝訳］（2003）「結語――パースペクティヴ性vsパースペクティヴ主義」『妄想とパースペクティヴ性』学樹書院

ジークムント・フロイト［芝伸太郎＝訳］（2008）「ヒステリー研究」『フロイト全集2』岩波書店
カール・ヤスパース［内村祐之ほか＝訳］（1953）『精神病理学総論（上巻）』岩波書店
カール・ヤスパース［藤森英之＝訳］（1971）「実体的意識性について──精神病理学的要素症状」『精神病理学研究2』みすず書房 pp.359-373
ヨアン・ルイス［平沼孝之＝訳］（1985）『エクスタシーの人類学』法政大学出版局

45 物語を読んだりすると、そのなかに容易に入り込んでなかなか出てこられない	
①　②　③　④　⑤	
46 駅のプラットホームに立っていると、線路に吸い込まれそうな気がする	
①　②　③　④　⑤	
47 自分以外の人格に交代しているように感じられたり、それを人に言われたりする	
①　②　③　④　⑤	
48 うとうと眠りかけたときに、何かが見えたり聞こえたりする	
①　②　③　④　⑤	
49 頭のなかに何か固まりのようなものを感じる	
①　②　③　④　⑤	
50 どこからか自分を呼ぶ声が聞こえる	
①　②　③　④　⑤	

30 自分のなかに別の人格がいるように感じる

① ② ③ ④ ⑤

31 どこからか自分を責める声が聞こえる

① ② ③ ④ ⑤

32 自分がいま・ここにいるという実感が乏しい

① ② ③ ④ ⑤

33 人の大きさの影が実際にはいないのに見える

① ② ③ ④ ⑤

34 周囲と自分の間に膜や隔たりを感じる

① ② ③ ④ ⑤

35 自分の考えが、周りの第三者に知られてしまっているように感じる

① ② ③ ④ ⑤

36 人込みのなかでは怖さを感じる

① ② ③ ④ ⑤

37 人の前では自分を抑えてしまい、どうしても相手に合わせてしまう

① ② ③ ④ ⑤

38 当然覚えているべきことが記憶から消えている

① ② ③ ④ ⑤

39 誰かに追いかけられて自分が逃げている夢を見る

① ② ③ ④ ⑤

40 背後に人がいる気配あるいは人の視線を感じる

① ② ③ ④ ⑤

41 周りのものと自分が一体化しているように感じる

① ② ③ ④ ⑤

42 周りのものの視点から、周囲を見ているように感じる

① ② ③ ④ ⑤

43 物が大きく見えたり小さく見えたりする

① ② ③ ④ ⑤

44 空想や考えが勝手に湧いてきてどんどん進んでいく

① ② ③ ④ ⑤

15 先のことが予知できるように感じる（予知夢を含む）
①　②　③　④　⑤
16 地に足がついておらず、自分が浮いているように感じる
①　②　③　④　⑤
17 鏡のなかの自分の背後に、何か不気味なものが映る
①　②　③　④　⑤
18 ついさっきの出来事の記憶が夢のように薄れていく
①　②　③　④　⑤
19 偶然だと思うが、不思議なことが起きる
①　②　③　④　⑤
20 どうしてかわからないが、勝手に涙が出たり笑ったりする
①　②　③　④　⑤
21 人の考えが手に取るようにわかってしまう
①　②　③　④　⑤
22 自分自身を背後から見ているように感じる
①　②　③　④　⑤
23 周囲の物音に敏感である
①　②　③　④　⑤
24 人込みのなかで、自分が変な人のように見られていると感じる
①　②　③　④　⑤
25 つらいことがあると、それを他人事のようにして処理してしまう
①　②　③　④　⑤
26 夢のなかで自分の姿が目の前に見える
①　②　③　④　⑤
27 手足に虫がはっている感じがする
①　②　③　④　⑤
28 周りの物がそこにあるという実感に乏しい
①　②　③　④　⑤
29 遠い過去のことを、まるで最近のことのように想い出す
①　②　③　④　⑤

①なし	②まれにある	③ときどきある	④よくある	⑤いつもある

1 頭のなかに映像が現れて、まるで見えるように感じる
①　②　③　④　⑤
2 黒い影が目の前をさっと横切る
①　②　③　④　⑤
3 いま体験していることが、あたかも過去にも体験したことのように感じる
①　②　③　④　⑤
4 自分の周囲に誰かがいる気配を感じる
①　②　③　④　⑤
5 起きて活動している時と同じような日常的な内容の夢を見る
①　②　③　④　⑤
6 夢のなかでも感覚は、まるで起きているときのようにリアルである
①　②　③　④　⑤
7 自分の体を大きく感じたり小さく感じたりする
①　②　③　④　⑤
8 自分の頭のなかから人の声が聴こえる
①　②　③　④　⑤
9 自分が誰なのか、わからなくなる
①　②　③　④　⑤
10 自分の過去をどこかに置いてきたように感じる
①　②　③　④　⑤
11 黒い影が視野の端で動く
①　②　③　④　⑤
12 鏡のなかに映る自分が、まるで自分ではないように感じられる
①　②　③　④　⑤
13 最近の出来事が、まるで遠い過去のように感じる
①　②　③　④　⑤
14 自分の体から離れたところやずれたところに自分を感じる
①　②　③　④　⑤

付録　解離の主観的体験チェックリスト

次のページに掲げるのは解離の主観的体験に関する、自己記入式チェックリストである。このチェックリストは50項目あり、5件法で答えることになっている。もちろんこれらのすべてが解離に特異的であるとはいえないが、解離性障害の患者の多くが体験していることではある。日常臨床において、さまざまな解離の主観的体験を知るための手がかりとなる体験が含まれている。ただし健忘のみを主症状とする解離性健忘（遁走を含む）では合計点が少なく出るので、注意していただきたい。

解離群54名（男性4名、女性50名、発症年齢の平均および標準偏差は22.4 ± 8.2歳）において、これら50項目（A項目）の得点を加算した合計得点（A得点）は正規分布を示し、平均値および標準偏差は182.9 ± 28.1であった。

なかでも以下の20項目（B項目）は、解離に比較的特異的と考えられる主観的体験である。50項目のうち最初の偶数番号の20項目（「過る影」から「背後の気配過敏」まで）がこれに相当する。解離群において、これら20項目の得点を加算した合計得点（B得点）は正規分布を示し、平均値および標準偏差は79.4 ± 10.5であった。

2. 過る影	4. 周囲の気配過敏	6. リアルな感覚の夢
8. 頭のなかからの幻声	10. 過去の置き去り	12. 鏡像の実感喪失
14. 体外離脱体験	16. 自己浮遊感	18. 記憶の希薄化
20. 自生的感情	22. 離脱型自己像視	24. 被注察感
26. 夢中自己像視	28. 現実感喪失	30. 別人格存在感
32. いま・ここの喪失	34. 隔膜感	36. 人込み恐怖
38. 健忘	40. 背後の気配過敏	

これらB項目の体験は、空間的変容の離隔と過敏、さらに時間的変容に大きく分類される。離隔には鏡像の実感喪失、体外離脱体験、自己浮遊感、離脱型自己像視、夢中自己像視、現実感喪失などが含まれ、過敏には被注察感、背後の気配過敏、リアルな感覚の夢、過る影、人込み恐怖などが含まれる。さらに時間的変容には別人格存在感、頭の中からの幻声、健忘が含まれる。

B項目以外の30項目は、解離の患者がしばしば訴える体験である。B項目の体験ほど特異性は高くないが、解離の主観的体験世界を知るには有用である。もちろんこれらの項目の得点が高ければ、解離と診断される可能性は高くなるといってよい。

離人症は一般に解離性と非解離性に分けて考えることが望ましい。解離性離人症のA得点の平均値および標準偏差は165.3 ± 18.7であり、B得点の平均値および標準偏差は73.4 ± 5.2であった。解離性障害全体の平均より若干低めである。解離性同一性障害と特定不能の解離性障害の間では、A得点およびB得点に有意差はなかった。

一般女子大学生96人を対象とした調査では、すべてのA項目において解離群と有意差が確認されている。A得点の平均値および標準偏差は82.5 ± 22.2であり、B得点の平均値および標準偏差は30.9 ± 9.9であった。参考にしていただきたい。

ま

や

ら

わ

な

は

た

さ

か

索引

人名

A-Z

あ

著者略歴

柴山雅俊

（しばやま・まさとし）

1953 年愛知県生まれ。東京大学医学部卒業、医学博士。
虎の門病院精神科医長、東京大学医学部精神神経科講師を経て、現在、東京女子大学現代教養学部人間科学科心理学専攻教授。専門は精神病理学。

主著

『解離性障害——「うしろに誰かいる」の精神病理』筑摩書房［ちくま新書］（単著・2007）
『解離の構造——私の変容と〈むすび〉の治療論』岩崎学術出版社（単著・2010）
『解離の病理——自己・世界・時代』岩崎学術出版社（編著・2012）

解離《かいり》の舞台《ぶたい》

症状構造《しょうじょうこうぞう》と治療《ちりょう》

初　刷……2017 年　1 月 20 日
2　刷……2019 年 12 月 10 日
著　者……柴山雅俊
発行者……立石正信
発行所……株式会社 金剛出版（〒 112-0005　東京都文京区水道 1-5-16）
電話 03-3815-6661　振替 00120-6-34848
装　幀……山田知子（chichols）
印刷・製本……シナノ印刷
ISBN978-4-7724-1531-6　C3011　©2017　Printed in Japan